U0208440

临床内科疾病诊断与治疗

李志宏 等 主编

汕頭大學出版社

图书在版编目（CIP）数据

临床内科疾病诊断与治疗 / 李志宏等主编． -- 汕头：
汕头大学出版社，2021.12
ISBN 978-7-5658-4546-8

Ⅰ．①临… Ⅱ．①李… Ⅲ．①内科－疾病－诊疗
Ⅳ．①R5

中国版本图书馆CIP数据核字（2021）第267666号

临床内科疾病诊断与治疗

LINCHUANG NEIKE JIBING ZHENDUAN YU ZHILIAO

主　　编：李志宏　等
责任编辑：邹　　峰
责任技编：黄东生
封面设计：中图时代
出版发行：汕头大学出版社
　　　　　广东省汕头市大学路243号汕头大学校园内　邮政编码：515063
电　　话：0754-82904613
印　　刷：廊坊市海涛印刷有限公司
开　　本：710mm×1000mm　1/16
印　　张：17.25
字　　数：300千字
版　　次：2021年12月第1版
印　　次：2023年1月第1次印刷
定　　价：158.00元
ISBN 978-7-5658-4546-8

目　录

第一章　支气管哮喘的诊断与治疗

支气管哮喘简称哮喘，是一种以慢性气道炎症和气道高反应性为特征的异质性疾病。主要特征包括气道慢性炎症，气道对多种刺激因素呈现的高反应性，多变的可逆性气流受限，以及随病程延长而导致的一系列气道结构的改变，即气道重构。临床表现为反复发作的喘息、气急、胸闷或咳嗽等症状，常在夜间及凌晨发作或加重，多数病人可自行缓解或经治疗后缓解。根据全球和我国哮喘防治指南提供的资料，经过长期规范化治疗和管理，80%以上的病人可以达到哮喘的临床控制。

【流行病学】

哮喘是世界上最常见的慢性疾病之一，全球约有 3 亿、我国约有 3000 万哮喘病人。各国哮喘患病率从 1%~18% 不等，我国成人哮喘的患病率为 1.24%，且呈逐年上升趋势。一般认为发达国家哮喘患病率高于发展中国家，城市高于农村。哮喘病死率在（1.6~36.7）/10 万，多与哮喘长期控制不佳、最后一次发作时治疗不及时有关，其中大部分是可预防的。我国已成为全球哮喘病死率最高的国家之一。

【病因和发病机制】

（一）病因

哮喘是一种复杂的、具有多基因遗传倾向的疾病，其发病具有家族集聚现象，亲缘关系越近，患病率越高。具有哮喘易感基因的人群发病与否受环境因素的影响较大，深入研究基因-环境相互作用将有助于揭示哮喘发病的遗传机制。

环境因素包括变应原性因素，如室内变应原（尘螨、家养宠物、蟑螂）、室外变应原（花粉、草粉）、职业性变应原（油漆、活性染料）、食物（鱼、虾、蛋类、牛奶）、药物（阿司匹林、抗生素）和非变应原性因素，如大气污染、吸烟、运动、肥胖等。

（二）发病机制

哮喘的发病机制尚未完全阐明，目前可概括为气道免疫-炎症机制、神经调节机制及其相互作用。

1. 气道免疫-炎症机制

（1）气道炎症形成机制：气道慢性炎症反应是由多种炎症细胞、炎症介质和细胞因子共同参与、相互作用的结果。

外源性变应原通过吸入、食入或接触等途径进入机体后，被抗原提呈细胞内吞并激活 T 细胞。一方面，活化的辅助性 Th2 细胞产生白介素（IL）如 IL-4、IL-5 和 IL-13 等激活 B 淋巴细胞并合成特异性 IgE，后者结合肥大细胞和嗜碱性粒细胞等表面的 IgE 受体。若变应原再次进入体内，可与结合在细胞表面的 IgE 交联，使该细胞合成并释放多种活性介质，导致气道平滑肌收缩、黏液分泌增加和炎症细胞浸润，产生哮喘的临床症状，这是一个典型的变态反应过程。另一方面，活化的辅助性 Th2 细胞分泌的 IL 等细胞因子可直接激活肥大细胞、嗜酸性粒细胞及巨噬细胞等，并使之聚集在气道。这些细胞进一步分泌多种炎症因子如组胺、白三烯、前列腺素、活性神经肽、嗜酸性粒细胞趋化因子、转化生长因子（TGF）等，构成了一个与炎症细胞相互作用的复杂网络，导致气道慢性炎症。近年来认识到嗜酸性粒细胞在哮喘发病中不仅发挥着终末效应细胞的作用，还具有免疫调节作用。Th1 细胞在以中性粒细胞浸润为主的激素抵抗型哮喘和重症哮喘发病中起到了重要作用。

根据变应原吸入后哮喘发生的时间，可分为早发型哮喘反应、迟发型哮喘反应和双相型哮喘反应。早发型哮喘反应几乎在吸入变应原的同时立即发生，15~30 分钟达高峰，2 小时后逐渐恢复正常。迟发型哮喘反应约 6 小时后发生，持续时间长，可达数天。约半数以上病人出现迟发型哮喘反应。

（2）气道高反应性：是指气道对各种刺激因子如变应原、理化因素、运动、药物等呈现的高度敏感状态，表现为病人接触这些刺激因子时气道出现过强或过早的收缩反应。气道高反应性是哮喘的基本特征，可通过支气管激发试验来量化和评估，有症状的哮喘病人几乎都存在气道高反应性。目前普遍认为气道慢性炎症是导致气道高反应性的重要机制之一，当气道受到变应原或其他刺激后，多种炎症细胞释放炎症介质和细胞因子，引起气道上皮损害、上皮下神经末梢裸露等，从而导致气道高反应性。长期存在无症状的气道高反应性者出现典型哮喘症状的风险明显增加。然而，出现气道高反应性者并非都是哮喘，如长期吸烟、接触臭氧、病毒性上呼吸道感染、慢性阻塞性肺疾病等也可出现气道高反应性，但程度相对较轻。

2. 神经调节机制

神经因素是哮喘发病的重要环节之一。支气管受复杂的自主神经支配，除肾上腺素能神经、胆碱能神经外，还有非肾上腺素能非胆碱能神经系统。哮喘病人β肾上腺素受体功能低下，而病人对吸入组胺和乙酰甲胆碱的气道反应性显著增高则提示存在胆碱能神经张力的增加。非肾上腺素能非胆碱能神经系统能释放舒张支气管平滑肌的神经介质如血管活性肠肽、一氧化氮及收缩支气管平滑肌的介质如P物质、神经激肽，两者平衡失调则可引起支气管平滑肌收缩。此外，从感觉神经末梢释放的P物质、降钙素基因相关肽、神经激肽A等导致血管扩张、血管通透性增加和炎症渗出，此即为神经源性炎症。神经源性炎症能通过局部轴突反射释放感觉神经肽而引起哮喘发作。

【病理】

气道慢性炎症作为哮喘的基本特征，存在于所有的哮喘病人，表现为气道上皮下肥大细胞、嗜酸性粒细胞、巨噬细胞、淋巴细胞及中性粒细胞等的浸润，以及气道黏膜下组织水肿、微血管通透性增加、支气管平滑肌痉挛、纤毛上皮细胞脱落、杯状细胞增殖及气道分泌物增加等病理改变。若哮喘长期反复发作，可见支气管平滑肌肥大/增生、气道上皮细胞黏液化生、上皮下胶原沉积和纤维化、血管增生以及基底膜增厚等气道重构的表现。

【临床表现】

（一）症状

典型症状为发作性伴有哮鸣音的呼气性呼吸困难，可伴有气促、胸闷或咳嗽。症状可在数分钟内发作，并持续数小时至数天，可经平喘药物治疗后缓解或自行缓解。夜间及凌晨发作或加重是哮喘的重要临床特征。有些病人尤其是青少年，其哮喘症状在运动时出现，称为运动性哮喘。此外，临床上还存在没有喘息症状的不典型哮喘，病人可表现为发作性咳嗽、胸闷或其他症状。对以咳嗽为唯一症状的不典型哮喘称为咳嗽变异性哮喘；对以胸闷为唯一症状的不典型哮喘，有人称之为胸闷变异性哮喘。哮喘的具体临床表现形式及严重程度在不同时间表现为多变性。

（二）体征

发作时典型的体征为双肺可闻及广泛的哮鸣音，呼气音延长。但非常严重的哮喘发作，哮鸣音反而减弱，甚至完全消失，表现为"沉默肺"，是病情危重的表现。非发作期体检可无异常发现，故未闻及哮鸣音，不能排除哮喘。

【实验室和其他检查】

（一）痰嗜酸性粒细胞计数

大多数哮喘病人诱导痰液中嗜酸性粒细胞计数增高（>2.5%），且与哮喘症状相关。诱导痰嗜酸性粒细胞计数可作为评价哮喘气道炎症指标之一，也是评估糖皮质激素治疗反应性的敏感指标。

（二）肺功能检查

1. 通气功能检测

哮喘发作时呈阻塞性通气功能障碍表现，用力肺活量（FVC）正常或下降，第一秒用力呼气容积（FEV_1）、1 秒率（$FEV_1/FVC\%$）以及最高呼气流量（PEF）均下降；残气量及残气量与肺总量比值增加。其中以 $FEV_1/FVC\% < 70\%$ 或 FEV_1 低于正常预计值的 80% 为判断气流受限的最重要指标。缓解期上述通气功能指标可逐渐恢复。病变迁延、反复发作者，其通气功能可逐渐下降。

2. 支气管激发试验（BPT）

用于测定气道反应性。常用吸入激发剂为乙酰甲胆碱和组胺，其他激发剂包括变应原、单磷酸腺苷、甘露醇、高渗盐水等，也有用物理激发因素如运动、冷空气等作为激发剂。观察指标包括 FEV_1、PEF 等。

3. 支气管舒张试验（BDT）

用于测定气道的可逆性改变。常用吸入支气管舒张剂有沙丁胺醇、特布他林。当吸入支气管舒张剂 20 分钟后重复测定肺功能，FEV_1 较用药前增加 ≥12%，且其绝对值增加 ≥200ml，判断结果为阳性，提示存在可逆性的气道阻塞。

4. 呼吸流量峰值（PEF）及其变异率测定

哮喘发作时 PEF 下降。由于哮喘有通气功能时间节律变化的特点，监测 PEF 日间、周间变异率有助于哮喘的诊断和病情评估。

（三）胸部 X 线/CT 检查

哮喘发作时胸部 X 线可见两肺透亮度增加，呈过度通气状态，缓解期多无明显异常。胸部 CT 在部分病人可见支气管壁增厚、黏液阻塞。

（四）特异性变应原检测

外周血变应原特异性 IgE 增高结合病史有助于病因诊断；血清总 IgE 测定对哮喘诊断价值不大，但其增高的程度可作为重症哮喘使用抗 IgE 抗体治疗及调整剂量的依据。体内变应原试验包括皮肤变应原试验和吸入变应原试验。

（五）动脉血气分析

严重哮喘发作时可出现缺氧。由于过度通气可使 $PaCO_2$ 下降，pH 上升，表现为呼吸性碱中毒。若病情进一步恶化，可同时出现缺氧和 CO_2 滞留，表现为呼吸性酸中毒。当 $PaCO_2$ 较前增高，即使在正常范围内也要警惕严重气道阻塞的发生。

（六）呼出气一氧化氮（FeNO）检测

FeNO 测定可以作为评估气道炎症和哮喘控制水平的指标，也可以用于判断吸入激素治疗的反应。

【诊断】

（一）诊断标准

1. 典型哮喘的临床症状和体征

（1）反复发作喘息、气急，胸闷或咳嗽，夜间及晨间多发，常与接触变应原、冷空气、理化刺激以及病毒性上呼吸道感染、运动等有关。

（2）发作时双肺可闻及散在或弥漫性哮鸣音，呼气相延长。

（3）上述症状和体征可经治疗缓解或自行缓解。

2. 可变气流受限的客观检查

①支气管舒张试验阳性；②支气管激发试验阳性；③平均每日 PEF 昼夜变异率>10%或 PEF 周变异率>20%。

符合上述症状和体征，同时具备气流受限客观检查中的任一条，并除外其他疾病所引起的喘息、气急、胸闷和咳嗽，可以诊断为哮喘。

咳嗽变异性哮喘：指咳嗽作为唯一或主要症状，无喘息、气急等典型哮喘症状，同时具备可变气流受限客观检查中的任一条，除外其他疾病所引起的咳嗽。

（二）哮喘的分期及控制水平分级

哮喘可分为急性发作期、慢性持续期和临床缓解期。

1. 急性发作期

指喘息、气急、胸闷或咳嗽等症状突然发生或症状加重，伴有呼气流量降低，常因接触变应原等刺激物或治疗不当所致。哮喘急性发作时其程度轻重不一，病情加重可在数小时或数天内出现，偶尔可在数分钟内即危及生命，故应对病情做出正确评估并及时治疗。急性发作时严重程度可分为轻度、中度、重度和危重4级。

轻度：步行或上楼时气短，可有焦虑，呼吸频率轻度增加，闻及散在哮鸣音，肺通气功能和血气检查正常。

中度：稍事活动感气短，讲话常有中断，时有焦虑，呼吸频率增加，可有三凹征，闻及响亮、弥漫的哮鸣音，心率增快，可出现奇脉，使用支气管舒张剂后PEF占预计值的60%~80%，SaO_2 91%~95%。

重度：休息时感气短，端坐呼吸，只能发单字表达，常有焦虑和烦躁，大汗淋漓，呼吸频率>30次/分，常有三凹征，闻及响亮、弥漫的哮鸣音，心率增快常>120次/分，奇脉，pH可降低。

危重：病人不能讲话，嗜睡或意识模糊，胸腹矛盾运动，哮鸣音减弱甚至消失，脉率变慢或不规则，严重低氧血症和高二氧化碳血症，pH降低。

2. 慢性持续期

指病人虽然没有哮喘急性发作，但在相当长的时间内仍有不同频度和不同程度的喘息、咳嗽、胸闷等症状，可伴有肺通气功能下降。可根据白天、夜间哮喘症状出现的频率和肺功能检查结果，将慢性持续期哮喘病情严重程度分为间歇性、轻度持续、中度持续和重度持续4级，但这种分级方法在日常工作中已少采用，主要用于临床研究。目前应用最为广泛的慢性持续期哮喘严重性评估方法为哮喘控制水平，这种评估方法包括目前临床控制评估和未来风险评估，临床控制又可分为良好控制、部分控制和未控制3个等级。

【鉴别诊断】

(一) 左心衰竭引起的呼吸困难

该病与重症哮喘症状相似，极易混淆。鉴别要点：病人多有高血压、冠状动脉粥样硬化性心脏病、风湿性心脏病等病史和体征，突发气急，端坐呼吸，阵发性咳嗽，常咳出粉红色泡沫痰，两肺可闻及广泛的湿啰音和哮鸣音，左心界扩大，心率增快，心尖部可闻及奔马律。胸部 X 线检查可见心脏增大、肺淤血征。若一时难以鉴别，可雾化吸入 β_2 受体激动剂或静脉注射氨茶碱缓解症状后进一步检查。忌用肾上腺素或吗啡。

（二）慢性阻塞性肺疾病（COPD）

多见于中老年人，多有长期吸烟或接触有害气体的病史和慢性咳嗽史，喘息长年存在，有加重期。体检双肺呼吸音明显下降，可有肺气肿体征，两肺或可闻及湿啰音。对中老年病人，严格将慢阻肺和哮喘区分有时十分困难，用支气管舒张剂和口服或吸入激素做治疗性试验可能有所帮助。如病人同时具有哮喘和慢阻肺的特征，可以诊断哮喘合并慢阻肺或慢阻肺合并哮喘。

（三）上气道阻塞

中央型支气管肺癌、气管支气管结核、复发性多软骨炎等气道疾病或异物气管吸入，导致支气管狭窄或伴发感染时，可出现喘鸣或类似哮喘样呼吸困难，肺部可闻及哮鸣音。但根据病史，特别是出现吸气性呼吸困难，痰细胞学或细菌学检查，胸部影像、支气管镜检查，常可明确诊断。

（四）变态反应性支气管肺曲菌病（ABPA）

常以反复哮喘发作为特征，可咳出棕褐色黏稠痰块或咳出树枝状支气管管型。痰嗜酸性粒细胞数增加，痰镜检或培养可查及曲菌。胸部 X 线呈游走性或固定性浸润病灶，CT 可显示近端支气管呈囊状或柱状扩张。曲菌抗原皮肤试验呈双相反应，曲菌抗原特异性沉淀抗体（IgG）测定阳性，血清总 IgE 显著升高。

【并发症】

严重发作时可并发气胸、纵隔气肿、肺不张；长期反复发作或感染可致慢性并发症，如慢阻肺、支气管扩张、间质性肺炎和肺源性心脏病。

【治疗】

虽然目前哮喘不能根治，但长期规范化治疗可使大多数病人达到良好或完全的临床控制。哮喘治疗的目标是长期控制症状、预防未来风险的发生，即在使用最小有效剂量药物治疗的基础上或不用药物，能使病人与正常人一样生活、学习和工作。

（一）确定并减少危险因素接触

部分病人能找到引起哮喘发作的变应原或其他非特异刺激因素，使病人脱离并长期避免接触这些危险因素是防治哮喘最有效的方法。

（二）药物治疗

1. 药物分类和作用特点

哮喘治疗药物分为控制性药物和缓解性药物。前者指需要长期使用的药物，主要用于治疗气道慢性炎症而使哮喘维持临床控制，亦称抗炎药。后者指按需使用的药物，通过迅速解除支气管痉挛从而缓解哮喘症状，亦称解痉平喘药。

（1）糖皮质激素：简称激素，是目前控制哮喘最有效的药物。激素通过作用于气道炎症形成过程中的诸多环节，如抑制嗜酸性粒细胞等炎症细胞在气道的聚集、抑制炎症因子的生成和介质释放、增强平滑肌细胞 β_2 受体的反应性等，有效抑制气道炎症。分为吸入、口服和静脉用药。

吸入：激素由于其局部抗炎作用强、全身不良反应少，已成为目前哮喘长期治疗的首选药物。常用药物有倍氯米松、布地奈德、氟替卡松、环索奈德、莫米松等。通常需规律吸入 1~2 周或以上方能起效。根据哮喘病情选择吸入不同激素剂量。虽然吸入激素全身不良反应少，但少数病人可出现口咽念珠菌感染、声音嘶哑，吸入药后用清水漱口可减轻局部反应和胃肠吸收。长期吸入较大剂量激素>100（μg/d）者应注意预防全身性不良反应。为减少吸入大剂量激素的不良反应，可采用低、中剂量激素与长效 β_2 受体激动剂、白三烯调节剂或缓释茶碱联合使用。布地奈德、倍氯米松还有雾化用混悬液制剂，经以压缩空气为动力的射流装置雾化吸入，起效快，在应用短效支气管舒张剂的基础上，可用于轻、中度哮喘急性发作的治疗。

口服：常用泼尼松和泼尼松龙。用于吸入激素无效或需要短期加强治疗的病人。起始 30~60mg/d，症状缓解后逐渐减量至≤10mg/d，然后停用或改用吸入剂。不主张长期口服激素用于维持哮喘控制的治疗。

静脉：重度或严重哮喘发作时应及早静脉给予激素。可选择琥珀酸氢化可的松，常用量 100~400mg/d，或甲泼尼龙，常用量 80~160mg/d。地塞米松因在体内半衰期较长、不良反应较多，宜慎用。无激素依赖倾向者，可在短期（3~5天）内停药；有激素依赖倾向者应适当延长给药时间，症状缓解后逐渐减量，然后改口服和吸入剂维持。

（2）β_2 受体激动剂：主要通过激动气道的 β_2 受体，舒张支气管、缓解哮喘症状。分为短效 β_2 受体激动剂（维持 4~6 小时）和短效 β_2 受体激动剂（维持 10~12 小时），短效 β_2 受体激动剂又可分为快速起效（数分钟起效）和缓慢起效（30 分钟起效）2 种。

短效 β_2 受体激动剂：为治疗哮喘急性发作的首选药物。有吸入、口服和静脉三种制剂，首选吸入给药。常用药物有沙丁胺醇和特布他林。吸入剂包括定量气雾剂、干粉剂和雾化溶液。短效 β_2 受体激动剂应按需间歇使用，不宜长期、单一使用。主要不良反应有心悸、骨骼肌震颤、低钾血症等。

短效 β_2 受体激动剂：与激素联合是目前最常用的哮喘控制性药物。常用短效 β_2 受体激动剂有沙美特罗和福莫特罗。福莫特罗属快速起效的短效 β_2 受体激动剂，也可按需用于哮喘急性发作的治疗。目前常用激素加短效 β_2 受体激动剂的联合制剂有：氟替卡松/沙美特罗吸入干粉剂，布地奈德/福莫特罗吸入干粉剂。特别注意：短效 β_2 受体激动剂不能单独用于哮喘的治疗。

（3）白三烯调节剂：通过调节白三烯的生物活性而发挥抗炎作用，同时可以舒张支气管平滑肌，是目前除激素外唯一可单独应用的哮喘控制性药物，可作为轻度哮喘激素的替代治疗药物和中、重度哮喘的联合治疗用药，尤适用于阿司匹林哮喘、运动性哮喘和伴有过敏性鼻炎哮喘病人的治疗。常用药物有孟鲁司特和扎鲁司特。不良反应通常较轻微，主要是胃肠道症状，少数有皮疹、血管性水肿、转氨酶升高，停药后可恢复正常。

（4）茶碱类药物：通过抑制磷酸二酯酶，提高平滑肌细胞内的 cAMP 浓度，拮抗腺苷受体，增强呼吸肌的力量以及增强气道纤毛清除功能等，从而起到舒张支气管和气道抗炎作用，是目前治疗哮喘的有效药物之一。

口服：用于轻至中度哮喘急性发作以及哮喘的维持治疗，常用药物有氨茶碱和缓释茶碱，常用剂量每日 6～10mg/kg。口服缓释茶碱尤适用于夜间哮喘症状的控制。小剂量缓释茶碱与激素联合是目前常用的哮喘控制性药物之一。

静脉：氨茶碱首剂负荷剂量为 4～6mg/kg，注射速度不宜超过 0.25mg/（kg·min），维持剂量为 0.6～0.8mg/（kg·h）。每日最大用量一般不超过 1.0g（包括口服和静脉给药）。静脉给药主要用于重症和危重症哮喘。

茶碱的主要不良反应包括恶心、呕吐、心律失常、血压下降及多尿，偶可兴奋呼吸中枢，严重者可引起抽搐乃至死亡。静脉注射速度过快可引起严重不良反应，甚至死亡。由于茶碱的"治疗窗"窄，以及茶碱代谢存在较大的个体差异，有条件的应在用药期间监测其血药浓度，安全有效浓度为 6～15mg/L。发热、妊娠、小儿或老年，患有肝、心、肾功能障碍及甲状腺功能亢进者尤须慎用。合用西咪替丁、喹诺酮类、大环内酯类药物等可影响茶碱代谢而使其排泄减慢，应减少用药量。

（5）抗胆碱药：通过阻断节后迷走神经通路，降低迷走神经张力而起到舒张支气管、减少黏液分泌的作用，但其舒张支气管的作用比 β_2 受体激动剂弱。分为短效抗胆碱能药物（维持 4～6 小时）和长效抗胆碱药（维持 24 小时）。短效抗胆碱能药物主要用于哮喘急性发作的治疗，多与 β_2 受体激动剂联合应用。少数病人可有口苦或口干等不良反应。

（6）抗 IgE 抗体：是一种人源化的重组鼠抗人 IgE 单克隆抗体，具有阻断游离 IgE 与 IgE 效应细胞表面受体结合的作用。主要用于经吸入激素和短效 β_2 受体激动剂联合治疗后症状仍未控制，且血清 IgE 水平增高的重症哮喘病人。可显著改善重症哮喘病人的症状、肺功能和生活质量，减少口服激素和急救用药，降低哮喘严重急性发作率和住院率，且具有较好的安全性和耐受性。该药临床使用的时间尚短，其远期疗效与安全性有待进一步观察。

（7）抗 IL-5 治疗：IL-5 是促进嗜酸性粒细胞增多、在肺内聚集和活化的重要细胞因子。抗 IL-5 单抗治疗哮喘，可以减少病人体内嗜酸性粒细胞浸润，减少哮喘急性加重和改善病人生命质量，对于高嗜酸性粒细胞血症的哮喘病人治疗效果好。

2. 急性发作期的治疗

急性发作的治疗目标是尽快缓解气道痉挛，纠正低氧血症，恢复肺功能，预防进一步恶化或再次发作，防治并发症。

（1）轻度：经 MDI 吸入短效 β_2 受体激动剂，在第 1 小时内每 20 分钟吸入 1~2 喷。随后轻度急性发作可调整为每 3~4 小时吸入 1~2 喷。效果不佳时可加缓释茶碱片，或加用短效抗胆碱药气雾剂吸入。

（2）中度：吸入短效 β_2 受体激动剂（常用雾化吸入），第 1 小时内可持续雾化吸入。联合应用雾化吸入短效抗胆碱药、激素混悬液，也可联合静脉注射茶碱类。如果治疗效果欠佳，尤其是在控制性药物治疗的基础上发生的急性发作，应尽早口服激素，同时吸氧。

（3）重度至危重度：持续雾化吸入短效 β_2 受体激动剂，联合雾化吸入短效抗胆碱药、激素混悬液以及静脉茶碱类药物，吸氧。尽早静脉应用激素，待病情得到控制和缓解后改为口服给药。注意维持水、电解质平衡，纠正酸碱失衡，当 pH<7.20 且合并代谢性酸中毒时，应适当补碱。经过上述治疗，临床症状和肺功能无改善甚至继续恶化，应及时给予机械通气治疗，其指征主要包括：呼吸肌疲劳、$PaCO_2 \geqslant 45mmHg$，意识改变（需进行有创机械通气）。此外，应预防呼吸道感染等。

对所有急性发作的病人都要制订个体化的长期治疗方案。

3. 慢性持续期的治疗

慢性持续期的治疗应在评估和监测病人哮喘控制水平的基础上，定期根据长期治疗分级方案做出调整，以维持病人的控制水平。

对哮喘病人进行健康教育、有效控制环境、避免诱发因素，要贯穿于整个哮喘治疗过程中。对大多数未经治疗的持续性哮喘病人，初始治疗应从第 2 级方案开始，如果初始评估提示哮喘处于严重未控制，治疗应从第 3 级方案开始。从第

2 级到第 5 级的治疗方案中都有不同的哮喘控制药物可供选择。而在每一级中缓解药物都应按需使用，以迅速缓解哮喘症状。

如果使用该级治疗方案不能够使哮喘得到控制，治疗方案应该升级直至达到哮喘控制为止。当达到哮喘控制之后并能够维持至少 3 个月以上，且肺功能恢复并维持平稳状态，可考虑降级治疗。建议减量方案如下：①单独使用中至高剂量激素的病人，将剂量减少 50%；②单独使用低剂量激素的病人可改为每日 1 次用药；③联合吸入激素/短效 β_2 受体激动剂的病人，先将激素剂量减少 50%，继续使用联合治疗。当达到低剂量联合治疗时，可选择改为每日 1 次联合用药或停用短效 β_2 受体激动剂，单用激素治疗。若病人使用最低剂量控制药物达到哮喘控制 1 年，并且哮喘症状不再发作，可考虑停用药物治疗。以上方案为基本原则，必须个体化，以最小量、最简单的联合、不良反应最少、达到最佳哮喘控制为原则。

4. 免疫疗法

分为特异性和非特异性两种。特异性免疫治疗是指将诱发哮喘发作的特异性变应原（如螨、花粉、猫毛等）配制成各种不同浓度的提取液，通过皮下注射、舌下含服或其他途径给予对该变应原过敏的病人，使其对此种变应原的耐受性增高，当再次接触此变应原时，不再诱发哮喘发作，或发作程度减轻，此法又称脱敏疗法或减敏疗法。适用于变应原明确，且在严格的环境控制和药物治疗后仍控制不良的哮喘病人。一般需治疗 1~2 年，若治疗反应良好，可坚持 3~5 年。非特异性免疫治疗，如注射卡介苗及其衍生物、转移因子、疫苗等，有一定辅助的疗效。

咳嗽变异性哮喘和胸闷变异性哮喘的治疗原则与典型哮喘治疗相同。大多数病人可选择吸入低剂量激素联合长效 β_2 受体激动剂或白三烯调节剂、缓释茶碱，必要时可短期口服小剂量激素治疗。疗程则可以短于典型哮喘。

重症哮喘，是指在过去 1 年中 >50% 时间需要给予高剂量激素联合短效 β_2 受体激动剂或全身激素治疗，才能维持哮喘控制，或即使在上述治疗下仍不能控制的哮喘。治疗包括：①首先排除病人治疗依从性不佳，并排除诱发加重或使哮喘难以控制的因素；②给予高剂量激素联合/不联合口服激素，加用白三烯调节剂、抗 IgE 抗体联合治疗；③其他可选择的治疗包括免疫抑制剂、支气管热成形术等。

【哮喘的教育与管理】

哮喘病人的教育与管理是提高疗效，减少复发，提高病人生活质量的重要措施。为每位初诊哮喘病人制订长期防治计划，使病人在医生和专科护士指导下学会自我管理，包括了解哮喘的激发因素及避免诱因的方法、熟悉哮喘发作先兆表现及相应处理办法、学会在家中自行监测病情变化并进行评定、重点掌握峰流速仪的使用方法、坚持记哮喘日记、学会哮喘发作时进行简单的紧急自我处理方法、掌握正确的吸入技术、知道什么情况下应去医院就诊，以及和医生共同制订防止复发、保持长期稳定的方案。

【预后】

通过长期规范化治疗，儿童哮喘临床控制率可达 95%，成人可达 80%。轻症病人容易控制；病情重，气道反应性增高明显，出现气道重构，或伴有其他过敏性疾病者则不易控制。若长期反复发作，可并发肺源性心脏病。

第二章　肺部感染性疾病的诊断与治疗

第一节　肺炎概述

肺炎指终末气道、肺泡和肺间质的炎症，可由病原微生物、理化因素、免疫损伤、过敏及药物所致。细菌性肺炎是最常见的肺炎，也是最常见的感染性疾病之一。在抗菌药物应用以前，细菌性肺炎对儿童及老年人的健康威胁极大，抗菌药物的出现及发展曾一度使肺炎病死率明显下降。但近年来，尽管应用强力的抗菌药物和有效的疫苗，肺炎的病死率并未进一步降低，甚至有所上升。

【流行病学】

社区获得性肺炎（community acquired pneumonia，CAP）和医院获得性肺炎（hospital acquired pneumonia，HAP）年发病率分别为（5～11）/1000 人口和（5～10）/1000 住院病人。CAP 病人门诊治疗者病死率<1%～5%，住院治疗者平均为 12%，入住重症监护病房者约为 40%。由 HAP 引起的相关病死率为 15.5%～38.2%。发病率和病死率高的原因与社会人口老龄化、吸烟、伴有基础疾病和免疫功能低下有关，如慢性阻塞性肺病、心力衰竭、肿瘤、糖尿病、尿毒症、神经系统疾病、药瘾、嗜酒、艾滋病、久病体衰、大型手术、应用免疫抑制剂和器官移植等。此外，亦与病原体变迁、新病原体出现、医院获得性肺炎发病率增加、病原学诊断困难、不合理使用抗菌药物导致细菌耐药性增加，尤其是多耐药病原体增加等有关。

【病因、发病机制和病理】

正常的呼吸道免疫防御机制（支气管内黏液-纤毛运载系统、肺泡巨噬细胞等细胞防御的完整性等）使下呼吸道免除于细菌等致病菌感染。是否发生肺炎取决于两个因素：病原体和宿主因素。如果病原体数量多、毒力强和（或）宿主呼吸道局部和全身免疫防御系统损害，即可发生肺炎。病原体可通过下列途径引起社区获得性肺炎：①空气吸入；②血行播散；③邻近感染部位蔓延；④上呼吸道定植菌的误吸。医院获得性肺炎则更多是通过误吸胃肠道的定植菌（胃食管反流）和（或）通过人工气道吸入环境中的致病菌引起。病原体直接抵达下呼吸道后，孳生繁殖，引起肺泡毛细血管充血、水肿，肺泡内纤维蛋白渗出及细胞浸润。除了金黄色葡萄球菌、铜绿假单胞菌和肺炎克雷伯杆菌等可引起肺组织的坏死性病变易形成空洞外，肺炎治愈后多不遗留瘢痕，肺的结构与功能均可恢复。

【分类】

肺炎可按解剖、病因或患病环境加以分类。

（一）解剖分类

1. 大叶性（肺泡性）肺炎

病原体先在肺泡引起炎症，经肺泡间孔向其他肺泡扩散，致使部分肺段或整个肺段、肺叶发生炎症。典型者表现为肺实质炎症，通常并不累及支气管。致病菌多为肺炎链球菌。X线影像显示肺叶或肺段的实变阴影。

2. 小叶性（支气管性）肺炎

病原体经支气管入侵，引起细支气管、终末细支气管及肺泡的炎症，常继发于其他疾病，如支气管炎、支气管扩张、上呼吸道病毒感染以及长期卧床的危重病人。其病原体有肺炎链球菌、葡萄球菌、病毒、肺炎支原体以及军团菌等。X线影像显示为沿着肺纹理分布的不规则斑片状阴影，边缘密度浅而模糊，无实变征象，肺下叶常受累。

3. 间质性肺炎

以肺间质为主的炎症，累及支气管壁和支气管周围组织，有肺泡壁增生及间质水肿，因病变仅在肺间质，故呼吸道症状较轻，病变广泛则呼吸困难明显。可由细菌、支原体、衣原体、病毒或肺孢子菌等引起。X 线影像表现为一侧或双侧肺下部不规则阴影，可呈磨玻璃状、网格状，其间可有小片肺不张阴影。

（二）病因分类

1. 细菌性肺炎

如肺炎链球菌、金黄色葡萄球菌、甲型溶血性链球菌、肺炎克雷伯杆菌、流感嗜血杆菌、铜绿假单胞菌肺炎和鲍曼不动杆菌等。

2. 非典型病原体所致肺炎

如军团菌、支原体和衣原体等。

3. 病毒性肺炎

如冠状病毒、腺病毒、呼吸道合胞病毒、流感病毒、麻疹病毒、巨细胞病毒、单纯疱疹病毒等。

4. 肺真菌病

如念珠菌、曲霉、隐球菌、肺孢子菌、毛霉等。

5. 其他病原体所致肺炎

如立克次体（如 Q 热立克次体）、弓形体（如鼠弓形体）、寄生虫（如肺包虫、肺吸虫、肺血吸虫）等。

6. 理化因素所致的肺炎

如放射性损伤引起的放射性肺炎，胃酸吸入引起的化学性肺炎，对吸入或内源性脂类物质产生炎症反应的类脂性肺炎等。通常所说的肺炎不包括理化因素所致的肺炎。

（三）患病环境分类

由于细菌学检查阳性率低，培养结果滞后，病因分类在临床上应用较为困难，目前多按肺炎的获得环境分成两类，这是因为不同场所发生的肺炎病原学有相应的特点，因此有利于指导经验性治疗。

1. 社区获得性肺炎（CAP）

是指在医院外罹患的感染性肺实质（含肺泡壁，即广义上的肺间质）炎症，包括具有明确潜伏期的病原体感染在入院后于潜伏期内发病的肺炎。其临床诊断依据是：①社区发病。②肺炎相关临床表现：a. 新近出现的咳嗽、咳痰或原有呼吸道疾病症状加重并出现脓性痰，伴或不伴胸痛/呼吸困难/咯血；b. 发热；c. 肺实变体征和（或）闻及湿性啰音；d. WBC>10×10⁹/L 或<4×10⁹/L，伴或不伴中性粒细胞核左移。③胸部影像学检查显示片状、斑片状浸润性阴影或间质性改变，伴或不伴胸腔积液。符合①、③及②中任何 1 项，并除外肺结核、肺部肿瘤、非感染性肺间质性疾病、肺水肿、肺不张、肺栓塞、肺嗜酸性粒细胞浸润症及肺血管炎等后，可建立临床诊断。CAP 常见病原体为肺炎链球菌、支原体、衣原体、流感嗜血杆菌和呼吸道病毒（甲、乙型流感病毒，腺病毒，呼吸道合胞病毒和副流感病毒）等。

2. 医院获得性肺炎（HAP）

亦称医院内肺炎，指病人住院期间没有接受有创机械通气，未处于病原感染的潜伏期，且入院 ≥48 小时后在医院内新发生的肺炎。呼吸机相关性肺炎（ventilator associated pneumonia，VAP）是指气管插管或气管切开病人，接受机械通气 48 小时后发生的肺炎及机械通气撤机、拔管后 48 小时内出现的肺炎。胸部X 线或 CT 显示新出现或进展性的浸润影、实变影、磨玻璃影，加上下列三个临床症状中的两个或以上，可建立临床诊断：①发热，体温>38℃；②脓性气道分泌物；③外周血白细胞计数>10×10⁹/L 或<4×10⁹/L。肺炎相关的临床表现，满足的条件越多，临床诊断的准确性越高。HAP 的临床表现、实验室和影像学检查特异性低，应注意与肺不张、心力衰竭和肺水肿、基础疾病肺侵犯、药物性肺损伤、肺栓塞和急性呼吸窘迫综合征等相鉴别。临床诊断 HAP/VAP 后，应积极留取标本行微生物学检测。非免疫缺陷的病人 HAP/VAP 通常由细菌感染引起，常见病原菌的分布及其耐药性特点随地区、医院等级、病人人群、暴露于抗菌药物情况不同而异，并且随时间而改变。我国 HAP/VAP 常见病原菌包括鲍曼不动杆菌、铜绿假单胞菌、肺炎克雷伯杆菌、大肠埃希菌、金黄色葡萄球菌等。需要

强调的是，在经验性治疗时了解当地医院的病原学监测数据更为重要，应根据本地区、本医院甚至特定科室的病原谱和耐药特点，结合病人个体因素来选择抗菌药物。

【临床表现】

细菌性肺炎的症状可轻可重，决定于病原体和宿主的状态。常见症状为咳嗽、咳痰，或原有呼吸道症状加重，并出现脓性痰或血痰，伴或不伴胸痛。病变范围大者可有呼吸困难、呼吸窘迫。大多数病人有发热。早期肺部体征无明显异常，重症者可有呼吸频率增快，鼻翼扇动，发绀。肺实变时有典型的体征，如叩诊浊音、语颤增强和支气管呼吸音等，也可闻及湿性啰音。并发胸腔积液者，患侧胸部叩诊浊音，语颤减弱，呼吸音减弱。

【诊断与鉴别诊断】

肺炎的诊断程序如下。

（一）确定肺炎诊断

首先必须把肺炎与呼吸道感染区别开来。呼吸道感染虽然有咳嗽、咳痰和发热等症状，但有其特点，上、下呼吸道感染无肺实质浸润，胸部 X 线检查可鉴别。其次，必须把肺炎与其他类似肺炎的疾病区别开来。

1. 肺结核

多有全身中毒症状，如午后低热、盗汗、疲乏无力、体重减轻、失眠、心悸，女性病人可有月经失调或闭经等。X 线胸片见病变多在肺尖或锁骨上下，密度不均，消散缓慢，且可形成空洞或肺内播散。痰中可找到结核分枝杆菌。一般抗菌治疗疗效不佳。

2. 肺癌

多无急性感染中毒症状，有时痰中带血丝，血白细胞计数不高。但肺癌可伴发阻塞性肺炎，经抗菌药物治疗炎症消退后肿瘤阴影渐趋明显，或可见肺门淋巴结肿大,有时出现肺不张。若抗菌药物治疗后肺部炎症不见消散,或消散后于同一部位再次出现肺炎,应密切随访。对有吸烟史及年龄较大的病人,必要时做CT、MRI、支气管镜和痰液脱落细胞等检查,以免贻误诊断。

3. 肺血栓栓塞症

多有静脉血栓的危险因素,如血栓性静脉炎、心肺疾病、创伤、手术和肿瘤等病史,可发生咯血、晕厥,呼吸困难较明显。X线胸片示区域性肺血管纹理减少,有时可见尖端指向肺门的楔形阴影。动脉血气分析常见低氧血症及低碳酸血症。D-二聚体、CT肺动脉造影、放射性核素肺通气/灌注扫描和 MRI 等检查可帮助鉴别。

4. 非感染性肺部浸润

需排除非感染性肺部疾病,如间质性肺炎、肺水肿、肺不张和肺血管炎等。

(二) 评估严重程度

如果肺炎的诊断成立,评价病情的严重程度对于决定在门诊或入院治疗甚或 ICU 治疗至关重要。肺炎严重性决定于三个主要因素市部局部炎症程度,肺部炎症的播散和全身炎症反应程度。重症肺炎目前还没有普遍认同的诊断标准,如果肺炎病人需要通气支持(急性呼吸衰竭、气体交换严重障碍伴高碳酸血症或持续低氧血症)、循环支持(血流动力学障碍、外周灌注不足)和需要加强监护与治疗,可认为是重症肺炎。目前许多国家制定了重症肺炎的诊断标准,虽然有所不同,但均注重肺部病变的范围、器官灌注和氧合状态。

目前我国推荐使用 CURB-65 作为判断 CAP 病人是否需要住院治疗的标准。CURB-65 共 5 项指标,满足 1 项得 1 分:①意识障碍;②尿素氮>7mmol/L;③呼吸频率≥30 次/分;④收缩压<90mmHg 或舒张压≤60mmHg;⑤年龄≥65岁。评分 0~1 分,原则上门诊治疗即可;2 分建议住院或严格随访下的院外治疗;3~5 分应住院治疗。同时应结合病人年龄、基础疾病、社会经济状况、胃肠功能、治疗依从性等综合判断。若 CAP 符合下列 1 项主要标准或≥3 项次要标准者可诊断为重症肺炎,需密切观察,积极救治,有条件时收住 ICU 治疗。主要标

准：①需要气管插管行机械通气治疗；②脓毒症休克经积极液体复苏后仍需要血管活性药物治疗。次要标准：①呼吸频率>30次/分；②$PaO_2/FiO_2 \leq 250mmHg$（$1mmHg=0.133kPa$）；③多肺叶浸润；④意识障碍和（或）定向障碍；⑤血尿素氮$\geq 20mg/dl$（$7.14mmol/L$）收缩压<90mmHg，需要积极的液体复苏。

（三）确定病原体

由于人上呼吸道黏膜表面及其分泌物含有许多微生物，即所谓的正常菌群，因此，途经口咽部的下呼吸道分泌物或痰无疑极易受到污染。有慢性气道疾病者、老年人和危重病病人等，其呼吸道定植菌明显增加，影响痰中致病菌的分离和判断。另外，应用抗菌药物后可影响细菌培养结果。因此，在采集呼吸道标本进行细菌培养时尽可能在抗菌药物应用前采集，避免污染，及时送检，其结果才能起到指导治疗的作用。目前常用的方法有：

1. 痰

采集方便，是最常用的下呼吸道病原学标本。采集后在室温下2小时内送检。先直接涂片，光镜下观察细胞数量，如每低倍视野鳞状上皮细胞<10个，白细胞>25个，或鳞状上皮细胞：白细胞<1∶2.5，可作为污染相对较少的"合格"标本接种培养。痰定量培养分离的致病菌或条件致病菌浓度$\geq 10^7 cfu/ml$，可以认为是肺部感染的致病菌；$\leq 10^4 cfu/ml$则为污染菌；介于两者之间建议重复痰培养；如连续分离到相同细菌，$10^5 \sim 10^6 cfu/ml$连续两次以上，也可认为是致病菌。

2. 经支气管镜或人工气道吸引

受口咽部细菌污染的机会较咳痰为少，如吸引物细菌培养其浓度$\geq 10^5 cfu/ml$，可认为是致病菌，低于此浓度则多为污染菌。

3. 防污染样本毛刷

如细菌$\geq 10^3 cfu/ml$，可认为是致病菌。

4. 支气管肺泡灌洗

如细菌$\geq 10^4 cfu/ml$，防污染BAL标本细菌$\geq 10^3 cfu/ml$，可认为是致病菌。

5. 经皮细针吸检和开胸肺活检

敏感性和特异性均很好，但由于是创伤性检查，容易引起并发症，如气胸、出血等，临床一般用于对抗菌药物经验性治疗无效或其他检查不能确定者。

6. 血培养和胸腔积液培养

肺炎病人血培养和痰培养分离到相同细菌，可确定为肺炎的病原菌。如仅为血培养阳性，但不能用其他原因如腹腔感染、静脉导管相关性感染解释菌血症的原因，血培养的细菌也可认为是肺炎的病原菌。胸腔积液培养到的细菌则基本可认为是肺炎的致病菌。由于血或胸腔积液标本的采集均经过皮肤，故其结果须排除操作过程中皮肤细菌的污染。

7. 尿抗原试验

包括军团菌和肺炎链球菌尿抗原。

8. 血清学检查

测定特异性 IgM 抗体滴度，如急性期和恢复期之间抗体滴度有 4 倍增高可诊断，例如支原体、衣原体、嗜肺军团菌和病毒感染等，多为回顾性诊断。

虽然目前有许多病原学诊断方法，仍有高达 40%～50% 的肺炎不能确定相关病原体。病原体低检出率以及病原学和血清学诊断的滞后性，使大多数肺部感染治疗特别是初始的抗菌治疗都是经验性的，而且相当一部分病人的抗菌治疗始终是在没有病原学诊断的情况下进行。但是，对 HAP、免疫抑制宿主肺炎和抗感染治疗无反应的重症肺炎等，仍应积极采用各种手段确定病原体，以指导临床的抗菌药物治疗。临床可根据各种肺炎的临床和放射学特征估计可能的病原体。

【治疗】

抗感染治疗是肺炎治疗的关键环节，包括经验性治疗和抗病原体治疗。前者主要根据本地区、本单位的肺炎病原体流行病学资料，选择可能覆盖病原体的抗菌药物；后者则根据病原学的培养结果或肺组织标本的培养或病理结果以及药物敏感试验结果，选择体外试验敏感的抗菌药物。此外，还应该根据病人的年龄、有无基础疾病、是否有误吸、住普通病房还是重症监护病房、住院时间长短和肺炎的严重程度等，选择抗菌药物和给药途径。

青壮年和无基础疾病的 CAP 病人，常用青霉素类、第一代头孢菌素等。由于我国肺炎链球菌对大环内酯类耐药率高，故对该菌所致的肺炎不单独使用大环内酯类药物治疗。对耐药肺炎链球菌可使用呼吸氟喹诺酮类药物（莫西沙星、吉米沙星和左氧氟沙星）。老年人、有基础疾病或住院的 CAP，常用呼吸氟喹诺酮类药物，第二、三代头孢菌素，β-内酰胺类/β-内酰胺酶抑制剂或厄他培南，可联合大环内酯类药物。HAP 常用第二、三代头孢菌素，内酰胺类/β-内酰胺酶抑制剂、氟喹诺酮类或碳青霉烯类药物。

重症肺炎首先应选择广谱的强力抗菌药物，并应足量、联合用药。因为初始经验性治疗不足或不合理，或尔后根据病原学培养结果调整抗菌药物，其病死率均明显高于初始治疗正确者。重症 CAP 常用 β-内酰胺类联合大环内酯类或氟喹诺酮类药物；青霉素过敏者用呼吸氟喹诺酮类和氨曲南。HAP 可用抗假单胞菌的 β-内酰胺类、广谱青霉素/β-内酰胺酶抑制剂、碳青霉烯类的任何一种联合呼吸氟喹诺酮类或氨基糖苷类药物，如怀疑有 MDR 球菌感染可选择联合万古霉素、替考拉宁或利奈唑胺。

抗菌药物治疗应尽早进行，一旦怀疑为肺炎即应马上给予首剂抗菌药物，越早治疗预后越好。病情稳定后可从静脉途径转为口服治疗。抗感染治疗一般可于热退 2~3 天且主要呼吸道症状明显改善后停药，但疗程应视病情严重程度、缓解速度、并发症以及不同病原体而异，不必以肺部阴影吸收程度作为停用抗菌药物的指征。通常轻、中度 CAP 病人疗程 5~7 天，重症以及伴有肺外并发症病人可适当延长抗感染疗程。非典型病原体治疗反应较慢者疗程延长至 10~14 天。金黄色葡萄球菌、铜绿假单胞菌、克雷伯菌属或厌氧菌等容易导致肺组织坏死，抗菌药物疗程可延长至 14~21 天。

大多数 CAP 病人在初始治疗后 72 小时临床症状改善，表现为体温下降，症状改善，临床状态稳定，白细胞、C 反应蛋白和降钙素原逐渐降低或恢复正常，但影像学改善滞后于临床症状。应在初始治疗后 12 小时对病情进行评价，部分病人对治疗的反应相对较慢，只要临床表现无恶化，可以继续观察，不必急于更换抗感染药物。经治疗后达到临床稳定，可以认定为初始治疗有效。临床稳定标准需符合下列所有五项指标：①体温≤37.8℃；②心率≤100次/分；③呼吸频率≤24次/分；④收缩压≥90mmHg；⑤氧饱和度≥90%（或者动脉氧分压≥60mmHg，吸空气条件下）。对达到临床稳定且能接受口服药物治疗的病人，改用同类或抗菌谱相近、对致病菌敏感的口服制剂进行序贯治疗。

如72小时后症状无改善，其原因可能有：①药物未能覆盖致病菌，或细菌耐药；②特殊病原体感染，如结核分枝杆菌、真菌、病毒等；③出现并发症或存在影响疗效的宿主因素（如免疫抑制）；④非感染性疾病误诊为肺炎；⑤药物热。需仔细分析，做必要的检查，进行相应处理。

【预防】

加强体育锻炼，增强体质。减少危险因素如吸烟、酗酒。年龄大于65岁者可接种流感疫苗。对年龄大于65岁或不足65岁，但有心血管疾病、肺疾病、糖尿病、酗酒、肝硬化和免疫抑制者可接种肺炎疫苗。

第二节 细菌性肺炎

一、肺炎链球菌肺炎

肺炎链球菌肺炎是由肺炎链球菌（SP）或称肺炎球菌所引起的肺炎，约占CAP的半数。通常急骤起病，以高热、寒战、咳嗽、血痰及胸痛为特征。胸部影像学检查呈肺段或肺叶急性炎症实变。因抗菌药物的广泛使用，使本病的起病方式、症状及X线影像改变均不典型。

【病因和发病机制】

SP为革兰染色阳性球菌，多成双排列或短链排列。有荚膜，其毒力大小与荚膜中的多糖结构及含量有关。根据荚膜多糖的抗原特性，SP 可分为 86 个血清型。成人致病菌多属 1~9 型及 12 型，以第 3 型毒力最强，儿童则多为 6、14、19 及 23 型。SP 在干燥痰中能存活数个月，但在阳光直射 1 小时或加热至 52℃ 10 分钟即可被杀灭，对苯酚等消毒剂亦甚敏感。机体免疫功能正常时，SP 是寄居在口腔及鼻咽部的一种正常菌群，带菌率随年龄、季节及免疫状态的变化而有差异。机体免疫功能受损时，有毒力的 SP 入侵人体而致病。SP 除引起肺炎外，少数可发生菌血症或感染性休克，老年人及婴幼儿的病情尤为严重。

SP 不产生毒素，不引起组织坏死或形成空洞。其致病力是由于高分子多糖体的荚膜对组织的侵袭作用，首先引起肺泡壁水肿，出现白细胞与红细胞渗出，之后含菌的渗出液经 Cohn 孔向肺的中央部分扩展，甚至累及几个肺段或整个肺叶。因病变开始于肺的外周，故肺叶间分界清楚，易累及胸膜，引起渗出性胸膜炎。

【病理】

病理改变有充血期、红肝变期、灰肝变期及消散期。表现为肺组织充血水肿，肺泡内浆液渗出及红、白细胞浸润，白细胞吞噬细菌，继而纤维蛋白渗出物溶解、吸收、肺泡重新充气。肝变期病理阶段实际并无明确分界，经早期应用抗菌药物治疗，典型病理的分期已经很少见。病变消散后肺组织结构多无损坏，不留纤维瘢痕。极个别病人肺泡内纤维蛋白吸收不完全，甚至有成纤维细胞形成，形成机化性肺炎。老年人及婴幼儿感染可沿支气管分布（支气管肺炎）。若未及时治疗，5%~10% 的病人可并发脓胸，10%~20% 的病人因细菌经淋巴管、胸导管进入血液循环，可引起脑膜炎、心包炎、心内膜炎、关节炎和中耳炎等肺外感染。

【临床表现】

冬季与初春多见，常与呼吸道病毒感染相伴行。病人多为原来健康的青壮年或老年与婴幼儿，男性较多见。吸烟者、痴呆者、慢性支气管炎、支气管扩张、充血性心力衰竭、慢性病病人以及免疫抑制者均易受 SP 感染。

（一）症状

发病前常有受凉、淋雨、疲劳、醉酒、病毒感染史，多有上呼吸道感染的前驱症状。起病急骤，高热、寒战，全身肌肉酸痛，体温在数小时内升至 39～40℃，高峰在下午或傍晚，或呈稽留热，脉率随之增速。可有患侧胸部疼痛，放射到肩部或腹部，咳嗽或深呼吸时加剧。痰少，可带血或呈铁锈色，胃纳锐减，偶有恶心、呕吐、腹痛或腹泻，易被误诊为急腹症。

（二）体征

病人呈急性热病容，面颊绯红，鼻翼扇动，皮肤灼热、干燥，口角及鼻周有单纯疱疹；病变广泛时可出现发绀。有脓毒症者，可出现皮肤、黏膜出血点，巩膜黄染。早期肺部体征无明显异常，仅有胸廓呼吸运动幅度减小，叩诊稍浊，听诊可有呼吸音减低及胸膜摩擦音。肺实变时叩诊浊音，触觉语颤增强并可闻及支气管呼吸音。消散期可闻及湿啰音。心率增快，有时心律不齐。重症病人有肠胀气，上腹部压痛多与炎症累及膈胸膜有关。重症感染时可伴休克、急性呼吸窘迫综合征及神经精神症状。

自然病程大致 1～2 周。发病 5～10 天，体温可自行骤降或逐渐消退；使用有效的抗菌药物后可使体温在 1～3 天恢复正常。病人的其他症状与体征亦随之逐渐消失。

【并发症】

SP 肺炎的并发症近年已很少见。严重脓毒症或毒血症病人易发生感染性休克，尤其是老年人。表现为血压降低、四肢厥冷、多汗、发绀、心动过速、心律失常等，而高热、胸痛、咳嗽等症状并不突出。其他并发症有胸膜炎、脓胸、心包炎、脑膜炎和关节炎等。

【实验室和其他检查】

血白细胞计数升高，中性粒细胞多在 80% 以上，并有核左移。年老体弱、酗酒、免疫功能低下者的白细胞计数可不增高，但中性粒细胞百分比仍增高。痰直接涂片作革兰染色及荚膜染色镜检，如发现典型的革兰染色阳性、带荚膜的双球菌或链球菌，即可初步做出病原学诊断。痰培养 24～48 小时可以确定病原体。痰标本要及时送检，在抗菌药物应用之前漱口后采集，取深部咳出的脓性或铁锈色痰。聚合酶链反应（PCR）及荧光标记抗体检测可提高病原学诊断率。尿 SP 抗原可阳性。约 10%～20% 的病人合并菌血症，故重症肺炎应做血培养。如合并胸腔积液，应积极抽取积液进行细菌培养。

胸部影像学检查早期仅见肺纹理增粗，或受累的肺段、肺叶稍模糊。随着病情进展，表现为大片炎症浸润阴影或实变影，在实变阴影中可见支气管充气征，肋膈角可有少量胸腔积液。在消散期，炎症浸润逐渐吸收，可有片状区域吸收较快而呈现"假空洞"征，多数病例在起病 3～4 周后才完全消散。老年肺炎病灶消散较慢，容易吸收不完全而成为机化性肺炎。

【诊断】

根据典型症状与体征，结合胸部 X 线检查，容易做出初步诊断。年老体衰、继发于其他疾病或灶性肺炎表现者，临床常不典型，需认真加以鉴别。病原菌检测是确诊本病的主要依据。

【治疗】

（一）抗菌药物治疗

首选青霉素，用药途径及剂量视病情轻重及有无并发症而定。轻症病人，可用 240 万 U/d，分 3 次肌内注射，或用普鲁卡因青霉素每 12 小时肌内注射 60 万 U。病情稍重者，宜用青霉素 240 万～480 万 U/d，分次静脉滴注，每 6～8 小时 1 次；重症及并发脑膜炎者，可增至 1000 万～3000 万 U/d，分 4 次静脉滴注。鉴于目前 SP 对青霉素不敏感率的升高以及对青霉素 MIC 敏感阈值的提高，最近欧洲下呼吸道感染处理指南建议大剂量青霉素治疗，对怀疑 SP 肺炎者，青霉素 320 万 U，每 4 小时 1 次，对青霉素 MIC≤8mg/L 的 SP 有效，并可预防由于广谱抗菌药物应用引起的耐药 SP、MRSA 和艰难梭菌的传播。对青霉素过敏者，或感染耐青霉素菌株者，用呼吸氟喹诺酮类、头孢噻肟或头孢曲松等药物，感染 MDR 菌株者可用万古霉素、替考拉宁或利奈唑胺。

（二）支持疗法

病人卧床休息，补充足够的蛋白质、热量及维生素。密切监测病情变化，防止休克。剧烈胸痛者，可酌用少量镇痛药。不用阿司匹林或其他解热药，以免过度出汗、脱水及干扰真实热型，导致临床判断错误。鼓励饮水每日 1~2L，失水者可输液。中等或重症病人（$PaO_2 < 60mmHg$ 或有发绀）应给氧。若有明显麻痹性肠梗阻或胃扩张，应暂时禁食、禁饮和胃肠减压，直至肠蠕动恢复。烦躁不安、谵妄、失眠酌用镇静药，禁用抑制呼吸的镇静药。

（三）并发症的处理

经抗菌药物治疗后，高热常在 24 小时内消退，或数日内逐渐下降。若体温降而复升或 3 天后仍不降者，应考虑 SP 的肺外感染，如脓胸、心包炎或关节炎等；若持续发热应寻找其他原因。约 10%~20%SP 肺炎伴发胸腔积液，应酌情取胸液检查及培养以确定其性质。若治疗不当，约 5%并发脓胸，应积极引流排脓。

二、葡萄球菌肺炎

葡萄球菌肺炎是由葡萄球菌引起的急性肺化脓性炎症。常发生于有基础疾病如糖尿病、血液病、艾滋病、肝病、营养不良、酒精中毒、静脉吸毒或原有支气管肺疾病者，流感后、病毒性肺炎后或儿童患麻疹时也易罹患。多急骤起病，高热、寒战、胸痛，脓性痰，可早期出现循环衰竭。胸部影像学表现为坏死性肺炎，如肺脓肿、肺气囊肿和脓胸。若治疗不及时或不当，病死率甚高。

【病因和发病机制】

葡萄球菌为革兰染色阳性球菌，可分为凝固酶阳性的葡萄球菌（主要为金黄色葡萄球菌，简称金葡菌）及凝固酶阴性的葡萄球菌（如表皮葡萄球菌和腐生葡萄球菌等）。其致病物质主要是毒素与酶，如溶血毒素、杀白细胞素、肠毒素等，具有溶血、坏死、杀白细胞及血管痉挛等作用。葡萄球菌致病力可用血浆凝固酶来测定，阳性者致病力较强。金黄色葡萄球菌凝固酶为阳性，是化脓性感染的主要原因，但其他凝固酶阴性葡萄球菌亦可引起感染。随着医院内感染的增多，由凝固酶阴性葡萄球菌引起的肺炎也不断增多。HAP 中葡萄球菌感染占11%～25%。近年有耐甲氧西林金黄色葡萄球菌（MRSA）在医院内暴发流行的报道。另外，社区获得性 MRSA 肺炎的出现也引起高度的重视。

【病理】

经呼吸道吸入的肺炎常呈大叶性分布或广泛的融合性的支气管肺炎。支气管及肺泡破溃可使气体进入肺间质，并与支气管相通。当坏死组织或脓液阻塞细支气管，形成单向活瓣作用，产生张力性肺气囊肿。浅表的肺气囊肿若张力过高，可溃破形成气胸或脓气胸，并可形成支气管胸膜瘘。偶可伴发化脓性心包炎、脑膜炎等。

皮肤感染灶（疖、痈、毛囊炎、蜂窝织炎、伤口感染）中的葡萄球菌可经血液循环抵达肺部，引起多处肺实变、化脓及组织破坏，形成单个或多发性肺脓肿。

【临床表现】

（一）症状

起病多急骤，寒战、高热，体温多高达 39～40℃，胸痛，痰脓性，量多，带血丝或呈脓血状。毒血症状明显，全身肌肉、关节酸痛，体质衰弱，精神萎靡，病情严重者可早期出现周围循环衰竭。院内感染者通常起病较隐袭，体温逐渐上升。老年人症状可不典型。血源性葡萄球菌肺炎常有皮肤伤口、疖、痈或中心静脉导管置入等，或静脉吸毒史，较少咳脓性痰。

（二）体征

早期可无体征，常与严重的中毒症状和呼吸道症状不平行，然后可出现两肺散在性湿啰音。病变较大或融合时可有肺实变体征，气胸或脓气胸则有相应体征。血源性葡萄球菌肺炎应注意肺外病灶，静脉吸毒者多有皮肤针口和三尖瓣赘生物，可闻及心脏杂音。

【实验室和其他检查】

外周血白细胞计数明显升高，中性粒细胞比例增加，核左移。胸部 X 线检查显示肺段或肺叶实变，可早期形成空洞，或呈小叶状浸润，其中有单个或多发的液气囊腔。另一特征是 X 线影像阴影的易变性，表现为一处的炎性浸润消失而在另一处出现新的病灶，或很小的单一病灶发展为大片阴影。治疗有效时，病变消散，阴影密度逐渐减低，约 2～4 周后病变完全消失，偶可遗留少许条索状阴影或肺纹理增多等。

【诊断】

根据全身毒血症状，咳嗽、脓血痰，白细胞计数增高、中性粒细胞比例增加、核左移并有中毒颗粒和 X 线影像表现，可做出初步诊断。细菌学检查是确诊的依据，可行痰、胸腔积液、血和肺穿刺物培养。

【治疗】

强调早期清除和引流原发病灶，选用敏感的抗菌药物。近年来，金黄色葡萄球菌对青霉素的耐药率已高达 90% 左右，因此可选用耐青霉素酶的半合成青霉素或头孢菌素，如苯唑西林钠、氯唑西林、头孢呋辛钠等，联合氨基糖苷类如阿米卡星等，亦有较好疗效。阿莫西林、氨苄西林与酶抑制剂组成的复方制剂对产酶金黄色葡萄球菌有效。对于 MRSA，则应选用万古霉素、替考拉宁和利奈唑胺等，如万古霉素 1.5～2.0g/d 静脉滴注，偶有药物热、皮疹、静脉炎等不良反应。临床选择抗菌药物时可参考细菌培养的药物敏感试验。

第三节　肺脓肿

肺脓肿是由多种病原体所引起的肺组织化脓性病变，早期为化脓性肺炎，继而坏死、液化，脓肿形成。临床特征为高热、咳嗽和咳大量脓臭痰，胸部 X 线或 CT 显示肺实质内厚壁空洞或伴液平，如多个直径小于 2cm 的空洞也称为坏死性肺炎。原发性肺脓肿多见于易于误吸的无基础疾病者，继发性肺脓肿多继发于肺部新生物引起的气道堵塞或免疫抑制（如 AIDS、器官移植）病人。肺脓肿多发生于壮年，男性多于女性。病原体主要是厌氧菌和兼性厌氧菌，近年来需氧菌感染比率增高。

【病因和发病机制】

肺脓肿的病原体与感染途径密切相关。根据感染途径，肺脓肿可分为以下几种类型：

（一）吸入性肺脓肿

病原体经口、鼻、咽腔吸入致病。正常情况下，吸入物经气道黏液-纤毛运载系统、咳嗽反射和肺巨噬细胞可迅速清除。但当有意识障碍如在麻醉、醉酒、药物过量、癫痫、脑血管意外时，或由于受寒、极度疲劳等诱因，全身免疫力与气道防御清除功能降低，吸入的病原菌可致病。此外，还可由于鼻窦炎、牙槽脓肿等脓性分泌物被吸入致病。脓肿常为单发，其部位与支气管解剖和体位有关。由于右主支气管较陡直，且管径较粗大，吸入物易进入右肺。仰卧位时，好发于上叶后段或下叶背段；坐位时好发于下叶后基底段；右侧卧位时，则好发于右上叶前段或后段。最常分离到的厌氧菌有消化链球菌属、普雷沃菌属、拟杆菌属、梭杆菌属等，常为混合感染。除上述厌氧菌外，还有需氧或兼性厌氧菌存在，其中最常见需氧和兼性厌氧菌为肺炎球菌、金黄色葡萄球菌、溶血性链球菌、草绿色链球菌、肺炎克雷伯杆菌、大肠埃希菌、铜绿假单胞菌、军团菌、奴卡菌等。

（二）继发性肺脓肿

某些细菌性肺炎，如金黄色葡萄球菌、铜绿假单胞菌和肺炎克雷伯杆菌肺炎等可以继发肺脓肿。支气管扩张、支气管囊肿、支气管肺癌、肺结核空洞等继发感染也可导致继发性肺脓肿。支气管异物阻塞，是导致肺脓肿特别是小儿肺脓肿的重要因素。肺部邻近器官化脓性病变，如膈下脓肿、肾周围脓肿、脊柱脓肿或食管穿孔等波及肺也可引起肺脓肿。阿米巴肝脓肿好发于右肝顶部，易穿破膈肌至右肺下叶，形成阿米巴肺脓肿。

（三）血源性肺脓肿

因皮肤外伤感染、疖、痈、中耳炎或骨髓炎等所致的脓毒症，菌栓经血行播散到肺，引起小血管栓塞、炎症和坏死而形成肺脓肿。静脉吸毒者如有右心细菌性心内膜炎，三尖瓣赘生物脱落阻塞肺小血管形成肺脓肿。血源性肺脓肿常为两肺外野的多发性脓肿，致病菌以金黄色葡萄球菌、表皮葡萄球菌及链球菌为常见。

【病理】

感染物阻塞细支气管，致病菌繁殖引起小血管炎性栓塞，肺组织化脓性炎症、坏死，形成肺脓肿，继而坏死组织液化破溃到支气管，脓液部分排出，形成有气液平的脓腔，空洞壁表面常见残留坏死组织。病变有向周围扩展的倾向，甚至超越叶间裂波及邻接的肺段。若脓肿靠近胸膜，可发生局限性纤维蛋白性胸膜炎，发生胸膜粘连；如为张力性脓肿，破溃到胸膜腔，则可形成脓胸、脓气胸或支气管胸膜瘘。肺脓肿可完全吸收或仅剩少量纤维瘢痕。

如急性肺脓肿治疗不彻底，或支气管引流不畅，导致大量坏死组织残留脓腔，炎症迁延3个月以上则称为慢性肺脓肿。脓腔壁成纤维细胞增生，肉芽组织使脓腔壁增厚，并可累及周围细支气管，致其变形或扩张。

【临床表现】

（一）症状

起病可急可慢，早期症状常为肺炎症状，即发热、盗汗、乏力、厌食、咳痰、咳黏液痰或黏液脓痰。可有严重的衰竭症状，体温可高达 39～40℃。炎症波及局部胸膜可引起胸痛。病变范围较大，可出现气急。如感染局限或不严重，发热、厌食、乏力症状轻微。约 1～2 周后，咳嗽加剧，脓肿破溃于支气管，咳出大量脓臭痰，每日可达 300～500ml，体温旋即下降。由于病原菌多为厌氧菌，故痰带腐臭味，但由厌氧菌引起的脓肿中约 50%无腐臭味，所以无臭痰并不排除厌氧菌的诊断。有时痰中带血或中等量咯血。血源性肺脓肿多先有原发病灶引起的畏寒、高热等全身脓毒血症的症状。经数日至两周才出现肺部症状，如咳嗽、咳痰等。通常痰量不多，极少咯血。肺脓肿急性阶段如能及时有效地治疗，可在数周内逐渐好转，痰量减少。如支气管引流不畅，抗菌治疗不充分，迁延 3 个月以上即称为慢性肺脓肿。病人可有慢性咳嗽、咳脓痰、反复咯血、不规则发热等，常呈贫血、消瘦等慢性消耗病态。

（二）体征

体征与肺脓肿的大小和部位有关。病变较小或位于肺脏的深部，可无异常体征。病变较大，脓肿周围有大量炎症，叩诊呈浊音或实音，听诊呼吸音减低，有时可闻及湿啰音，如空洞大，叩诊可出现鼓音或听诊闻及空瓮性呼吸音。血源性肺脓肿体征大多阴性。慢性肺脓肿病人呈消耗病容，面色苍白、消瘦，患侧胸廓略塌陷，叩诊浊音，呼吸音减低，可有杵状指（趾）。

【实验室和其他检查】

（一）生化检查

急性肺脓肿血白细胞总数达（20～30）×10⁹/L，中性粒细胞在 90%以上，核左移明显，常有毒性颗粒。慢性病人的血白细胞可稍升高或正常，红细胞和血红蛋白减少。

（二）微生物学检查

由于痰液经过口腔时均被口腔中厌氧菌污染，故不需要进行痰厌氧菌培养。如需进行厌氧菌培养，理想的采样方法是通过气管吸引、经皮肺穿刺吸引或经鼻支气管镜防污染毛刷采样定量培养。需氧菌感染痰标本中的中性粒细胞数与痰中的优势菌有关。怀疑真菌、诺卡菌或肺孢子菌感染时，需进行痰涂片嗜银染色。所有的痰标本均应进行抗酸染色，也应进行分枝杆菌、真菌、需氧菌和军团菌培养。疑有军团菌感染者可通过直接荧光抗体检测和尿抗原检测来辅助诊断。放线菌常定植在口咽部，怀疑放线菌感染者可采用经皮针吸活检、支气管镜防污染毛刷或开胸肺活检的方法收集标本进行培养证实。血源性肺脓肿病人的血培养可发现致病菌。

（三）影像学检查

肺脓肿的 X 线表现根据类型、病期、支气管的引流是否通畅以及有无胸膜并发症而有所不同。吸入性肺脓肿在早期化脓性炎症阶段，其典型的 X 线征象为大片浓密模糊炎性浸润阴影，边缘不清，分布在一个或数个肺段，与细菌性肺炎相似。脓肿形成后，大片浓密炎性阴影中出现圆形透亮区及液平面，若支气管引流不畅时，可形成张力性空洞，胸片显示为薄壁囊性空洞。在消散期，脓腔周围炎症逐渐吸收，脓腔缩小而至消失，最后残留少许纤维条索阴影。慢性肺脓肿脓腔壁增厚，内壁不规则，周围炎症略消散，但不完全，伴纤维组织显著增生，并有程度不等的肺叶收缩，胸膜增厚。纵隔向患侧移位，健侧发生代偿性肺气肿。血源性肺脓肿在一肺或两肺边缘部有多发的散在小片状炎症阴影或边缘较整齐的球形病灶，其中可见脓腔及液平面。炎症吸收后可呈现局灶性纤维化或小气囊。并发脓胸者，患侧胸部呈大片浓密阴影；若伴发气胸则可见液平面。侧位 X 线检查可明确脓肿在肺脏中的部位及其范围大小，有助于作体位引流或外科治疗。胸部 CT 扫描多呈类圆形的厚壁脓腔，脓腔内可有液平面出现，脓腔内壁常表现为不规则状，周围有模糊炎性影。CT 扫描对侵入胸壁的放线菌性肺脓肿最具有诊断价值，波浪状肋骨破坏的征象提示放线菌性脓肿。怀疑支气管肺隔离症感染导致肺脓肿，增强 CT 或动脉造影有助于诊断。

（四）纤维支气管镜检查

有助于明确病因和病原学诊断，并可用于治疗。如有气道内异物，可取出异物使气道引流通畅。疑为肿瘤阻塞，则可取病理标本。还可取痰液标本行需氧和厌氧菌培养。可经纤维支气管镜插入导管，尽量接近或进入脓腔，吸引脓液、冲洗支气管及注入抗生素，以提高疗效与缩短病程。

【诊断与鉴别诊断】

（一）诊断

依据口腔手术、昏迷呕吐、异物吸入，急性发作的畏寒、高热、咳嗽和咳大量脓臭痰等病史，结合白细胞总数和中性粒细胞显著增高，肺野大片浓密炎性阴影中有脓腔及液平面的 X 线征象，可做出诊断。血、痰培养，包括厌氧菌培养，分离细菌，有助于做出病原诊断。有皮肤创伤感染，疖、痈等化脓性病灶，发热不退并有咳嗽、咳痰等症状，胸部 X 线检查示有两肺多发性小脓肿，可诊断为血源性肺脓肿。在急性肺脓肿时期未及时控制感染，使肺部的炎症和坏死空洞迁延发展超过 3 个月时，即诊断为慢性肺脓肿。有慢性咳嗽，咯脓血痰，体质消耗，可见杵状指（趾）。X 线表现主要呈空洞病变，多有液平。内外壁界限清楚，并有较长的纤维索条通向四周。同时有肺部慢性炎症、新的播散病灶、肺部纤维化或团块状致密阴影。可并发脓胸、脓气胸。

（二）鉴别诊断

肺脓肿应与下列疾病相鉴别：

1. 细菌性肺炎

早期肺脓肿与细菌性肺炎在症状及 X 线表现上很相似。细菌性肺炎中肺炎球菌肺炎最常见，常有口唇疱疹、铁锈色痰而无大量黄脓痰。胸部 X 线片示肺叶或段实变或呈片状淡薄炎性病变，边缘模糊不清，但无脓腔形成。其他有化脓性倾向的葡萄球菌、肺炎杆菌肺炎等。痰或血的细菌分离可做出鉴别。

2. 空洞性肺结核

发病缓慢，病程长，常伴有结核毒性症状，如午后低热、乏力、盗汗、长期咳嗽、咯血等。胸部 X 线片示空洞壁较厚，其周围可见结核浸润病灶，或伴有斑点、结节状病变，空洞内一般无液平面，有时伴有同侧或对侧的结核播散病灶。痰中可找到结核杆菌。继发感染时，亦可有多量黄脓痰，应结合过去史，在治疗继发感染的同时，反复查痰可确诊。

3. 支气管肺癌

肿瘤阻塞支气管引起远端肺部阻塞性炎症，呈肺叶、段分布。癌灶坏死液化形成癌性空洞。发病较慢，常无或仅有低度毒性症状。胸部 X 线片示空洞常呈偏心、壁较厚、内壁凹凸不平，一般无液平面，空洞周围无炎症反应。由于癌肿经常发生转移，故常见到肺门淋巴结大。通过 X 线体层摄片、胸部 CT 扫描、痰脱落细胞检查和纤维支气管镜检查可确诊。

4. 肺大疱或肺囊肿继发感染

肺大疱或肺囊肿呈圆形、腔壁薄而光滑，常伴有液平面，周围无炎症反应。病人常无明显的毒性症状或咳嗽。若有感染前的 X 线片相比较，则更易鉴别。肺脓肿为含脓液的局限性空洞，由肺组织坏死引起，伴周围肺组织炎症。

5. 其他

如血管炎伴空洞坏死、肺栓塞伴梗死、真菌感染伴空洞形成、脓胸伴液平也需要注意鉴别。

【治疗】

(一) 抗生素治疗

吸入性肺脓肿多合并厌氧菌感染，青霉素对绝大多数厌氧菌都敏感，疗效较佳，故最常用。剂量 1200 万~1800 万 U/d 静脉滴注，分 4~6 次给药，或延长青霉素给药时间，以使其 T>MIC% 达到 50% 以上。脆弱拟杆菌对青霉素不敏感，而对林可霉素、克林霉素和甲硝唑敏感，故常与甲硝唑 2g/d 联合应用。该联合用药方案对产 β-内酰胺酶的细菌也有效。初始治疗有效的病人，在体温消退、症状好转后可改为口服治疗，可单用或联合应用口服青霉素 500mg，每日 4 次，甲硝唑 400mg，每日 3 次。对青霉素耐药菌株，可采用克林霉素、第三代头孢菌素、β-内酰胺类/β-内酰胺酶抑制剂、氟喹诺酮类。军团菌肺脓肿可用大环内酯类或喹诺酮类抗生素，也可单用克林霉素或联合应用利福平。巴斯德菌肺脓肿首选青霉素或四环素，但需要延长治疗时间。放线菌肺脓肿青霉素静脉注射治疗的时间也要延长。诺卡菌肺脓肿首选甲氧苄啶（TMP）100mg/（kg·d），免疫抑制的病人平均疗程为 6 个月。马红球菌肺脓肿应选用两种药物联合应用，大环内酯类加环丙沙星、庆大霉素、利福平或复方新诺明。血源性肺脓肿为脓毒血症的并发症，应按脓毒血症治疗，可选用耐 β-内酰胺酶的青霉素或头孢菌素。MRSA 感染应选用万古霉素、替考拉宁或利奈唑胺。如为阿米巴原虫感染，则用甲硝唑治疗。抗生素疗程 6~8 周，或直至 X 线胸片示脓腔和炎症消失，仅有少量的残留纤维化。

（二）脓液引流

脓液引流是提高疗效的有效措施。痰黏稠不易咳出者可用祛痰药或雾化吸入生理盐水、祛痰药或支气管舒张剂以利痰液引流。身体状况较好者可采取体位引流排痰，引流的体位应使脓肿处于最高位，每日 2~3 次，每次 10~15 分钟。有明显痰液阻塞征象，可经纤维支气管镜冲洗并吸引。靠近胸壁的肺脓肿病灶治疗效果差时可行经胸壁置管引流，局部注射抗生素治疗。

（三）手术治疗

适应证为：①肺脓肿病程超过 3 个月，经内科治疗脓腔不缩小，或脓腔过大（5cm 以上）估计不闭合者；②大咯血经内科治疗无效或危及生命；③伴有支气管胸膜瘘或脓胸经抽吸、引流和冲洗疗效不佳者；④支气管阻塞限制了气道引流，如肺癌。对病情严重不能耐受手术者，可经胸壁插入导管到脓腔进行引流。

【预防】

要重视口腔、上呼吸道慢性感染病灶的治疗。口腔和胸腹手术前应注意保持口腔清洁，手术中注意清除口腔和上呼吸道血块及分泌物，鼓励病人咳嗽，及时取出呼吸道异物，保持呼吸道引流通畅。昏迷病人更要注意口腔清洁。

第三章　肺癌的诊断与治疗

肺癌或称原发性支气管癌或原发性支气管肺癌，世界卫生组织（WHO）定义为起源于呼吸上皮细胞（支气管、细支气管和肺泡）的恶性肿瘤，是最常见的肺部原发性恶性肿瘤。根据组织病变，肺癌可分成小细胞癌和非小细胞癌。发病高峰在 55~65 岁，男性多于女性，男女比约为 2.1∶1。临床症状多隐匿，以咳嗽、咳痰、咯血和消瘦等为主要表现，X 线影像学主要表现为肺部结节、肿块影等。由于约 75% 病人就诊时已是肺癌晚期，故其 5 年生存率低于 20%。因此，要提高病人的生存率就必须重视早期诊断和规范化治疗。

【流行病学】

肺癌是全球癌症相关死亡最主要的原因。根据 WHO 公布的数据，2012 年全球新发肺癌人数 182.5 万，占所有癌症（不包括非黑色素瘤皮肤癌）发病人数的 13.0%，肺癌死亡人数 159.0 万，占所有癌症死亡人数的 19.4%。过去 20 年间，西方国家男性肺癌发病率和死亡率有所下降，而发展中国家则持续上升；女性肺癌死亡率在世界大部分地区仍在上升。2015 年我国新发肺癌人数 73.3 万，其中男性 50.9 万，女性 22.4 万；肺癌死亡人数 61.0 万，其中男性 43.2 万，女性 17.8 万。男性发病率在所有癌症中列首位，女性发病率仅次于乳腺癌列第二位，死亡率则均列首位，与以往数据相比发病率和死亡率均呈上升趋势。

【病因和发病机制】

肺癌的病因和发病机制迄今尚未明确，但有证据显示与下列因素有关。

（一）吸烟

吸烟是引起肺癌最常见的原因，约 85% 肺癌病人有吸烟史，包括吸烟和已戒烟者（定义为诊断前戒烟至少 12 个月以上）。吸烟 20~30 包年（定义为每天 1 包，吸烟史 20~30 年）者罹患肺癌的危险性明显增加。与从不吸烟者相比，吸烟者发生肺癌的危险性平均高 10 倍，重度吸烟者可达 10~25 倍。已戒烟者罹患肺癌的危险性比那些持续吸烟者降低，但与从未吸烟者相比仍有 9 倍升高的危险，随着戒烟时间的延长，发生肺癌的危险性逐步降低。吸烟与肺癌之间存在着明确的关系，开始吸烟的年龄越小，吸烟时间越长，吸烟量越大，肺癌的发病率和死亡率越高。

环境烟草烟雾或称二手烟或被动吸烟也是肺癌的病因之一。来自环境烟草烟雾的危险低于主动吸烟，非吸烟者与吸烟者结婚共同生活多年后其肺癌风险增加 20%~30%，且其罹患肺癌的危险性随配偶吸烟量的增多而升高。烟草已列为 A 级致癌物，吸烟与所有病理类型肺癌的危险性相关。

（二）职业致癌因子

某些职业的工作环境中存在许多致癌物质。已被确认的致癌物质包括石棉、砷、双氯甲基乙醚、铬、芥子气、镍、多环芳香烃类，以及铀、镭等放射性物质衰变时产生的氡和氡气，电离辐射和微波辐射等。这些因素可使肺癌发生危险性增加 3~30 倍。吸烟可明显加重这些危险。由于肺癌的形成是一个漫长的过程，其潜伏期可达 20 年或更久，故不少病人在停止接触致癌物质很长时间后才发生肺癌。

（三）空气污染

1. 室外大环境污染

城市中的工业废气、汽车尾气等都有致癌物质，如苯并芘、氧化亚砷、放射性物质、镍、铬化合物、SO_2、NO 以及不燃的脂肪族碳氢化合物等。有资料显示，城市肺癌发病率明显高于农村。

2. 室内小环境污染

室内被动吸烟，燃料燃烧和烹调过程中均可产生致癌物。室内接触煤烟或其不完全燃烧物为肺癌的危险因素，特别是对女性腺癌的影响较大。烹调时加热所释放出的油烟雾也是不可忽视的致癌因素。

（四）电离辐射

电离辐射可以是职业性或非职业性的，有来自体外或因吸入放射性粉尘和气体引起的体内照射。不同射线产生的效应也不同，如在日本广岛原子弹释放的是中子和 α 射线，长崎则仅有 α 射线，前者患肺癌的危险性高于后者。

（五）饮食与体力活动

有研究显示，成年期水果和蔬菜的摄入量低，肺癌发生的危险性升高。血清中 β 胡萝卜素水平低的人，肺癌发生的危险性高。也有研究显示，中、高强度的体力活动使发生肺癌的风险下降 13%～30%。

（六）遗传和基因改变

遗传因素与肺癌的相关性受到重视。例如有早期肺癌（60 岁前）家族史的亲属罹患肺癌的危险性升高 2 倍；同样的香烟暴露水平，女性发生肺癌的危险性高于男性。肺癌可能是外因通过内因而发病的，外因可诱发细胞的恶性转化和不可逆的基因改变，包括原癌基因的活化、抑癌基因的失活、自反馈分泌环的活化和细胞凋亡的抑制。肺癌的发生是一个多阶段逐步演变的过程，涉及一系列基因改变，多种基因变化的积累才会引起细胞生长和分化的控制机制紊乱，使细胞生长失控而发生癌变。与肺癌发生关系较为密切的癌基因主要有 HER 家、RAS 基因家族、Myc 基因家族、ALK 融合基因、Sox 基因以及 MDM2 基因等。相关的抑癌基因包括 p53、Rb、p16、nm23、PTEN 基因等。与肺癌发生、发展相关的分子发病机制还包括生长因子信号转导通路激活、肿瘤血管生成、细胞凋亡障碍和免疫逃避等。

（七）其他因素

美国癌症学会将结核列为肺癌的发病因素之一，其罹患肺癌的危险性是正常人群的 10 倍，主要组织学类型为腺癌。某些慢性肺部疾病如慢性阻塞性肺疾病、结节病、特发性肺纤维化、硬皮病，病毒感染、真菌毒素（黄曲霉）等，与肺癌的发生可能也有一定关系。

【分类】

（一）按解剖学部位分类

1. 中央型肺癌

发生在段及以上支气管的肺癌，以鳞状上皮细胞癌和小细胞肺癌较多见。

2. 周围型肺癌

发生在段支气管以下的肺癌，以腺癌较多见。

（二）按组织病理学分类

肺癌的组织病理学分为非小细胞肺癌和小细胞肺癌两大类，其中，非小细胞肺癌最为常见，约占肺癌总发病率的85%。

1. 非小细胞肺癌（non-small cell lung cancer，NSCLC）

（1）鳞状上皮细胞癌（简称鳞癌）：目前分为角化型、非角化型和基底细胞样型鳞状上皮细胞癌。典型的鳞癌显示来源于支气管上皮的鳞状上皮细胞化生，常有细胞角化和（或）细胞间桥；非角化型鳞癌因缺乏细胞角化和（或）细胞间桥，常需免疫组化证实存在鳞状分化；基底细胞样型鳞癌，其基底细胞样癌细胞成分至少>50%。免疫组化染色癌细胞 CK5/6、p40 和 p63 阳性。

鳞癌多起源于段或亚段的支气管黏膜，并有向管腔内生长的倾向，早期常引起支气管狭窄，导致肺不张或阻塞性肺炎。癌组织易变性、坏死，形成空洞或癌性肺脓肿。常见于老年男性。一般生长较慢，转移晚，手术切除机会较多，5 年生存率较高，但对化疗和放疗敏感性不如小细胞肺癌。

（2）腺癌：分为 4 种类型。①原位腺癌（adenocarcinoma in situ，AIS），旧称细支气管肺泡癌（BAC），直径≤2cm；②微浸润性腺癌（minimally invasive adenocarcinoma，MIA），直径≤3cm，浸润间质最大直径≤5mm，无脉管和胸膜侵犯；③浸润性腺癌（包括旧称的非黏液性 BAC），包括贴壁样生长为主型（浸润间质最大直径>5mm）、腺泡为主型、乳头状为主型、微乳头为主型和实性癌伴黏液形成型；④浸润性腺癌变异型：包括黏液型、胶样型、胎儿型和肠型腺癌。腺癌可分为黏液型、非黏液型或黏液/非黏液混合型。

腺癌是肺癌最常见的类型。女性多见，主要起源于支气管黏液腺，可发生于细小支气管或中央气道，临床多表现为周围型。腺癌可在气管外生长，也可循肺泡壁蔓延，常在肺边缘部形成直径2～4cm的结节或肿块。由于腺癌富含血管，局部浸润和血行转移较早，易累及胸膜引起胸腔积液。

（3）大细胞癌：大细胞癌是一种未分化的非小细胞癌，较为少见，占肺癌的10%以下，其在细胞学和组织结构及免疫表型等方面缺乏小细胞癌、腺癌或鳞癌的特征。诊断大细胞癌只用手术切除的标本，不适用小活检和细胞学标本。免疫组化及黏液染色鳞状上皮样及腺样分化标志物阴性。大细胞癌的转移较晚，手术切除机会较大。

（4）其他：腺鳞癌、肉瘤样癌、淋巴上皮瘤样癌、唾液腺型癌（腺样囊性癌、黏液表皮样癌）等。

2. 小细胞肺癌（small cell lung cancer，SCLC）

肺神经内分泌肿瘤包括类癌、非典型类癌、小细胞癌和大细胞神经内分泌癌。SCLC是一种低分化的神经内分泌肿瘤，包括小细胞癌和复合性小细胞癌。小细胞癌细胞小，圆形或卵圆形，胞质少，细胞边缘不清。核呈细颗粒状或深染，核仁缺乏或不明显，核分裂常见。小细胞肺癌细胞质内含有神经内分泌颗粒，具有内分泌和化学受体功能，能分泌5-羟色胺、儿茶酚胺、组胺、激肽等物质，可引起类癌综合征。癌细胞常表达神经内分泌标志物如CD56、神经细胞黏附分子、突触素和嗜铬粒蛋白。Ki-67免疫组化对区分SCLC和类癌有很大帮助，SCLC的Ki-67增殖指数通常为50%～100%。

SCLC以增殖快速和早期广泛转移为特征，初次确诊时60%～88%已有脑、肝、骨或肾上腺等转移，只有约1/3病人局限于胸内。SCLC多为中央型，典型表现为肺门肿块和肿大的纵隔淋巴结引起的咳嗽和呼吸困难。SCLC对化疗和放疗较敏感。

在所有上皮细胞来源的肺癌中，鳞癌、腺癌、大细胞癌和小细胞癌是主要类型的肺癌，约占所有肺癌的90%。

【临床表现】

临床表现与肿瘤大小、类型、发展阶段、所在部位、有无并发症或转移有密切关系。5%～15%的病人无症状，仅在常规体检、胸部影像学检查时发现。其余病人或多或少地表现与肺癌有关的症状与体征。

（一）原发肿瘤引起的症状和体征

1. 咳嗽

为早期症状，常为无痰或少痰的刺激性干咳，当肿瘤引起支气管狭窄后可加重咳嗽。多为持续性，呈高调金属音性咳嗽或刺激性呛咳。黏液型腺癌可有大量黏液痰。伴有继发感染时，痰量增加，且呈黏液脓性。

2. 痰血或咯血

多见于中央型肺癌。肿瘤向管腔内生长者可有间歇或持续性痰中带血，如果表面糜烂严重侵蚀大血管，则可引起大咯血。

3. 气短或喘鸣

肿瘤向气管、支气管内生长引起部分气道阻塞，或转移到肺门淋巴结致使肿大的淋巴结压迫主支气管或隆突，或转移引起大量胸腔积液、心包积液、膈肌麻痹、上腔静脉阻塞，或广泛肺部侵犯时，可有呼吸困难、气短、喘息，偶尔表现为喘鸣，听诊时可发现局限或单侧哮鸣音。

4. 胸痛

可有胸部隐痛，与肿瘤的转移或直接侵犯胸壁有关。

5. 发热

肿瘤组织坏死可引起发热。多数发热的原因是由于肿瘤引起的阻塞性肺炎所致，抗生素治疗效果不佳。

6. 消瘦

为恶性肿瘤常见表现，晚期由于肿瘤毒素以及感染、疼痛所致食欲减退，可表现消瘦或恶病质。

（二）肿瘤局部扩展引起的症状和体征

1. 胸痛

肿瘤侵犯胸膜或胸壁时，产生不规则的钝痛或隐痛，或剧痛，在呼吸、咳嗽时加重。肋骨、脊柱受侵犯时可有压痛点。肿瘤压迫肋间神经，胸痛可累及其分布区域。

2. 声音嘶哑

肿瘤直接或转移至纵隔淋巴结后压迫喉返神经（多见左侧）使声带麻痹，导致声音嘶哑。

3. 吞咽困难

肿瘤侵犯或压迫食管，引起吞咽困难，尚可引起气管-食管瘘，导致纵隔或肺部感染。

4. 胸腔积液

肿瘤转移累及胸膜或肺淋巴回流受阻，可引起胸腔积液。

5. 心包积液

肿瘤可通过直接蔓延侵犯心包，亦可阻塞心脏的淋巴引流导致心包积液。迅速产生或者大量的心包积液可有心脏压塞症状。

6. 上腔静脉阻塞综合征

肿瘤直接侵犯纵隔，或转移的肿大淋巴结压迫上腔静脉，或腔静脉内癌栓阻塞，均可引起静脉回流受阻。表现上肢、颈面部水肿和胸壁静脉曲张。严重者皮肤呈暗紫色，眼结膜充血，视物模糊，头晕、头痛。

7. Horner 综合征

肺上沟瘤是肺尖部肺癌，可压迫颈交感神经，引起病侧上睑下垂、瞳孔缩小、眼球内陷，同侧额部与胸壁少汗或无汗，称为 Homer 综合征。

（三）肿瘤远处转移引起的症状和体征

病理解剖发现，鳞癌病人 50% 以上有胸外转移，腺癌和大细胞癌病人为 80%，小细胞癌病人则为 95% 以上。约 1/3 有症状的病人是胸腔外转移引起的。肺癌可转移至任何器官系统，累及部位出现相应的症状和体征。

1. 中枢神经系统转移

脑转移可引起头痛、恶心、呕吐等颅内压增高的症状，也可表现眩晕、共济失调、复视、性格改变、癫痫发作，或一侧肢体无力甚至偏瘫等症状。脊髓束受压迫，出现背痛、下肢无力、感觉异常，膀胱或肠道功能失控。

2. 骨骼转移

表现为局部疼痛和压痛，也可出现病理性骨折。常见部位为肋骨、脊椎、骨盆和四肢长骨。多为溶骨性病变。

3. 腹部转移

可转移至肝脏、胰腺、胃肠道，表现为食欲减退、肝区疼痛或腹痛、黄疸、肝大、腹腔积液及胰腺炎症状。肾上腺转移亦常见。

4. 淋巴结转移

锁骨上窝淋巴结是常见部位，多位于胸锁乳突肌附着处的后下方，可单个、多个，固定质硬，逐渐增大、增多，可以融合，多无疼痛及压痛。腹膜后淋巴结转移也较常见。

（四）肺癌的胸外表现

指肺癌非转移性的胸外表现，可出现在肺癌发现的前、后，称之为副癌综合征。副癌综合征以 SCLC 多见，可以表现为先发症状或复发的首发征象。某些情况下其病理生理学是清楚的，如激素分泌异常，而大多数是不知道的，如厌食、恶病质、体重减轻、发热和免疫抑制。

1. 内分泌综合征

12% 肺癌病人出现内分泌综合征。内分泌综合征系指肿瘤细胞分泌一些具有生物活性的多肽和胺类物质，如促肾上腺皮质激素（ACTH）、甲状旁腺激素（PTH）、抗利尿激素（ADH）和促性腺激素等，出现相应的临床表现。

（1）抗利尿激素分泌异常综合征（SIADH）：表现为低钠血症和低渗透压血症，出现厌食、恶心、呕吐等水中毒症状，还可伴有逐渐加重的嗜睡、易激动、定向障碍、癫痫样发作或昏迷等神经系统症状。低钠血症还可以由于异位心钠肽（ANP）分泌增多引起。大多数病人的症状可在初始化疗后 1~4 周内缓解。

（2）异位 ACTH 综合征：表现为库欣综合征，如色素沉着、水肿、肌萎缩、低钾血症、代谢性碱中毒、高血糖或高血压等，但表现多不典型，向心性肥胖和紫纹罕见。由 SCLC 或类癌引起。

（3）高钙血症：轻症者表现口渴和多尿；重症者可有恶心、呕吐、腹痛、便秘，甚或嗜睡、昏迷，是恶性肿瘤最常见的威胁生命的代谢并发症。切除肿瘤后血钙水平可恢复正常。常见于鳞癌病人。

（4）其他：异位分泌促性腺激素主要表现为男性轻度乳房发育，常伴有肥大性肺性骨关节病，多见于大细胞癌。因 5-羟色胺等分泌过多引起的类癌综合征，表现为喘息、皮肤潮红、水样腹泻、阵发性心动过速等，多见于 SCLC 和腺癌。

2. 骨骼-结缔组织综合征

（1）原发性肥大性骨关节病：30%病人有杵状指（趾）。受累骨骼可发生骨膜炎，表现疼痛、压痛、肿胀，多在上、下肢长骨远端。X 线显示骨膜增厚、新骨形成，γ-骨显像病变部位有核素浓聚。

（2）神经-肌病综合征：原因不明，可能与自身免疫反应或肿瘤产生的体液物质有关。

①肌无力样综合征：类似肌无力的症状，即随意肌力减退。早期骨盆带肌群及下肢近端肌群无力，反复活动后肌力可得到暂时性改善。体检腱反射减弱。有些病人化疗后症状可以改善。70%以上病例对新斯的明试验反应欠佳，低频反复刺激显示动作电位波幅递减，高频刺激则引起波幅暂时性升高，可与重症肌无力鉴别。

②其他：多发性周围神经炎、亚急性小脑变性、皮质变性和多发性肌炎可由各型肺癌引起；而副癌脑脊髓炎、感觉神经病变、小脑变性、边缘叶脑炎和脑干脑炎由小细胞肺癌引起，常伴有各种抗神经元抗体的出现，如抗 Hu 抗体、抗 CRMP5 和 ANNA-3 抗体。

3. 血液学异常及其他

1%~8%病人有凝血、血栓或其他血液学异常，包括游走性血栓性静脉炎、伴心房血栓的非细菌性血栓性心内膜炎、弥散性血管内凝血伴出血、贫血，粒细胞增多和红白血病。肺癌伴发血栓性疾病的预后较差。

其他还有皮肌炎、黑棘皮症，发生率约 1%；肾病综合征和肾小球肾炎发生率≤1%。

【影像学及其他检查】

（一）影像学检查

1. X 线胸片

是发现肺癌最常用的方法之一。但分辨率低，不易检出肺部微小结节和隐蔽部位的病灶，对早期肺癌的检出有一定的局限性。常见肺癌 X 线胸片特征表现如下。

（1）中央型肺癌：肿瘤生长在主支气管、叶或段支气管。①直接征象：向管腔内生长可引起支气管阻塞征象。多为一侧肺门类圆形阴影，边缘毛糙，可有分叶或切迹，与肺不张或阻塞性肺炎并存时，下缘可表现为倒 S 状影像，是右上叶中央型肺癌的典型征象。②间接征象：由于肿瘤在支气管内生长，可使支气管部分或完全阻塞，形成局限性肺气肿、肺不张、阻塞性肺炎和继发性肺脓肿等征象。

（2）周围型肺癌：肿瘤发生在段以下支气管。早期多呈局限性小斑片状阴影，边缘不清，密度较淡，也可呈结节、球状、网状阴影或磨玻璃影，易误诊为炎症或结核。随着肿瘤增大，阴影逐渐增大，密度增高，呈圆形或类圆形，边缘常呈分叶状，伴有脐凹征或细毛。腺癌经支气管播散后，可表现为类似支气管肺炎的斑片状浸润阴影。侵犯胸膜时引起胸腔积液。侵犯肋骨则引起骨质破坏。

2. 胸部电子计算机体层扫描（CT）

具有更高的分辨率，可发现肺微小病变和普通 X 线胸片难以显示的部位（如位于心脏后、脊柱旁、肺尖、肋膈角及肋骨头等）。增强 CT 能敏感地检出肺门及纵隔淋巴结肿大，有助于肺癌的临床分期。螺旋式 CT 可显示直径<5mm 的小结节、中央气道内和第 6~7 级支气管及小血管，明确病灶与周围气道和血管的关系。低剂量 CT 可以有效发现早期肺癌，已经取代 X 线胸片成为较敏感的肺结节评估工具。CT 引导下经皮肺病灶穿刺活检是重要的组织学诊断技术。应用 CT 模拟成像功能，可以引导支气管镜在气道内或经支气管壁进行病灶的活检。

3. 磁共振显像（MRI）

与 CT 相比，在明确肿瘤与大血管之间的关系、发现脑实质或脑膜转移上有优越性，而在发现肺部小病灶（<5mm）方面则不如 CT 敏感。

4. 核素闪烁显像

（1）骨 γ 闪烁显像：可以了解有无骨转移，其敏感性、特异性和准确性分别为 91%、88% 和 89%。若采用核素标记生长抑素类似物显像则更有助于 SCLC 的分期诊断。核素标记的抗 CEA 抗体静脉注射后的显像，可提高胸腔内淋巴结转移的检出率。

（2）正电子发射断层显像（PET）和 PET-CT：PET 通过跟踪正电子核素标记的化合物在体内的转移与转变，显示代谢物质在体内的生理变化，能无创性地显示人体内部组织与器官的功能，并可定量分析。PET-CT 是将 PET 和 CT 整合在一起，病人在检查时经过快速的全身扫描，可以同时获得 CT 解剖图像和 PET 功能代谢图像，可同时获得生物代谢信息和精准的解剖定位，对发现早期肺癌和其他部位的转移灶，以及肿瘤分期与疗效评价均优于任何现有的其他影像学检查。需要注意 PET-CT 阳性的病人仍然需要细胞学或病理学检查进行最终确诊。

（二）获得病理学诊断的检查

1. 痰脱落细胞学检查

重要诊断方法之一。要提高痰检阳性率，必须获得气道深部的痰液，及时送检，至少送检 3 次以上。敏感性<70%，但特异性高。

2. 胸腔积液细胞学检查

有胸腔积液的病人，可抽液找癌细胞，检出率 40%～90%。多次送检可提高阳性率。

3. 呼吸内镜检查

（1）支气管镜：诊断肺癌的主要方法之一。对于中央型肺癌，直视下组织活检加细胞刷刷检的诊断阳性率可达 90% 左右。对于周围型肺癌，可行经支气管镜肺活检（TBLB），直径>4cm 病变的诊断率可达 50%～80%；也可在 X 线的引导下或导航技术（如磁导航、虚拟导航或支气管路径规划与导航系统等）引导下活检，阳性率更高。自荧光支气管镜可分辨出支气管黏膜的原位癌和癌前病变，提高早期诊断的阳性率。支气管镜内超声（EBUS）引导下针吸活检术有助于明确大气道管壁浸润病变、气道外占位性病变和纵隔淋巴结的性质，同时有助于肺癌的 TNM 分期；外周病变可用小超声探头引导下肺活检。

（2）胸腔镜：用于经支气管镜等方法无法取得病理标本的胸膜下病变，并可观察胸膜有无转移病变。

（3）纵隔镜：可作为确诊肺癌和手术前评估淋巴结分期的方法。

4. 针吸活检

（1）经胸壁穿刺肺活检：在 X 线透视、胸部 CT 或超声引导下可进行病灶针吸或切割活检。创伤小、操作简便，可迅速获得结果，适用于紧贴胸壁或离胸壁较近的肺内病灶。

（2）浅表淋巴结活检：锁骨上或腋窝肿大的浅表淋巴可做针吸活检，也可手术淋巴结活检或切除。操作简便，可在门诊进行。

（3）闭式胸膜针刺活检：对胸膜结节或有胸腔积液的病人也可得到病理

诊断。

5. 开胸肺活检

若经上述多项检查仍未能明确诊断，可考虑开胸肺活检。必须根据病人的年龄、肺功能等仔细权衡利弊后决定。

（三）肿瘤标志物检测

迄今尚无诊断敏感性和特异性高的肿瘤标志物。癌胚抗原（CEA）、神经特异性烯醇酶（NSE）、细胞角蛋白 19 片段（CYFRA21-1）和胃泌素释放肽前体（ProGRP）检测或联合检测时，对肺癌的诊断和病情的监测有一定参考价值。

（四）肺癌的基因诊断及其他

肺癌的发生认为是由于原癌基因的激活和抑癌基因的缺失所致，因此癌基因产物如基因扩增，ras 基因突变，抑癌基因 Rb、p53 异常等有助于诊断早期肺癌。同时，基因检测可识别靶向药物最佳用药人群。目前主要检测 NSCLC 病人 EGFR 基因突变、间变性淋巴瘤激酶（ALK）融合基因和 ROS1 融合基因重排等。还可检测耐药基因，如 EGFR 耐药突变的 T790M、C797S 等。

【诊断与鉴别诊断】

（一）诊断

肺癌诊断可按下列步骤进行。

1. CT 确定部位

有临床症状或放射学征象怀疑肺癌的病人先行胸部和腹部 CT 检查，发现肿瘤的原发部位、纵隔淋巴结侵犯和其他解剖部位的播散情况。

2. 组织病理学诊断

怀疑肺癌的病人必须获得组织学标本诊断。肿瘤组织多可通过微创技术获取，如支气管镜、胸腔镜。但不推荐痰细胞学确诊肺癌。浅表可扪及的淋巴结或皮肤转移也应活检。如怀疑远处转移病变，也应获得组织标本，如软组织肿块、溶骨性病变、骨髓、胸膜或肝病灶。胸腔积液则应获得足量的细胞团或胸腔镜检查。目前建议对高度怀疑为Ⅰ期和Ⅱ期肺癌可直接手术切除。

3. 分子病理学诊断

有条件者应在病理学确诊的同时检测肿瘤组织的 EGFR 基因突变、ALK 融合基因和 ROS1 融合基因等，NSCLC 也可考虑检测 PD-L1 的表达水平，以利于制订个体化的治疗方案。

（二）鉴别诊断

肺癌常与某些肺部疾病共存，或其影像学的表现与某些疾病相类似，故常易误诊或漏诊，临床应与下列疾病鉴别：

1. 肺结核

（1）肺结核球：见于年轻病人，多无症状。病灶多位于肺上叶尖后段和下叶背段，边界清楚，密度高，可有包膜，有时含钙化点，周围有纤维结节状病灶，多年不变。

（2）肺门淋巴结结核：易与中央型肺癌相混淆，多见于儿童、青年，有发热、盗汗等结核中毒症状。结核菌素试验常阳性，抗结核治疗有效。

（3）急性粟粒型肺结核：年龄较轻，有发热、盗汗等全身中毒症状。X 线影像表现为细小、分布均匀、密度较淡的粟粒样结节病灶。腺癌（旧称细支气管肺泡癌）两肺多有大小不等的结节状播散病灶，边界清楚，密度较高，进行性发展和增大。

2. 肺炎

有发热、咳嗽、咳痰等症状，抗生素治疗有效。若无中毒症状，抗生素治疗后肺部阴影吸收缓慢，或同一部位反复发生肺炎时，应考虑肺癌可能。肺部慢性炎症机化，形成团块状的炎性假瘤，也易与肺癌相混淆。但炎性假瘤往往形态不整，边缘不齐，核心密度较高，易伴有胸膜增厚，病灶长期无明显变化。

3. 肺脓肿

起病急，中毒症状严重，寒战、高热、咳嗽、咳大量脓臭痰等症状。影像学可见均匀的大片状阴影，空洞内常见液平。癌性空洞病人一般不发热，继发感染时，可有肺脓肿的临床表现，影像学癌肿空洞偏心、壁厚、内壁凹凸不平。支气管镜和痰脱落细胞学检查有助鉴别。

4. 结核性胸膜炎

应与癌性胸腔积液相鉴别。

5. 肺隐球菌病

可肺内单发或多发结节和肿块，大多位于胸膜下，单发病变易与周围型肺癌混淆。肺活检和血清隐球菌荚膜多糖抗原检测有助于鉴别。

6. 其他

如肺良性肿瘤、淋巴瘤等，需通过组织病理学鉴别。

【肺癌临床分期】

2015 年国际肺癌研究学会（IASLC）公布了第 8 版肺癌 TNM 分期系统修订稿，亦可分为局限期和广泛期。局限期指病灶局限于同侧半胸，能安全地被单个放射野包围；广泛期指病灶超过同侧半胸，包括恶性胸腔积液或心包积液以及血行转移等。

【治疗】

肺癌的治疗应当根据病人的机体状况，病理学类型（包括分子病理诊断），侵及范围（临床分期），采用多学科综合治疗模式，强调个体化治疗。有计划、合理地应用手术、化疗、生物靶向和放射治疗等手段，以期达到根治或最大程度控制肿瘤，提高治愈率，改善病人的生活质量，延长生存期的目的。

（一）手术治疗

是早期肺癌的最佳治疗方法，分为根治性与姑息性手术，应当力争根治性切除，以期达到切除肿瘤，减少肿瘤转移和复发的目的，并可进行 TNM 分期，指导术后综合治疗。

1. NSCLC

主要适于 I 期及 II 期病人，根治性手术切除是首选的治疗手段，T_3N_1 和 $T_{1-3}N_2$ 的 III A 期病人需通过多学科讨论采取综合治疗的方法，包括手术治疗联合术后化疗或序贯放化疗，或同步放化疗等。除了 I 期外，II ~ III 期肺癌根治性手术后需术后辅助化疗。术前化疗（新辅助化疗）可使原先不能手术的病人降低 TNM 分期而可以手术。术后根据病人最终病理 TNM 分期、切缘情况，选择再次手术、术后辅助化疗或放疗。对不能耐受肺叶切除的病人也可考虑行楔形切除。

2. SCLC

90% 以上就诊时已有胸内或远处转移，一般不推荐手术治疗。如经病理学纵隔分期方法如纵隔镜、纵隔切开术等检查阴性的 $T_{1-2}N_0$ 的病人，可考虑肺叶切除和淋巴结清扫，单纯手术无法根治 SCLC，因此所有术后的 SCLC 病人均需采用含铂的两药化疗方案化疗 4~6 个疗程。

（二）药物治疗

主要包括化疗和靶向治疗，用于肺癌晚期或复发病人的治疗。化疗还可用于手术后病人的辅助化疗、术前新辅助化疗及联合放疗的综合治疗等。

化疗应当严格掌握适应证，充分考虑病人的疾病分期、体力状况、自身意愿、药物不良反应、生活质量等，避免治疗过度或治疗不足。如病人体力状况评分 ≤2 分，重要脏器功能可耐受者可给予化疗。常用的药物包括铂类（顺铂、卡铂）、吉西他滨、培美曲塞、紫杉类（紫杉醇、多西他赛）、长春瑞滨、依托泊苷和喜树碱类似物（伊立替康）等。目前一线化疗推荐含铂的两药联合方案，二线化疗推荐多西他赛或培美曲塞单药治疗。一般治疗 2 个周期后评估疗效，密切监测及防治不良反应，并酌情调整药物和（或）剂量。

靶向治疗是以肿瘤组织或细胞的驱动基因变异以及肿瘤相关信号通路的特异性分子为靶点，利用分子靶向药物特异性阻断该靶点的生物学功能，选择性地从分子水平逆转肿瘤细胞的恶性生物学行为，从而达到抑制肿瘤生长甚至使肿瘤消退的目的。目前靶向治疗主要应用于非小细胞肺癌中的腺癌病人，例如以 EGFR

突变阳性为靶点 EGFR-酪氨酸激酶抑制剂（EGFR-TKI）的厄洛替尼、吉非替尼、阿法替尼、奥希替尼，ALK 重排阳性为靶点的克唑替尼（crizotinib）、艾乐替尼、色瑞替尼等和 ROS1 重排阳性为靶点的克唑替尼可用于一线治疗或化疗后的维持治疗，对不适合根治性治疗局部晚期和转移的 NSCLC 有显著的治疗作用，并可延长病人的生存期。靶向治疗成功的关键是选择特异性的标靶人群。此外，以肿瘤血管生成为靶点的贝伐珠单抗，联合化疗能明显提高晚期 NSCLC 的化疗效果并延长肿瘤中位进展时间。采用针对免疫检查点 PD-L1 的单克隆抗体可抑制 PD-1 与肿瘤细胞表面的 PD-L1 结合，产生一系列抗肿瘤的免疫作用，也有一定的治疗效果。

1. NSCLC

对化疗的反应较差，对于晚期和复发 NSCLC 病人联合化疗方案可缓解症状及提高生活质量，提高生存率，约 30%～40% 的部分缓解率，近 5% 的完全缓解率，中位生存期 9～10 个月，1 年生存率为 30%～40%。目前一线化疗推荐含铂两药联合化疗，如卡铂或顺铂加上紫杉醇、长春瑞滨、吉西他滨、培美曲塞或多西他赛等，治疗 4～6 个周期。对于化疗之后肿瘤缓解或疾病稳定而没有发生进展的病人，可给予维持治疗。一线治疗失败者，推荐多西他赛或培美曲赛单药二线化疗。

2. SCLC

对化疗非常敏感，是治疗的基本方案。一线化疗药物包括依托泊苷或伊立替康联合顺铂或卡铂，共 4～6 个周期。手术切除的病人推荐辅助化疗。对于局限期 SCLC（Ⅱ～Ⅲ期）推荐放、化疗为主的综合治疗。对于广泛期病人则采用以化疗为主的综合治疗，广泛期和脑转移病人，取决于病人是否有神经系统症状，可在全脑放疗之前或之后给予化疗。大多数局限期和几乎所有的广泛期 SCLC 都将会复发。复发 SCLC 病人根据复发类型选择二线化疗方案或一线方案的再次使用。

（三）放射治疗（放疗）

放疗可分为根治性放疗、姑息性放疗、辅助放疗、新辅助化放疗和预防性放疗等。根治性放疗用于病灶局限、因解剖原因不便手术或其他原因不能手术者，若辅以化疗，可提高疗效；姑息性放疗的目的在于抑制肿瘤的发展，延迟肿瘤扩散和缓解症状，对肺癌引起的顽固性咳嗽、咯血、肺不张、上腔静脉阻塞综合征有肯定疗效，也可缓解骨转移性疼痛和脑转移引起的症状。辅助放疗适用于术前放疗、术后切缘阳性的病人。预防性放疗适用于全身治疗有效的小细胞肺癌病人全脑放疗。

放疗通常联合化疗治疗肺癌，因分期、治疗目的和病人一般情况的不同，联合方案可选择同步放化疗、序贯放化疗。接受放化疗的病人，潜在毒副反应会增大，应当注意对肺、心脏、食管和脊髓的保护；治疗过程中应当尽可能避免因毒副反应处理不当导致放疗的非计划性中断。

肺癌对放疗的敏感性，以 SCLC 为最高，其次为鳞癌和腺癌，故照射剂量以 SCLC 最小，腺癌最大。

一般 40~70Gy 为宜，分 5~7 周照射，常用的放射线有线，电子束 β 线和中子加速器等。应注意减少和防止白细胞减少、放射性肺炎和放射性食管炎等放疗反应。对全身情况太差，有严重心、肺、肝、肾功能不全者应列为禁忌。放疗时可合理使用更安全、先进的技术，如三维适形放疗技术（3D-CRT）和调强放疗技术（IMRT）等。

1. NSCLC

主要适用于：①局部晚期病人，需与化疗结合进行；②因身体原因不能手术的早期 NSCLC 病人的根治性治疗；③选择性病人的术前、术后辅助治疗；④局部的复发与转移治疗；⑤晚期不可治愈病人的姑息性治疗。

2. SCLC

主要适用于：①局限期 SCLC 经全身化疗后部分病人可以达到完全缓解，但胸内复发和脑转移的风险很高，加用胸部放疗和预防性颅脑放射不仅可以显著降低局部复发率和脑转移，死亡风险也显著降低。②广泛期 SCLC 病人，远处转移病灶经过化疗控制后加用胸部放疗也可以提高肿瘤控制率，延长生存期。

（四）介入治疗

1. 支气管动脉灌注化疗

适用于失去手术指征，全身化疗无效的晚期病人。此方法毒副作用小，可缓解症状，减轻病人痛苦。

2. 经支气管镜介入治疗

①血卟啉染料激光治疗和 YAG 激光切除治疗：切除气道腔内肿瘤，解除气道阻塞和控制出血，可延长病人的生存期。②经支气管镜行腔内放疗：可缓解肿瘤引起的阻塞和咯血症状。③超声引导下的介入治疗：可直接将抗癌药物等注入肿瘤组织内。

（五）中医药治疗

祖国医学有许多单方、验方，与西药协同治疗肺癌，可减少病人化疗、放疗时的不良反应，促进机体抵抗力的恢复。

【预防】

避免接触与肺癌发病有关的因素如吸烟和大气污染，加强职业接触中的劳动保护，可减少肺癌发病危险。由于目前尚无有效的肺癌化学预防措施，不吸烟和及早戒烟可能是预防肺癌的最有效方法。

【预后】

肺癌的预后取决于早发现、早诊断、早治疗。由于早期诊断不足致使肺癌的预后差，86%病人在确诊后 5 年内死亡；只有 15% 的病人在确诊时病变局限，这些病人的 5 年生存率可达 50%。

第四章　胸膜疾病的诊断与治疗

胸膜是覆盖在胸膜腔内表面的一层薄膜，由结缔组织和纤维弹力组织支持的间皮细胞层组成。脏层胸膜覆盖于肺表面，而壁层胸膜覆盖肋骨、膈肌和纵隔表面。脏层和壁层胸膜之间是连续的，闭合形成胸膜腔。壁层胸膜血供来自体循环，含有感觉神经和淋巴管；而脏层胸膜主要由肺循环供血，不含感觉神经。

第一节　胸腔积液

胸膜腔是位于肺和胸壁之间的一个潜在的腔隙。在正常情况下脏层胸膜和壁层胸膜表面上有一层很薄的液体，在呼吸运动时起润滑作用。胸膜腔和其中的液体并非处于静止状态，在每一次呼吸周期中胸膜腔形状和压力均有很大变化，使胸腔内液体持续滤出和吸收并处于动态平衡。任何因素使胸膜腔内液体形成过快或吸收过缓，即产生胸腔积液，简称胸水。

【胸腔积液循环机制】

胸腔积液的生成与吸收和胸膜的血供与淋巴管引流有关，与壁层、脏层胸膜内的胶体渗透压和流体静水压以及胸膜腔内压力有关。壁层胸膜血供来自体循环，脏层胸膜血供则主要来自肺循环和支气管动脉。体循环的压力高于肺循环，由于压力梯度，液体从壁层和脏层胸膜的体循环血管进入间质，部分在间质内重吸收，剩余的通过有渗漏性的胸膜间皮细胞层滤出到胸膜腔，然后通过壁层胸膜间皮细胞下的淋巴管微孔经淋巴管回吸收。

影响液体从胸膜毛细血管向胸腔移动的压力，毛细血管内流体静水压壁层胸膜与体循环相似，约 $30cmH_2O$，而脏层胸膜是 $24cmH_2O$；胶体渗透压壁层和脏

层胸膜均为 $34cmH_2O$；胸腔内压约为 $-5cmH_2O$，胸腔内液体因含有少量蛋白质，其胶体渗透压为 $5cmH_2O$。

液体从胸膜滤出到胸膜腔的因素包括流体静水压、胸腔内压和胸腔积液胶体渗透压，而阻止滤出的压力为毛细血管内胶体渗透压。因此，壁层胸膜液体滤出到胸腔的压力梯度为毛细血管内流体静水压+胸腔内负压+胸液胶体渗透压-毛细血管内胶体渗透压，其压力梯度为 $30+5+5-34=6cmH_2O$，液体从壁层胸膜滤出到胸膜腔。脏层胸膜的压力梯度是 $24+5+5-34=0cmH_2O$，其在胸腔积液的循环中作用很小。胸腔积液滤过在胸腔的上部大于下部，吸收则主要在横膈和胸腔下部的纵隔胸膜。

【病因和发病机制】

胸腔积液临床常见，肺、胸膜和肺外疾病均可引起。常见病因和发病机制有：

（一）胸膜毛细血管内静水压增高

如充血性心力衰竭、缩窄性心包炎、血容量增加、上腔静脉或奇静脉受阻，产生漏出液。

（二）胸膜通透性增加

如胸膜炎症（肺结核、肺炎）、风湿性疾病［（系统性红斑狼疮（SLE）、类风湿关节炎（RA）］、胸膜肿瘤（恶性肿瘤转移、间皮瘤）、肺梗死、膈下炎症（膈下脓肿、肝脓肿、急性胰腺炎）等，产生渗出液。

（三）胸膜毛细血管内胶体渗透压降低

如低蛋白血症、肝硬化、肾病综合征、急性肾小球肾炎、黏液性水肿等，产生漏出液。

（四）壁层胸膜淋巴引流障碍

癌症淋巴管阻塞、发育性淋巴管引流异常等，产生渗出液。

（五）损伤

主动脉瘤破裂、食管破裂、胸导管破裂等，产生血胸、脓胸和乳糜胸。

（六）医源性

药物（如甲氨蝶呤、胺碘酮、苯妥英、呋喃妥因、β受体阻滞剂）、放射治疗、消化内镜检查和治疗、支气管动脉栓塞术，卵巢过度刺激综合征、液体负荷过大、冠脉旁路移植手术或冠脉内支架置入、骨髓移植、中心静脉置管穿破和腹膜透析等，都可以引起渗出性或漏出性积液。

【临床表现】

（一）症状

症状和积液量有关，积液量少于0.3~0.5L时症状不明显，大量积液时心悸及呼吸困难明显，甚至可致呼吸衰竭。呼吸困难是最常见的症状，多伴有胸痛和咳嗽。呼吸困难与胸廓顺应性下降，患侧膈肌受压，纵隔移位，肺容量下降刺激神经反射有关。病因不同其症状有所差别。结核性胸膜炎多见于青年人，常有发热、干咳、胸痛，随着胸腔积液量的增加胸痛可缓解，但可出现胸闷气促。恶性胸腔积液多见于中年以上病人，一般无发热，胸部隐痛，伴有消瘦和呼吸道或原发部位肿瘤的症状。炎症性积液常伴有咳嗽、咳痰、胸痛及发热。心力衰竭所致胸腔积液为漏出液，有心功能不全的其他表现。肝脓肿所伴右侧胸腔积液可为反应性胸膜炎，亦可为脓胸，多有发热和肝区疼痛。

（二）体征

与积液量有关。少量积液可无明显体征，或可触及胸膜摩擦感及闻及胸膜摩擦音。中至大量积液时，患侧胸廓饱满，触觉语颤减弱，局部叩诊浊音，呼吸音减低或消失。可伴有气管、纵隔向健侧移位。肺外疾病如胰腺炎和RA等，胸腔积液时多有原发病的体征。

【实验室和其他检查】

(一) 诊断性胸腔穿刺和胸腔积液检查

对明确积液性质及病因诊断均至关重要，大多数积液的原因通过胸腔积液分析可确定。疑为渗出液必须作胸腔穿刺，如有漏出液病因则避免胸腔穿刺。不能确定时也应做胸腔穿刺抽液检查。

1. 外观和气味

漏出液透明清亮，静置不凝固，比重<1.016～1.018。渗出液多呈草黄色稍浑浊，易有凝块，比重>1.018。血性胸腔积液呈洗肉水样或静脉血样，多见于肿瘤、结核和肺栓塞。乳状胸腔积液多为乳糜胸。巧克力色胸腔积液考虑阿米巴肝脓肿破溃入胸腔的可能。黑色胸腔积液可能为曲霉感染。黄绿色胸腔积液见于类风湿关节炎 (RA)。厌氧菌感染胸腔积液常有恶臭味。

2. 细胞

胸膜炎症时，胸腔积液中可见各种炎症细胞及增生与退化的间皮细胞。漏出液细胞数常少于 $100 \times 10^6/L$，以淋巴细胞与间皮细胞为主。渗出液的白细胞常超过 $500 \times 10^6/L$。脓胸时白细胞多达 $10 \times 10^9/L$ 以上。中性粒细胞增多时提示为急性炎症；淋巴细胞为主则多为结核性或肿瘤性；寄生虫感染或结缔组织病时嗜酸性粒细胞常增多。胸腔积液中红细胞超过 $5 \times 10^9/L$ 时，可呈淡红色，多由恶性肿瘤或结核所致。胸腔穿刺损伤血管亦可引起血性胸腔积液，应谨慎鉴别。红细胞超过 $100 \times 10^9/L$ 时应考虑创伤、肿瘤或肺梗死。胸腔积液红细胞比容>外周血红细胞比容 50%以上时为血胸。

恶性胸腔积液中约有 40%～90%可查到恶性肿瘤细胞，反复多次检查可提高检出率。胸腔积液标本有凝块应固定及切片行组织学检查。胸腔积液中恶性肿瘤细胞常有核增大且大小不一、核畸变、核深染、核浆比例失常及异常有丝核分裂等特点，应注意鉴别。胸腔积液中的间皮细胞常有变形，易误认为肿瘤细胞。结核性胸腔积液中的间皮细胞比例常低于 5%。

3. pH 和葡萄糖

正常胸腔积液 pH 接近 7.6。pH 降低见于脓胸、食管破裂、RA 积液等；如 pH<7.00 者仅见于脓胸以及食管破裂所致胸腔积液。结核性和恶性积液也可降低。

正常胸腔积液中葡萄糖含量与血中含量相近。漏出液与大多数渗出液葡萄糖含量正常；脓胸、RA 明显降低，SLE、结核和恶性胸腔积液中含量可<3.3mmol/L。若胸膜病变范围较广，使葡萄糖及酸性代谢物难以透过胸膜，葡萄糖和 pH 均较低，提示肿瘤广泛浸润，其胸腔积液肿瘤细胞发现率高，胸膜活检阳性率高，胸膜固定术效果差，病人存活时间亦短。

4. 病原体

胸腔积液涂片查找细菌及培养，有助于病原诊断。结核性胸积液沉淀后作结核菌培养，阳性率仅 20%，巧克力色胸腔积液应镜检阿米巴滋养体。

5. 蛋白质

渗出液的蛋白含量较高（>30g/L），胸腔积液/血清比值>0.5。漏出液蛋白含量较低（<30g/L），以白蛋白为主，黏蛋白试验（Rivalta 试验）阴性。

6. 类脂

乳糜胸腔积液呈乳状浑浊，离心后不沉淀，苏丹Ⅲ染成红色，甘油三酯含量>1.24mmol/L，胆固醇不高，脂蛋白电泳可显示乳糜微粒，多见于胸导管破裂。假性乳糜胸的胸腔积液呈淡黄或暗褐色，含有胆固醇结晶及大量退变细胞（淋巴细胞、红细胞），胆固醇多大于 5.18mmol/L，甘油三酯含量正常，多见于陈旧性结核性胸膜炎，也见于恶性、肝硬化和 RA 胸腔积液等。

7. 酶

渗出液乳酸脱氢酶（LDH）含量增高，大于 200U/L，且胸腔积液/血清 LDH 比值>0.6。LDH 是反映胸膜炎症程度的指标，其值越高，表明炎症越明显。LDH>500U/L 常提示为恶性肿瘤或并发细菌感染。

淀粉酶升高可见于急性胰腺炎、恶性肿瘤等。急性胰腺炎伴胸腔积液时，淀粉酶溢漏致使该酶在胸腔积液中含量高于血清中含量。部分病人胸痛剧烈、呼吸困难，可能掩盖其腹部症状，此时胸腔积液淀粉酶已升高，临床诊断应予注意。淀粉酶同工酶测定有助于肿瘤的诊断，如唾液型淀粉酶升高而非食管破裂所致，则恶性肿瘤可能性极大。

腺苷脱氨酶（ADA）在淋巴细胞内含量较高。结核性胸膜炎时，因细胞免疫受刺激，淋巴细胞明显增多，故胸腔积液中 ADA 多高于 45U/L。其诊断结核性胸膜炎的敏感度较高。HIV 合并结核病人 ADA 不升高。

8. 免疫学检查

结核性胸膜炎胸腔积液中干扰素增高，其敏感性和特异性高。SLE 及 RA 引起的胸腔积液中补体 C3、C4 成分降低，且免疫复合物的含量增高。SLE 胸腔积液中抗核抗体（ANA）滴度可达 1：160 以上。RA 胸腔积液中类风湿因子>1：320。

9. 肿瘤标志物

癌胚抗原（CEA）在恶性胸腔积液中早期即可升高，且比血清更显著。若胸腔积液 CEA 升高或胸腔积液/血清 CEA>1，常提示为恶性胸腔积液。近年来还开展许多肿瘤标志物检测，如糖链肿瘤相关抗原、细胞角蛋白 19 片段、神经元特异烯醇酶、间皮素等，可作为诊断的参考。联合检测多种标志物，可提高阳性检出率。

（二）X 线和核素检查

X 线胸片是用于发现胸腔积液的首要影像学方法，其表现与积液量和是否有包裹或粘连有关。极小量的游离性胸腔积液，后前位胸片仅见肋膈角变钝；积液量增多时显示有向外侧、向上的弧形上缘的积液影。平卧时积液散开，使整个肺野透亮度降低。注意少量积液时平卧位时胸片可正常或仅见叶间胸膜增厚。大量积液时患侧胸部致密影，气管和纵隔推向健侧。液气胸时有气液平面。包裹性积液不随体位改变而变动，边缘光滑饱满，多局限于叶间或肺与膈之间。肺底积液可仅有膈肌升高或形状的改变。积液时常遮盖肺内原发病灶，故复查胸片应在抽液后，可发现肺部肿瘤或其他病变。

CT 或 PET/CT 检查可显示少量的胸腔积液、肺内病变、胸膜间皮瘤、胸内和胸膜转移性肿瘤、纵隔和气管旁淋巴结等病变，有助于病因诊断。CT 或 PET/CT 诊断胸腔积液的准确性，在于能正确鉴别支气管肺癌的胸膜侵犯或广泛转移，良性或恶性胸膜增厚，对恶性胸腔积液的病因诊断、肺癌分期与选择治疗方案至关重要。

（三）超声检查

探测胸腔积液的灵敏度高，定位准确。临床用于估计胸腔积液的深度和积液量，协助胸腔穿刺定位。B 超引导下胸腔穿刺用于包裹性和少量的胸腔积液。

（四）胸膜针刺活检

经皮闭式胸膜针刺活检对胸腔积液病因诊断有重要意义，可发现肿瘤、结核和其他胸膜肉芽肿性病变。拟诊结核病时，活检标本除做病理检查外，必要时还可作结核杆菌培养。胸膜针刺活检具有简单、易行、损伤性较小的优点，阳性诊断率为 40%~75%。CT 或 B 超引导下活检可提高成功率。脓胸或有出血倾向者不宜做胸膜活检。如活检证实为恶性胸膜间皮瘤，1 个月内应对活检部位行放射治疗。

（五）胸腔镜或开胸活检

对上述检查不能确诊者，必要时可经胸腔镜或剖胸直视下活检。由于胸膜转移性肿瘤 87% 在脏层，47% 在壁层，故此项检查有积极的意义。胸腔镜检查对恶性胸腔积液的病因诊断率最高，可达 70%~100%，为拟订治疗方案提供依据。通过胸腔镜能全面检查胸膜腔，观察病变形态特征、分布范围及邻近器官受累情况，且可在直视下多处活检，故诊断率较高，肿瘤临床分期亦较准确。临床上有少数胸腔积液的病因虽经上述诸种检查仍难以确定，如无特殊禁忌，可考虑剖胸活检。

（六）支气管镜

对咯血或疑有气道阻塞者可行此项检查。

【诊断与鉴别诊断】

胸腔积液的诊断与鉴别诊断分 3 个步骤。

(一) 确定有无胸腔积液

中量以上的胸腔积液诊断不难，症状和体征都较明显。少量积液（0.3L）仅表现肋膈角变钝，有时易与胸膜粘连混淆，可行患侧卧位胸片，液体可散开于肺外带。体征上需与胸膜增厚鉴别，胸膜增厚叩诊浊音，听诊呼吸音减弱，但往往伴有胸廓扁平或塌陷，肋间隙变窄，气管向患侧移位，语音传导增强等体征。B 超、CT 等检查可确定有无胸腔积液。

(二) 区别漏出液和渗出液

漏出液外观清澈透明，无色或浅黄色，不凝固；而渗出液外观颜色深，呈透明或浑浊的草黄或棕黄色，或血性，可自行凝固。两者划分标准多根据比重（以 1.018 为界）、蛋白质含量（以 30g/L 为界）、白细胞数（以 $500×10^6/L$ 为界），小于以上界限为漏出液，反之为渗出液，但其诊断的敏感性和特异性较差。目前多根据 Light 标准，符合以下任何 1 项可诊断为渗出液：①胸腔积液/血清蛋白比例>0.5；②胸腔积液/血清 LDH 比例>0.6；③胸腔积液 LDH 水平大于血清正常值高限的 2/3。此外，诊断渗出液的指标还有胸腔积液胆固醇浓度>1.56mmol/L，胸腔积液/血清胆红素比例>0.6，血清-胸腔积液白蛋白梯度<12g/L 等。有些积液难以确切地划入漏出液或渗出液，系由于多种机制参与积液的形成，见于恶性胸积液。

(三) 寻找胸腔积液的病因

漏出液常见病因是充血性心力衰竭，多为双侧，积液量右侧多于左侧，但强烈利尿可引起假性渗出液。血清和胸腔积液中 N 末端前脑利钠肽（NT-proBNT）在心力衰竭所致胸腔积液明显升高。心包疾病引起的胸腔积液多为双侧，且左侧多于右侧。肝硬化胸腔积液多伴有腹腔积液，极少仅表现为胸腔积液。肾病综合征胸腔积液多为双侧，可表现为肺底积液。低蛋白血症的胸腔积液多伴有全身水肿。腹膜透析的胸腔积液类似于腹透液,葡萄糖高,蛋白质<1.0g/L。肺不张由于胸膜腔负压升高,也产生漏出液。如不符合以上特点,或伴有发热、胸痛等症状,应行诊断性胸腔穿刺。

结核性胸膜炎是我国渗出液最常见的病因,多见于青壮年,胸痛、气短,常伴有干咳、潮热、盗汗、消瘦等结核中毒症状,胸腔积液以淋巴细胞为主,间皮细胞<5%,蛋白质多大于40g/L,ADA及γ-干扰素增高,沉渣找结核杆菌或培养可阳性,但阳性率仅约20%。胸膜活检阳性率达60%~80%,PPD皮试强阳性。老年病人可无发热,结核菌素试验亦常阴性,应予注意。

类肺炎性胸腔积液系指肺炎、肺脓肿和支气管扩张感染引起的胸腔积液,如积液呈脓性则称脓胸。病人多有发热、咳嗽、咳痰、胸痛等症状,血白细胞计数升高,中性粒细胞增加和核左移。X线先有肺实质的浸润影,或肺脓肿和支气管扩张的表现,然后出现胸腔积液,积液量一般不多。胸腔积液呈草黄色甚或脓性,白细胞计数明显升高,以中性粒细胞为主,葡萄糖和pH降低,诊断不难。脓胸是胸腔内致病菌感染造成积脓,多与未能有效控制肺部感染,致病菌直接侵袭穿破入胸腔有关。常见细菌为金黄色葡萄球菌、肺炎链球菌、化脓性链球菌以及大肠杆菌、肺炎克雷伯杆菌和假单胞菌等,且多合并厌氧菌感染,少数可由结核分枝杆菌或真菌、放线菌、奴卡菌等所致。急性脓胸表现为高热、突然胸痛等;慢性脓胸有胸膜增厚、胸廓塌陷、慢性消耗和杵状指(趾)等。胸腔积液呈脓性、黏稠;涂片革兰染色找到细菌或脓液细菌培养阳性。

恶性胸腔积液由恶性肿瘤侵犯胸膜引起,常由肺癌、乳腺癌和淋巴瘤等直接侵犯或转移至胸膜所致,其他部位肿瘤包括胃肠道和泌尿生殖系统。也可由原发于胸膜的恶性间皮瘤引起。以45岁以上中老年人多见,有胸部钝痛、咳血丝痰和消瘦等症状,胸腔积液多呈血性、量大、增长迅速,CEA或其他肿瘤标志物升高,LDH多大于500U/L,胸腔积液脱落细胞检查、胸膜活检、胸部影像学、支气管镜及胸腔镜等检查,有助于进一步诊断和鉴别。疑为其他器官肿瘤需进行相应检查。

【治疗】

胸腔积液为胸部或全身疾病的一部分，病因治疗尤为重要。漏出液常在纠正病因后可吸收，其治疗参阅有关章节。

（一）结核性胸膜炎

1. 一般治疗

包括休息、营养支持和对症治疗。

2. 抽液治疗

由于结核性胸膜炎胸腔积液蛋白含量高，容易引起胸膜粘连，原则上应尽快抽尽胸腔内积液或肋间插细管引流。可解除肺及心、血管受压，改善呼吸功能，使肺功能免受损伤。抽液后可减轻毒性症状，体温下降，有助于使被压迫的肺复张。大量胸腔积液者每周抽液 2~3 次，直至胸腔积液完全消失。首次抽液不要超过 700ml，以后每次抽液量不应超过 1000ml，过快、过多抽液可使胸腔压力骤降，发生复张后肺水肿或循环衰竭。表现为剧咳、气促、咳大量泡沫状痰，双肺满布湿啰音，PaO_2 下降，X 线显示肺水肿征。治疗应立即吸氧，酌情应用糖皮质激素及利尿剂，控制液体入量，严密监测病情与酸碱平衡，有时需气管插管机械通气。若抽液时发生头晕、冷汗、心悸、面色苍白、脉细等表现应考虑"胸膜反应"，应立即停止抽液，使病人平卧，必要时皮下注射 0.1％肾上腺素 0.5ml，密切观察病情，注意血压变化，防止休克。一般情况下，抽胸腔积液后，没必要胸腔内注入抗结核药物，但可注入链激酶等防止胸膜粘连。

3. 抗结核治疗

按照抗结核治疗方案正规治疗。

4. 糖皮质激素

疗效不肯定。如全身毒性症状严重、大量胸腔积液者，在抗结核治疗的同时，可尝试加用泼尼松 30mg/d，分 3 次口服。待体温正常、全身毒性症状减轻、胸腔积液量明显减少时，即应逐渐减量以至停用。停药速度不宜过快，否则易出现反跳现象，一般疗程约 4~6 周。注意不良反应或结核播散，应慎重掌握适应证。

(二) 类肺炎性胸腔积液和脓胸

类肺炎性胸腔积液一般积液量少，经有效的抗生素治疗后可吸收，积液多者应胸腔穿刺抽液，胸腔积液 pH<7.2 应肋间插管引流。

脓胸治疗原则是控制感染、引流胸腔积液及促使肺复张，恢复肺功能。抗菌药物要足量，体温恢复正常后再持续用药 2 周以上，防止脓胸复发，急性期可联合抗厌氧菌的药物，全身及胸腔内给药。引流是脓胸最基本的治疗方法，反复抽脓或肋间插管闭式引流。可用 2% 碳酸氢钠或生理盐水反复冲洗胸腔，然后注入适量链激酶或尿激酶，或组织纤溶酶原激活物（tPA）+脱氧核糖核酸酶，可使脓液变稀便于引流。对有支气管胸膜瘘者不宜冲洗胸腔，以免引起细菌播散。慢性脓胸应改进原有的脓腔引流，也可考虑外科胸膜剥脱术等治疗。此外，一般支持治疗亦相当重要，应给予高能量、高蛋白及富含维生素的食物，纠正水电解质紊乱及维持酸碱平衡。

(三) 恶性胸腔积液

包括原发病和胸腔积液的治疗。例如，部分小细胞肺癌所致胸腔积液全身化疗有一定疗效，纵隔淋巴结有转移者可行局部放射治疗。胸腔积液多为晚期恶性肿瘤并发症，其胸腔积液生长迅速，常因大量积液的压迫引起严重呼吸困难，甚至导致死亡。常需反复胸腔穿刺抽液，但反复抽液可使蛋白丢失太多，效果不理想。可选择化学性胸膜固定术，在抽吸胸腔积液或胸腔插管引流后，胸腔内注入博来霉素、顺铂、丝裂霉素等抗肿瘤药物，或胸膜粘连剂，如滑石粉等，可减缓胸腔积液的产生。也可胸腔内注入生物免疫调节剂，如短小棒状杆菌疫苗、白介素-2、干扰素、淋巴因子激活的杀伤细胞、肿瘤浸润性淋巴细胞等，可抑制恶性肿瘤细胞、增强淋巴细胞局部浸润及活性，并使胸膜粘连。此外，可胸腔内插管持续引流，目前多选用细管引流，具有创伤小、易固定、效果好、可随时胸腔内注入药物等优点。对插管引流后胸腔积液持续或肺不能复张者，可行胸-腹腔分流术或胸膜切除术。虽经上述多种治疗，恶性胸腔积液的预后不良。

第二节 气 胸

胸膜腔是不含气体的密闭的潜在性腔隙。当气体进入胸膜腔造成积气状态时，称为气胸。气胸可分成自发性、外伤性和医源性三类。自发性气胸又可分为原发性和继发性，前者发生在无基础肺疾病的健康人，后者常发生在有基础肺疾病的病人。外伤性气胸系胸壁的直接或间接损伤引起。医源性气胸则由诊断和治疗操作所致。气胸是常见的内科急症，男性多于女性，原发性气胸的发病率男性为（18~28）/10万人口，女性为（1.2~6）/10万人口。发生气胸后，胸膜腔内负压可变成正压，致使静脉回心血流受阻，产生程度不同的心、肺功能障碍。本节主要叙述自发性气胸。

【病因和发病机制】

正常情况下胸膜腔内没有气体，这是因为毛细血管血中各种气体分压的总和仅为 706mmHg，比大气压低 54mmHg。呼吸周期胸腔内压均为负压，系胸廓向外扩张，肺向内弹性回缩对抗产生的。胸腔内出现气体仅在三种情况下发生：①肺泡与胸腔之间产生破口；②胸壁创伤产生与胸腔的交通；③胸腔内有产气的微生物。临床上主要见于前两种情况。气胸时失去了胸腔负压对肺的牵引作用，甚至因正压对肺产生压迫，使肺失去膨胀能力，表现为肺容积缩小、肺活量减低、最大通气量降低的限制性通气功能障碍。由于肺容积缩小，初期血流量并不减少，因而通气/血流比率减少，导致动静脉分流，出现低氧血症。大量气胸时，由于吸引静脉血回心的负压消失，甚至胸膜腔内正压对血管和心脏的压迫，使心脏充盈减少，心搏出量降低，引起心率加快、血压降低，甚至休克。张力性气胸可引起纵隔移位，循环障碍，甚或窒息死亡。

原发性自发性气胸多见于瘦高体型的男性青壮年，常规 X 线检查肺部无显著病变，但可有胸膜下肺大疱，多在肺尖部，此种胸膜下肺大疱的原因尚不清楚，与吸烟、身高和小气道炎症可能有关，也可能与非特异性炎症瘢痕或弹性纤维先天性发育不良有关。

继发性自发性气胸多见于有基础肺部病变者，由于病变引起细支气管不完全阻塞，形成肺大疱破裂。如肺结核、肺癌、肺脓肿、肺纤维化、嗜酸性肉芽肿病、结节病、肺尘埃沉着症及淋巴管平滑肌瘤病等。月经性气胸仅在月经来潮前后 24~72 小时内发生，病理机制尚不清楚，可能是胸膜和膈肌上有异位子宫内膜结节破裂所致。妊娠期气胸可因每次妊娠而发生，可能与激素变化和胸廓顺应性改变有关。

脏层胸膜破裂或胸膜粘连带撕裂，如其中的血管破裂可形成自发性血气胸。航空、潜水作业而无适当防护措施时，从高压环境突然进入低压环境，以及机械通气压力过高时，均可发生气胸。抬举重物用力过猛、剧咳、屏气甚至大笑等，可能是促使气胸发生的诱因。

【临床类型】

根据脏层胸膜破裂情况不同及其发生后对胸腔内压力的影响，自发性气胸通常分为以下三种类型：

（一）闭合性（单纯性）气胸

胸膜破裂口较小，随肺萎缩而闭合，空气不再继续进入胸膜腔。胸膜腔内压接近或略超过大气压，测定时可为正压亦可为负压，视气体量多少而定。抽气后压力下降而不复升，表明其破裂口已不再漏气。

（二）交通性（开放性）气胸

破裂口较大或因两层胸膜间有粘连或牵拉，使破口持续开放，吸气与呼气时空气自由进出胸膜腔。胸膜腔内压在 $0cmH_2O$ 上下波动；抽气后可呈负压，但观察数分钟，压力又复升至抽气前水平。

（三）张力性（高压性）气胸

破裂口呈单向活瓣或活塞作用，吸气时胸廓扩大，胸膜腔内压变小，空气进入胸膜腔；呼气时胸膜腔内压升高，压迫活瓣使之关闭，致使胸膜腔内空气越积越多，内压持续升高，使肺脏受压，纵隔向健侧移位，影响心脏血液回流。此型气胸胸膜腔内压测定常超过 10cmH$_2$O，甚至高达 20cmH$_2$O，抽气后胸膜腔内压可下降，但又迅速复升，对机体呼吸循环功能的影响最大，必须紧急抢救处理。

【临床表现】

症状轻重与有无肺的基础疾病及功能状态、气胸发生的速度、胸膜腔内积气量及其压力大小三个因素有关。若原已存在严重肺功能减退，即使气胸量小，也可有明显的呼吸困难，即症状与气胸量不成比例；年轻人即使肺压缩 80% 以上，有的症状亦可以很轻。因此，原发性自发性气胸比继发性自发性气胸病人症状更为明显或程度更重。

（一）症状

起病前有的病人可能有持重物、屏气、剧烈体力活动等诱因，但大多数病人在正常活动或安静休息时发生，偶有在睡眠中发病者。大多数起病急骤，病人突感一侧胸痛，针刺样或刀割样，持续时间短暂，继之胸闷和呼吸困难，可伴有刺激性咳嗽，系气体刺激胸膜所致。少数病人可发生双侧气胸，以呼吸困难为突出表现。积气量大或原已有较严重的慢性肺疾病者，呼吸困难明显，病人不能平卧。如果侧卧，则被迫气胸侧向上卧位，以减轻呼吸困难。

张力性气胸时胸膜腔内压骤然升高，肺被压缩，纵隔移位，迅速出现严重呼吸循环障碍；病人表情紧张、胸闷、挣扎坐起、烦躁不安、发绀、冷汗、脉速、虚脱、心律失常，甚至发生意识不清、呼吸衰竭。

（二）体征

取决于积气量的多少和是否伴有胸腔积液。少量气胸体征不明显，尤其在肺气肿病人更难确定，听诊呼吸音减弱具有重要意义。大量气胸时，气管向健侧移位，患侧胸部隆起，呼吸运动与触觉语颤减弱，叩诊过清音或鼓音，心或肝浊音界缩小或消失，听诊呼吸音减弱或消失。左侧少量气胸或纵隔气肿时，有时可在左心缘处听到与心跳一致的气泡破裂音，称 Hamman 征。液气胸时，胸内有振水声。血气胸如失血量过多，可使血压下降，甚至发生失血性休克。

（三）严重程度评估

为了便于临床观察和处理，根据临床表现把自发性气胸分成稳定型和不稳定型，符合下列所有表现者为稳定型，否则为不稳定型：呼吸频率<24 次/分；心率 60~120 次/分；血压正常；呼吸室内空气时 SaO_2 >90%；两次呼吸间隔说话成句。

【影像学检查】

（一）X 线胸片检查

是诊断气胸的重要方法，可显示肺受压程度，肺内病变情况以及有无胸膜粘连、胸腔积液及纵隔移位等。一般摄立位后前位，必要时可摄侧位胸片。气胸的典型表现为外凸弧形的细线条形阴影，称为气胸线，线外透亮度增高，无肺纹理，线内为压缩的肺组织。大量气胸时，肺脏向肺门回缩，呈圆球形阴影。大量气胸或张力性气胸常显示纵隔及心脏移向健侧。合并纵隔气肿在纵隔旁和心缘旁可见透光带。

肺结核或肺部慢性炎症使胸膜多处粘连，气胸时多呈局限性包裹，有时气胸互相通连。气胸若延及下部胸腔，肋膈角变锐利。合并胸腔积液时，显示气液平面。局限性气胸在后前位胸片易遗漏，侧位胸片可协助诊断。

（二）胸部 CT

表现为胸膜腔内出现极低密度的气体影，伴有肺组织不同程度的萎缩改变。CT 对于小量气胸、局限性气胸以及肺大疱与气胸的鉴别比 X 线胸片更敏感和准确。对气胸量大小的评价也更为准确。

（三）气胸容量评估

可依据 X 线胸片判断。由于气胸容量近似于肺直径立方和单侧胸腔直径立方的比率 [（单侧胸腔直^3−肺直径^3）/单侧胸腔直径^3]，在肺门水平侧胸壁至肺边缘的距离为1cm时，约占单侧胸腔容量的25%，2cm时约50%。故从侧胸壁与肺边缘的距离≥2cm为大量气胸，<2cm为小量气胸。如从肺尖气胸线至胸腔顶部估计气胸大小，距离≥3cm为大量气胸，<3cm为小量气胸。由于目前大多数医院已使用影像归档与通信系统，故在测量气胸量可使用其辅助功能，对测定气胸量的大小可能更准确。

【诊断与鉴别诊断】

根据临床症状、体征及影像学表现，气胸的诊断通常并不困难。X线或CT显示气胸线是确诊依据，若病情十分危重无法搬动病人做X线检查时，应当机立断在患侧胸腔体征最明显处试验穿刺，如抽出气体，可证实气胸的诊断。

自发性气胸尤其是老年人和原有慢性心、肺疾病者，临床表现酷似其他心、肺急症，必须认真鉴别。

（一）哮喘与慢性阻塞性肺疾病

两者急性发作时均有不同程度的呼吸困难，体征亦与自发性气胸相似。哮喘病人常有反复阵发性喘息发作史，COPD病人的呼吸困难多呈长期缓慢进行性加重。当哮喘及COPD病人突发严重呼吸困难、冷汗、烦躁，支气管舒张剂、抗感染药物等治疗效果不好且症状加剧，应考虑并发气胸的可能，X线检查有助鉴别。

（二）急性心肌梗死

有突然胸痛、胸闷、甚至呼吸困难、休克等临床表现，但常有高血压、动脉粥样硬化、冠状动脉粥样硬化性心脏病史。体征、心电图、X线检查、血清酶学检查有助于诊断。

（三）肺血栓栓塞症

大面积肺栓塞可突发起病，呼吸困难，胸痛，烦躁不安，惊恐甚或濒死感，临床上酷似自发性气胸。但病人可有咯血、低热和晕厥，并常有下肢或盆腔血栓性静脉炎、骨折、手术后、脑卒中、心房颤动等病史，或发生于长期卧床的老年病人。CT肺动脉造影检查可鉴别。

（四）肺大疱

位于肺周边的肺大疱，尤其是巨型肺大疱易被误认为气胸。肺大疱通常起病缓慢，呼吸困难并不严重，而气胸症状多突然发生。影像学上，肺大疱气腔呈圆形或卵圆形，疱内有细小的条纹理，为肺小叶或血管的残遗物。肺大疱向周围膨胀，将肺压向肺尖区、肋膈角及心膈角。而气胸则呈胸外侧的透光带，其中无肺纹理可见。从不同角度作胸部透视，可见肺大疱为圆形透光区，在大疱的边缘看不到发丝状气胸线。肺大疱内压力与大气压相仿，抽气后，大疱容积无明显改变。如误对肺大疱抽气测压，甚易引起气胸，须认真鉴别。

（五）其他

消化性溃疡穿孔、胸膜炎、肺癌、膈疝等，偶可有急起的胸痛、上腹痛及气促等，亦应注意与自发性气胸鉴别。

【治疗】

目的是促进患侧肺复张、消除病因及减少复发。具体措施有保守治疗、胸腔减压、经胸腔镜手术或开胸手术等。应根据气胸的类型与病因、发生频次、肺压缩程度、病情状态及有无并发症等适当选择。部分轻症者可经保守治疗治愈，但多数需作胸腔减压帮助患肺复张，少数病人（10%~20%）需手术治疗。

影响肺复张的因素包括病人年龄、基础肺疾病、气胸类型、肺萎陷时间长短以及治疗措施等。老年人肺复张的时间通常较长；交通性气胸较闭合性气胸需时长；有基础肺疾病、肺萎陷时间长者肺复张的时间亦长；单纯卧床休息肺复张的时间显然较胸腔闭式引流或胸腔穿刺抽气为长。有支气管胸膜瘘、脏层胸膜增厚、支气管阻塞者，均可妨碍肺复张，并易导致慢性持续性气胸。

（一）保守治疗

适用于稳定型小量气胸，首次发生的症状较轻的闭合性气胸。应严格卧床休息，酌情予镇静、镇痛等药物。由于胸腔内气体分压和肺毛细血管内气体分压存在压力差，每日可自行吸收胸腔内气体容积（胸片的气胸面积）的 1.25%~2.20%。高浓度吸氧可加快胸腔内气体的吸收，经鼻导管或面罩吸入 10L/min 的氧，可达到比较满意的疗效。保守治疗需密切监测病情改变，尤其在气胸发生后 24~48 小时内。如病人年龄偏大，并有肺基础疾病如 COPD，其胸膜破裂口愈合慢，呼吸困难等症状严重，即使气胸量较小，原则上亦不主张保守治疗。

（二）排气疗法

1. 胸腔穿刺抽气

适用于小量气胸（20% 以下），呼吸困难较轻，心肺功能尚好的闭合性气胸病人。抽气可加速肺复张，迅速缓解症状。通常选择患侧胸部锁骨中线第 2 肋间为穿刺点，局限性气胸则要选择相应的穿刺部位。皮肤消毒后用气胸针或细导管直接穿刺入胸腔，连接于 50ml 或 100ml 注射器或气胸机抽气并测压，直到病人呼吸困难缓解为止。一次抽气量不宜超过 1000ml，每日或隔日抽气 1 次。张力性气胸病情危急，应迅速解除胸腔内正压以避免发生严重并发症，如无条件紧急插管引流，紧急时亦需立即胸腔穿刺排气。无抽气设备时，为了抢救人生命，可用粗针头迅速刺入胸膜腔以达到暂时减压的目的。亦可用粗注射针头，在其尾部扎上橡皮指套，指套末端剪一小裂缝，插入胸腔作临时排气，此时高压气体从小裂缝排出，待胸腔内压减至负压时，套囊即行塌陷，小裂缝关闭，外界空气即不能进入胸膜腔。

2. 胸腔闭式引流

适用于不稳定型气胸，呼吸困难明显、肺压缩程度较重，交通性或张力性气胸，反复发生气胸的病人。无论其气胸容量多少，均应尽早行胸腔闭式引流。对经胸腔穿刺抽气效果不佳者也应插管引流。插管部位一般多取锁骨中线外侧第 2 肋间，或腋前线第 4~5 肋间，如为局限性气胸或需引流胸腔积液，则应根据 X 线胸片选择适当部位插管。在选定部位局麻下沿肋骨上缘平行做 1.5~2cm 皮肤切口，用套管针穿刺进入胸膜腔，拔去针芯，通过套管将灭菌胶管插入胸腔。或经钝性分离肋间组织达胸膜，再穿破胸膜将导管直接送入胸膜腔。目前多用带有针芯的硅胶管，经切口直接插入胸腔，拔去针芯即可，使用方便。16~22F 导管适用于大多数病人，如有支气管胸膜瘘或机械通气的病人，应选择 24~28F 的大导管。导管固定后，另一端可连接 Heimlich 单向活瓣，或置于水封瓶的水面下 1~2cm，使胸膜腔内压力保持在 $-1 \sim -2cmH_2O$ 或以下，插管成功则导管持续逸出气泡，呼吸困难迅速缓解，压缩的肺可在几小时至数天内复张。对肺压缩严重，时间较长的病人，插管后应夹住引流管分次引流，避免胸腔内压力骤降产生肺复张后肺水肿。如未见气泡溢出 1~2 天，病人气急症状消失，胸片显示肺已全部复张时，可以拔除导管。有时虽未见气泡冒出水面，但病人症状缓解不明显，应考虑为导管不通畅，或部分滑出胸膜腔，需及时更换导管或做其他处理。

PSP 经导管引流后，即可使肺完全复张；SSP 常因气胸分隔，单导管引流效果不佳，有时需在患侧胸腔插入多根导管。两侧同时发生气胸者，可在双侧胸腔作插管引流。若经水封瓶引流后胸膜破口仍未愈合，表现为水封瓶中持续气泡溢出，可加用负压吸引装置。用低负压可调节吸引机，如吸引机发生的负压过大，可用调压瓶调节，一般负压为 $-10 \sim -20cmH_2O$，如果负压超过设置值，则空气由压力调节管进入调压瓶，因此胸腔所承受的吸引负压不会超过设置值，可避免过大的负压吸引对肺的损伤。

闭式负压吸引宜连续，如经 12 小时后肺仍未复张，应查找原因。如无气泡冒出，表示肺已复张，停止负压吸引，观察 2~3 天，经胸片证实气胸未再复发后，即可拔除引流管。

水封瓶应放在低于病人胸部的地方（如病人床下），以免瓶内的水反流进入胸腔。应用各式插管引流排气过程中，应注意严格消毒，防止发生感染。

（三）化学性胸膜固定术

由于气胸复发率高，为了预防复发，可胸腔内注入硬化剂，产生无菌性胸膜炎症，使脏层和壁层胸膜粘连从而消灭胸膜腔间隙。适应于不宜手术或拒绝手术的下列病人：①持续性或复发性气胸；②双侧气胸；③合并肺大疱；④肺功能不全，不能耐受手术者。常用硬化剂有多西环素、米诺环素、滑石粉等，用生理盐水 60~100ml 稀释后经胸腔导管注入，夹管 1~2 小时后引流；或经胸腔镜直视下喷洒粉剂。胸腔注入硬化剂前，尽可能使肺完全复张。为避免药物引起的局部剧痛，先注入适量利多卡因（标准剂量 200mg），让病人转动体位，充分麻醉胸膜，15~20 分钟后注入硬化剂。若一次无效，可重复注药。观察 1~3 天，经 X 线胸片证实气胸已吸收，可拔除引流管。此法成功率高，主要不良反应为胸痛、发热，滑石粉可引起急性呼吸窘迫综合征，应用时应予注意。

（四）支气管内封堵术

采用微球囊或栓子堵塞支气管，导致远端肺不张，以达到肺大疱气漏处裂口闭合的目的。无论球囊或栓子封堵，病人一般应在肋间插管引流下进行。如置入微球囊（如硅酮球囊）后观察水封瓶气泡溢出情况，如气泡不再溢出，说明封堵位置正确，可观察数天后释放气囊观察气泡情况，如不再有气泡溢出说明气漏处已闭合。支气管内栓塞可用支气管内硅酮栓子、纤维蛋白胶，自体血等。

（五）手术治疗

经内科治疗无效的气胸为手术适应证，主要适应于长期气胸、血气胸、双侧气胸、复发性气胸、张力性气胸引流失败者、胸膜增厚致肺膨胀不全或多发性肺大疱者。手术治疗成功率高，复发率低。

1. 胸腔镜

直视下粘连带烙断术可促使受牵拉的破口关闭；对肺大疱或破裂口喷涂纤维蛋白胶或医用 ZT 胶，或喷洒胸膜硬化剂（如滑石粉）进行胸膜固定术；或用 Nd-YAG 激光或二氧化碳激光烧灼<20mm 的肺大疱。电视辅助胸腔镜手术可行肺大疱结扎、肺段或肺叶切除，具有微创、安全、不易复发等优点。

2. 开胸手术

如无禁忌，亦可考虑开胸修补破口，或肺大疱结扎。手术过程中用纱布擦拭胸腔上部壁层胸膜，有助于促进术后胸膜粘连。若肺内原有明显病变，可考虑将肺叶或肺段切除。手术治疗远期效果最好，复发率最低。

（六）并发症及其处理

1. 脓气胸

由金黄色葡萄球菌、肺炎克雷伯杆菌、铜绿假单胞菌、结核分枝杆菌以及多种厌氧菌引起的坏死性肺炎、肺脓肿以及干酪样肺炎可并发脓气胸，也可因胸膜腔穿刺或肋间插管引流医源性感染所致。病情多危重，常有支气管胸膜瘘形成。脓液中可查到病原菌。除积极使用抗生素外，应插管引流，胸腔内生理盐水冲洗，必要时应根据具体情况考虑手术。

2. 血气胸

气胸伴有胸膜腔内出血常与胸膜粘连带内血管断裂有关，肺完全复张后，出血多能自行停止。若出血不止，除抽气排液及适当输血外，应考虑开胸结扎出血的血管。

3. 纵隔气肿与皮下气肿

由于肺泡破裂逸出的气体进入肺间质，形成间质性肺气肿。肺间质内的气体沿着血管鞘进入纵隔，甚至进入胸部或腹部皮下组织，导致皮下气肿。张力性气胸抽气或闭式引流后，亦可沿针孔或切口出现胸壁皮下气肿，或全身皮下气肿及纵隔气肿。大多数病人无症状，但颈部可因皮下积气而变粗。气体积聚在纵隔间隙可压迫纵隔大血管，出现干咳、呼吸困难、呕吐及胸骨后疼痛，并向双肩或双臂放射。疼痛可因呼吸运动及吞咽动作而加剧。病人发绀、颈静脉怒张、脉速、低血压、心浊音界缩小或消失、心音遥远、心尖部可听到清晰的与心跳同步的"咔嗒"声。X线检查于纵隔旁或心缘旁可见透明带。皮下气肿及纵隔气肿随胸腔内气体排出减压而自行吸收。吸入较高浓度的氧气可增加纵隔内氧浓度，有利于气肿消散。若纵隔气肿张力过高影响呼吸及循环，可作胸骨上窝切开排气。

【预防】

气胸病人禁止乘坐飞机，因为在高空上可加重病情，引致严重后果；如肺完全复张后 1 周可乘坐飞机。

第五章　心力衰竭的诊断与治疗

心力衰竭是各种心脏结构或功能性疾病导致心室充盈和（或）射血功能受损，心排血量不能满足机体组织代谢需要，以肺循环和（或）体循环淤血，器官、组织血液灌注不足为临床表现的一组综合征，主要表现为呼吸困难、体力活动受限和体液潴留。心功能不全或心功能障碍理论上是一个更广泛的概念，伴有临床症状的心功能不全称之为心力衰竭（简称心衰）。

第一节　心力衰竭概述

【类型】

（一）左心衰竭、右心衰竭和全心衰竭

左心衰竭由左心室代偿功能不全所致，以肺循环淤血为特征，临床上较为常见。单纯的右心衰竭主要见于肺源性心脏病及某些先天性心脏病，以体循环淤血为主要表现。左心衰竭后肺动脉压力增高，使右心负荷加重，右心衰竭继之出现，即为全心衰竭。心肌炎、心肌病病人左、右心同时受损，左、右心衰可同时出现而表现为全心衰竭。

单纯二尖瓣狭窄引起的是一种特殊类型的心衰，不涉及左心室的收缩功能，而直接因左心房压力升高而导致肺循环高压，有明显的肺淤血和相继出现的右心功能不全。

（二）急性和慢性心力衰竭

根据心衰发生的时间、速度、严重程度可分为慢性心衰和急性心衰。

急性心衰系因急性的严重心肌损害、心律失常或突然加重的心脏负荷，使心功能正常或处于代偿期的心脏在短时间内发生衰竭或慢性心衰急剧恶化。临床上以急性左心衰常见，表现为急性肺水肿或心源性休克。

慢性心衰有一个缓慢的发展过程，一般均有代偿性心脏扩大或肥厚及其他代偿机制的参与。

（三）射血分数降低性心衰（HFrEF）和射血分数保留性心衰（HFpEF）

对于心衰的描述主要基于左室射血分数（left ventricular ejection fraction, LVEF）。LVEF<40%者称为射血分数降低性心衰（HF with reduced EF, HFrEF），即传统概念中的收缩性心衰。LVEF≥50%的心衰称为射血分数保留性心衰（HF with preserved EF, HFpEF），通常存在左室肥厚或左房增大等充盈压升高，舒张功能受损的表现，以前称为舒张性心衰。大多数 HFrEF 病人同时存在舒张功能不全，而 HFpEF 病人也可能同时存在非常轻微的收缩功能异常。LVEF 在 40%~49%之间者称为中间范围射血分数心衰（HF with mid-range EF, HFmrEF），这些病人通常以轻度收缩功能障碍为主，同时伴有舒张功能不全的特点。

【病因】

（一）基本病因

1. 心肌损害

（1）原发性心肌损害：冠状动脉疾病导致缺血性心肌损害如心肌梗死、慢性心肌缺血；炎症和免疫性心肌损害如心肌炎、扩张型心肌病；遗传性心肌病如家族性扩张型心肌病、肥厚型心肌病、右室心肌病、心肌致密化不全、线粒体肌病等。

（2）继发性心肌损害：内分泌代谢性疾病（如糖尿病、甲状腺疾病）、系统性浸润性疾病（如心肌淀粉样变性）、结缔组织病、心脏毒性药物等并发的心肌损害。

2. 心脏负荷过重

（1）压力负荷（后负荷）过重：见于高血压、主动脉瓣狭窄、肺动脉高压、肺动脉瓣狭窄等左、右心室收缩期射血阻力增加的疾病。心肌代偿性肥厚以克服增高的阻力，保证射血量，久之终致心肌结构、功能发生改变而失代偿。

（2）容量负荷（前负荷）过重：见于心脏瓣膜关闭不全及左、右心或动、静脉分流性先天性心血管病。此外，伴有全身循环血量增多的疾病如慢性贫血、甲状腺功能亢进症、围生期心肌病、体循环动静脉瘘等，心脏的容量负荷增加。早期心室腔代偿性扩大，心肌收缩功能尚能代偿，但心脏结构和功能发生改变超过一定限度后即出现失代偿表现。

3. 心室前负荷不足

二尖瓣狭窄、心脏压塞、限制性心肌病、缩窄性心包炎等，引起心室充盈受限，体、肺循环淤血。

（二）诱因

1. 感染

呼吸道感染是最常见、最重要的诱因，感染性心内膜炎也不少见，常因其发病隐匿而易漏诊。

2. 心律失常

心房颤动是器质性心脏病最常见的心律失常之一，也是诱发心力衰竭最重要的因素。其他各种类型的快速型心律失常以及严重缓慢型心律失常均可诱发心力衰竭。

3. 血容量增加

如钠盐摄入过多，静脉液体输入过多、过快等。

4. 过度体力消耗或情绪激动

如妊娠后期及分娩过程、暴怒等。

5. 治疗不当

如不恰当地停用利尿药物或降血压药等。

6. 原有心脏病变加重或并发其他疾病

如冠心病发生心肌梗死，风湿性心瓣膜病出现风湿活动，合并甲状腺功能亢进或贫血等。

【病理生理】

心力衰竭始于心肌损伤，导致病理性重塑，从而出现左心室扩大和（或）肥大。起初，以肾素-血管紧张素-酸固酮系统（renin-angiotensin-aldosterone system，RAAS）、抗利尿激素激活和交感神经兴奋为主的代偿机制尚能通过水钠潴留、外周血管收缩及增强心肌收缩等维持正常的心脏输出；但这些神经体液机制最终将导致直接细胞毒性，引起心肌纤维化，致心律失常以及泵衰竭。

（一）Frank-Starling 机制

增加心脏前负荷，回心血量增多，心室舒张末期容积增加，从而增加心排血量及心脏做功量，但同时也导致心室舒张末压力增高，心房压、静脉压随之升高，达到一定程度时可出现肺循环和（或）体循环静脉淤血。

（二）神经体液机制

当心脏排血量不足，心腔压力升高时，机体全面启动神经体液机制进行代偿，包括：

1. 交感神经兴奋性增强

心力衰竭病人血中去甲肾上腺素（NE）水平升高，作用于心肌 β_1 肾上腺素能受体，增强心肌收缩力并提高心率，从而提高心排血量。但同时周围血管收缩，心脏后负荷增加及心率加快，均使心肌耗氧量增加。NE 还对心肌细胞有直接毒性作用，促使心肌细胞凋亡，参与心室重塑的病理过程。此外，交感神经兴奋还可使心肌应激性增强而有促心律失常作用。

2. RAAS 激活

心排血量降低致肾血流量减低，RAAS 激活，心肌收缩力增强，周围血管收缩维持血压，调节血液再分配，保证心、脑等重要脏器的血供，并促进醛固酮分泌、水、钠潴留，增加体液量及心脏前负荷，起到代偿作用。但同时 RAAS 激活促进心脏和血管重塑，加重心肌损伤和心功能恶化。

3. 其他体液因子的改变

心力衰竭时除了上述两个主要神经内分泌系统的代偿机制外，另有众多体液调节因子参与心血管系统调节，并在心肌和血管重塑中起重要作用。

（1）精氨酸加压素（arginine vasopressin，AVP）：由垂体释放，具有抗利尿和促周围血管收缩作用。其释放受心房牵张感受器（atrial stretch receptors）调控，心力衰竭时心房牵张感受器敏感性下降，不能抑制 AVP 释放而使血浆 AVP 水平升高。AVP 通过 V_1 受体引起全身血管收缩，通过 V_2 受体减少游离水清除，致水潴留增加，同时增加心脏前、后负荷。心衰早期，AVP 的效应有一定的代偿作用，而长期的 AVP 增加将使心衰进一步恶化。

（2）利钠肽类：人类有三种利钠肽类：心钠肽（atrial natriuretic peptide，ANP）、脑钠肽（brain natriuretic peptide，BNP）和 C 型利钠肽（C-type natriuretic peptide，CNP）。ANP 主要由心房分泌，心室肌也有少量表达，心房压力增高时释放，其生理作用为扩张血管和利尿排钠，对抗肾上腺素、肾素-血管紧张素和 AVP 系统的水、钠潴留效应。BNP 主要由心室肌细胞分泌，生理作用与 ANP 相似但较弱，BNP 水平随心室壁张力而变化并对心室充盈压具有负反馈调节作用。CNP 主要位于血管系统内，生理作用尚不明确，可能参与或协同 RAAS 的调节作用。心力衰竭时心室壁张力增加，BNP 及 ANP 分泌明显增加，其增高的程度与心衰的严重程度呈正相关，可作为评定心衰进程和判断预后的指标。

另外，内皮素、一氧化氮、缓激肽以及一些细胞因子、炎症介质等均参与慢性心力衰竭的病理生理过程。

（三）心室重塑

在心脏功能受损，心腔扩大、心肌肥厚的代偿过程中，心肌细胞、胞外基质、胶原纤维网等均发生相应变化，即心室重塑，是心力衰竭发生发展的基本病理机制。除了因为代偿能力有限、代偿机制的负面影响外，心肌细胞的能量供应不足及利用障碍导致心肌细胞坏死、纤维化也是失代偿发生的一个重要因素。心肌细胞减少使心肌整体收缩力下降；纤维化的增加又使心室顺应性下降，重塑更趋明显，心肌收缩力不能发挥其应有的射血效应，形成恶性循环，最终导致不可逆转的终末阶段。

第二节　慢性心力衰竭

【流行病学】

慢性心力衰竭（chronic heart failure，CHF）是心血管疾病的终末期表现和最主要的死因，是 21 世纪心血管领域的两大挑战之一。据我国 2003 年的抽样调查，成人心衰患病率为 0.9%；发达国家心衰患病率为 1%~2%，每年发病率为 0.5%~1%。随着年龄的增长，心衰患病率迅速增加，70 岁以上人群患病率更上升至 10%以上。心力衰竭病人 4 年死亡率达 50%，严重心衰病人 1 年死亡率高达 50%，而年龄校正的心衰死亡率亦呈上升趋势。尽管心力衰竭治疗有了很大进展，心衰病人死亡数仍在不断增加。

冠心病、高血压已成为慢性心力衰竭的最主要病因，据我国 17 个地区的 CHF 病因调查，冠心病居首位，其次为高血压，风湿性心脏病比例则趋下降，但瓣膜性心脏病仍不可忽视。同时，慢性肺心病和高原性心脏病在我国也具有一定的地域高发性。

【临床表现】

临床上左心衰竭较为常见，尤其是左心衰竭后继发右心衰竭而致的全心衰竭。由于严重广泛的心肌疾病同时波及左、右心而发生全心衰竭者在住院病人中更为多见。

（一）左心衰竭

以肺循环淤血及心排血量降低为主要表现。

1. 症状

（1）不同程度的呼吸困难：①劳力性呼吸困难：是左心衰竭最早出现的症状。因运动使回心血量增加，左心房压力升高，加重肺淤血。引起呼吸困难的运动量随心衰程度加重而减少。②端坐呼吸：肺淤血达到一定程度时，病人不能平卧，因平卧时回心血量增多且横膈上抬，呼吸更为困难。高枕卧位、半卧位甚至端坐时方可好转。③夜间阵发性呼吸困难：病人入睡后突然因憋气而惊醒，被迫取坐位，多于端坐休息后缓解。其发生机制除睡眠平卧时血液重新分配使肺血量增加外，夜间迷走神经张力增加、小支气管收缩、横膈抬高、肺活量减少等也是促发因素。④急性肺水肿：是左心衰呼吸困难最严重的形式，重者可有哮鸣音，称为"心源性哮喘"。

（2）咳嗽、咳痰、咯血：咳嗽、咳痰是肺泡和支气管黏膜淤血所致，开始常于夜间发生，坐位或立位时咳嗽可减轻，白色浆液性泡沫状痰为其特点，偶可见痰中带血丝。急性左心衰发作时可出现粉红色泡沫样痰。长期慢性肺淤血肺静脉压力升高，导致肺循环和支气管血液循环之间在支气管黏膜下形成侧支，此种血管一旦破裂可引起大咯血。

（3）乏力、疲倦、运动耐量减少、头晕、心慌等器官、组织灌注不足及代偿性心率加快所致的症状。

（4）少尿及肾功能损害症状：严重的左心衰竭血液再分配时，肾血流量首先减少，可出现少尿。长期慢性的肾血流量减少可出现血尿素氮、肌酐升高并可有肾功能不全的相应症状。

2. 体征

（1）肺部湿性啰音：由于肺毛细血管压增高，液体渗出到肺泡而出现湿性啰音。随着病情的加重，肺部啰音可从局限于肺底部直至全肺。侧卧位时下垂的一侧啰音较多。

（2）心脏体征：除基础心脏病的固有体征外，一般有心脏扩大及相对性二尖瓣关闭不全的反流性杂音、肺动脉瓣区第二心音亢进及第三心音或第四心音奔马律。

（二）右心衰竭

以体循环淤血为主要表现。

1. 症状

（1）消化道症状：胃肠道及肝淤血引起腹胀、食欲缺乏、恶心、呕吐等是右心衰最常见的症状。

（2）劳力性呼吸困难：继发于左心衰的右心衰呼吸困难业已存在。单纯性右心衰为分流性先天性心脏病或肺部疾病所致，也均有明显的呼吸困难。

2. 体征

（1）水肿：体静脉压力升高使软组织出现水肿，表现为始于身体低垂部位的对称性凹陷性水肿。也可表现为胸腔积液，以双侧多见，常以右侧为甚，单侧者以右侧多见，主要与体静脉和肺静脉压同时升高、胸膜毛细血管通透性增加有关。

（2）颈静脉征：颈静脉搏动增强、充盈、怒张是右心衰时的主要体征，肝颈静脉反流征阳性则更具特征性。

（3）肝大：肝淤血肿大常伴压痛，持续慢性右心衰可致心源性肝硬化。

（4）心脏体征：除基础心脏病的相应体征外，可因右心室显著扩大而出现三尖瓣关闭不全的反流性杂音。

（三）全心衰竭

左心衰竭继发右心衰竭而形成的全心衰竭，因右心衰竭时右心排血量减少，因此以往的阵发性呼吸困难等肺淤血症状反而有所减轻。扩张型心肌病等同时存在左、右心室衰竭者，肺淤血症状往往不严重，主要表现为左心衰竭心排血量减少的相关症状和体征。

【分期与分级】

（一）心力衰竭分期

A 期：前心衰阶段：病人存在心衰高危因素，但目前尚无心脏结构或功能异常，也无心衰的症状和（或）体征。包括高血压、冠心病、糖尿病和肥胖、代谢综合征等最终可累及心脏的疾病以及应用心脏毒性药物史、酗酒史、风湿热史或心肌病家族史等。

B 期：前临床心衰阶段：病人无心衰的症状和（或）体征，但已出现心脏结构改变，如左心室肥厚、无症状瓣膜性心脏病、既往心肌梗死史等。

C 期：临床心衰阶段：病人已有心脏结构改变，既往或目前有心衰的症状和（或）体征。

D 期：难治性终末期心衰阶段：病人虽经严格优化内科治疗，但休息时仍有症状，常伴心源性恶病质，须反复长期住院。

心衰分期全面评价了病情进展阶段，提出对不同阶段进行相应的治疗。通过治疗只能延缓而不

可能逆转病情进展。

（二）心力衰竭分级

1. 心力衰竭的严重程度

通常采用美国纽约心脏病学会（New York Heart Association，NYHA）的心功能分级方法。

Ⅰ级：心脏病病人日常活动量不受限制，一般活动不引起乏力、呼吸困难等心衰症状。

Ⅱ级：心脏病病人体力活动轻度受限，休息时无自觉症状，一般活动下可出现心衰症状。

Ⅲ级：心脏病病人体力活动明显受限，低于平时一般活动即引起心衰症状。

Ⅳ级：心脏病病人不能从事任何体力活动，休息状态下也存在心衰症状，活

动后加重。

这种分级方案的优点是简便易行，但缺点是仅凭病人的主观感受和（或）医生的主观评价，短时间内变化的可能性较大，病人个体间的差异也较大。

2. 6 分钟步行试验

简单易行、安全方便，通过评定慢性心衰病人的运动耐力评价心衰严重程度和疗效。要求病人在平直走廊里尽快行走，测定 6 分钟步行距离，根据 US Carvedilol 研究设定的标准，<150m、150~450m 和>450m 分别为重度、中度和轻度心衰。

【辅助检查】

（一）实验室检查

1. 利钠肽

是心衰诊断、病人管理、临床事件风险评估中的重要指标，临床上常用 BNP 及 NT-proBNP。未经治疗者若利钠肽水平正常可基本排除心衰诊断，已接受治疗者利钠肽水平高则提示预后差，但左心室肥厚、心动过速、心肌缺血、肺动脉栓塞、慢性阻塞性肺疾病（COPD）等缺氧状态、肾功能不全、肝硬化、感染、败血症、高龄等均可引起利钠肽升高，因此其特异性不高。

2. 肌钙蛋白

严重心衰或心衰失代偿期、败血症病人的肌钙蛋白可有轻微升高，但心衰病人检测肌钙蛋白更重要的目的是明确是否存在急性冠状动脉综合征。肌钙蛋白升高，特别是同时伴有利钠肽升高，也是心衰预后的强预测因子。

3. 常规检查

包括血常规、尿常规、肝肾功能、血糖、血脂、电解质等，对于老年及长期服用利尿剂、RAAS 抑制剂类药物的病人尤为重要，在接受药物治疗的心衰病人的随访中也需要适当监测。甲状腺功能检测不容忽视，因为无论甲状腺功能亢进或减退均可导致心力衰竭。

（二）心电图

心力衰竭并无特异性心电图表现，但能帮助判断心肌缺血、既往心肌梗死、传导阻滞及心律失常等。

（三）影像学检查

1. 超声心动图

更准确地评价各心腔大小变化及瓣膜结构和功能，方便快捷地评估心功能和判断病因，是诊断心力衰竭最主要的仪器检查。

（1）收缩功能：以收缩末及舒张末的容量差计算 LVEF 作为心力衰竭的诊断指标，虽不够精确，但方便实用。

（2）舒张功能：超声多普勒是临床上最实用的判断舒张功能的方法。可有导致舒张期功能不全的结构基础，如左心房肥大、左心室壁增厚等。心动周期中舒张早期心室充盈速度最大值为 E 峰，舒张晚期（心房收缩）心室充盈最大值为 A 峰，E/A 比值正常人不应小于 1.2，中青年更大。舒张功能不全时，E 峰下降，A 峰增高，E/A 比值降低。对于难以准确评价 A 峰的心房颤动病人，可利用组织多普勒评估二尖瓣环测得 E/E′比值，若>15，则提示存在舒张功能不全。但尚需根据病人临床表现综合评价是否存在舒张功能不全，而不能单纯依据超声结果进行诊断。

2. X 线检查

是确诊左心衰竭肺水肿的主要依据，并有助于心衰与肺部疾病的鉴别。心影大小及形态为心脏病的病因诊断提供了重要的参考资料，心脏扩大的程度和动态改变也间接反映了心脏的功能状态，但并非所有心衰病人均存在心影增大。

X 线胸片可反映肺淤血。早期肺静脉压增高时，主要表现为肺门血管影增强，上肺血管影增多与下肺纹理密度相仿甚至多于下肺。肺动脉压力增高可见右下肺动脉增宽，进一步出现间质性肺水肿可使肺野模糊，KerleyB 线是在肺野外侧清晰可见的水平线状影，是肺小叶间隔内积液的表现，是慢性肺淤血的特征性表现。急性肺泡性肺水肿时肺门呈蝴蝶状，肺野可见大片融合的阴影。左心衰竭还可见胸腔积液和叶间胸膜增厚。

3. 心脏磁共振（cardiac magnetic resonance，CMR）

能评价左右心室容积、心功能、节段性室壁运动、心肌厚度、心脏肿瘤、瓣膜、先天性畸形及心包疾病等。因其精确度及可重复性而成为评价心室容积、室壁运动的金标准。增强磁共振能为心肌梗死、心肌炎、心包炎、心肌病、浸润性疾病提供诊断依据。

4. 冠状动脉造影（coronary angiography，CAG）

对于拟诊冠心病或有心肌缺血症状、心电图或负荷试验有心肌缺血表现者，可行冠状动脉造影明确病因诊断。

5. 放射性核素检查

放射性核素心血池显影能相对准确地评价心脏大小和 LVEF，还可通过记录放射活性–时间曲线计算左心室最大充盈速率以反映心脏舒张功能。常同时行心肌灌注显像评价存活/缺血心肌，但在测量心室容积或更精细的心功能指标方面价值有限。

（四）有创性血流动力学检查

急性重症心衰病人必要时采用床旁右心漂浮导管（Swan-Ganz 导管）检查，经静脉将漂浮导管插入至肺小动脉，测定各部位的压力及血液含氧量，计算心脏指数（CI）及肺毛细血管楔压（PCWP），直接反映左心功能，正常时 CI > 2.5L/（min · m^2），PCWP<12mmHg。

危重病人也可采用脉搏指示剂连续心排血量监测（pulse indicator continuous cardiac output，PiCCO）动态监测，经外周动、静脉置管，应用指示剂热稀释法估测血容量、外周血管阻力、全心排血量等指标，更好地指导容量管理，通常仅适用于具备条件的 CCU、ICU 等病房。

（五）心–肺运动试验

仅适用于慢性稳定性心衰病人，在评估心功能并判断心脏移植的可行性方面切实有效。运动时肌肉需氧量增高，心排血量相应增加。正常人每增加 100ml/

（$min \cdot m^2$）的耗氧量，心排血量需增加 600ml/（$min \cdot m^2$）。当病人的心排血量不能满足运动需求时，肌肉组织就从流经它的单位容积血中提取更多的氧，致动-静脉血氧差值增大。在氧供应绝对不足时，即出现无氧代谢，乳酸增加，呼气中 CO_2 含量增加。

1. 最大耗氧量 ［VO_{2max}，ml/（$min \cdot kg$）］

即运动量虽继续增加，耗氧量不再增加时的峰值，表明心排血量已不能按需要继续增加。心功能正常时应>20，轻至中度心功能受损时为 16~20，中至重度受损时为 10~15，极重度受损时<10。

2. 无氧阈值

即呼气中 CO_2 的增长超过了氧耗量的增长，标志着无氧代谢的出现，以开始出现两者增加不成比例时的氧耗量作为代表值，此值愈低说明心功能愈差。

【诊断与鉴别诊断】

（一）诊断

心力衰竭完整的诊断包括病因学诊断、心功能评价及预后评估。

心力衰竭须综合病史、症状、体征及辅助检查做出诊断。主要诊断依据为原有基础心脏病的证据及循环淤血的表现。症状、体征是早期发现心衰的关键，完整的病史采集及详尽的体格检查非常重要。左心衰竭的不同程度呼吸困难、肺部啰音，右心衰竭的颈静脉征、肝大、水肿，以及心衰的心脏奔马律、瓣膜区杂音等是诊断心衰的重要依据。但症状的严重程度与心功能不全程度无明确相关性，需行客观检查并评价心功能。BNP 测定也可作为诊断依据，并能帮助鉴别呼吸困难的病因。

判断原发病非常重要，因为某些引起左心室功能不全的情况如瓣膜病能够治疗或逆转。同时也应明确是否存在可导致症状发生或加重的并发症。

预后评估：生存率是针对人群的描述，对病人而言，个体的预后更值得关注。准确的预后评估可为病人及家属对未来生活的规划提供必要的信息，也能判断心脏移植及机械辅助治疗的可行性。LVEF 降低、NYHA 分级恶化、低钠血症、VO_{2max} 降低、血细胞比容下降、QRS 波增宽、持续性低血压、心动过速、肾功能不全、传统治疗不能耐受、顽固性高容量负荷、BNP 明显升高等均为心衰高风险及再入院率、死亡率的预测因子。

(二) 鉴别诊断

心力衰竭主要应与以下疾病相鉴别：

1. 支气管哮喘

严重左心衰竭病人常出现"心源性哮喘"，应与支气管哮喘相鉴别。前者多见于器质性心脏病病人，发作时必须坐起，重症者肺部有干、湿性啰音，甚至咳粉红色泡沫痰；后者多见于青少年有过敏史，发作时双肺可闻及典型哮鸣音，咳出白色黏痰后呼吸困难常可缓解。测定血浆 BNP 水平对鉴别心源性和支气管性哮喘有较大的参考价值。

2. 心包积液、缩窄性心包炎

由于腔静脉回流受阻同样可以引起颈静脉怒张、肝大、下肢水肿等表现，应根据病史、心脏及周围血管体征进行鉴别，超声心动图、CMR 可确诊。

3. 肝硬化腹腔积液伴下肢水肿

应与慢性右心衰竭鉴别，除基础心脏病体征有助于鉴别外，非心源性肝硬化不会出现颈静脉怒张等上腔静脉回流受阻的体征。

【治疗】

心衰的治疗目标为防止和延缓心力衰竭的发生发展；缓解临床症状，提高生活质量；改善长期预后，降低病死率与住院率。治疗原则：采取综合治疗措施，包括对各种可致心功能受损的疾病如冠心病、高血压、糖尿病的早期管理，调节心力衰竭的代偿机制，减少其负面效应，如拮抗神经体液因子的过度激活，阻止或延缓心室重塑的进展。

（一）一般治疗

1. 生活方式管理

（1）病人教育：心衰病人及家属应得到准确的有关疾病知识和管理的指导，内容包括健康的生活方式、平稳的情绪、适当的诱因规避、规范的药物服用、合理的随访计划等。

（2）体重管理：日常体重监测能简便直观地反映病人体液潴留情况及利尿剂疗效，帮助指导调整治疗方案。体重改变往往出现在临床体液潴留症状和体征之前。部分严重慢性心力衰竭病人存在临床或亚临床营养不良，若病人出现大量体脂丢失或干重减轻称为心源性恶病质，往往预示预后不良。

（3）饮食管理：心衰病人血容量增加，体内水钠潴留，减少钠盐摄入有利于减轻上述情况，但在应用强效排钠利尿剂时过分严格限盐可导致低钠血症。

2. 休息与活动

急性期或病情不稳定者应限制体力活动，卧床休息，以降低心脏负荷，有利于心功能的恢复。但长期卧床易发生深静脉血栓形成甚至肺栓塞，同时也可能出现消化功能减低、肌肉萎缩、坠积性肺炎、压疮等，适宜的活动能提高骨骼肌功能，改善活动耐量。因此，应鼓励病情稳定的心衰病人主动运动，根据病情轻重不同，在不诱发症状的前提下从床边小坐开始逐步增加有氧运动。

3. 病因治疗

（1）病因治疗：对所有可能导致心脏功能受损的常见疾病如高血压、冠心病、糖尿病、代谢综合征等，在尚未造成心脏器质性改变前即应早期进行有效治疗。对于少数病因未明的疾病如原发性扩张型心肌病等亦应早期积极干预，延缓疾病进展。

（2）消除诱因：常见的诱因为感染，特别是呼吸道感染，应积极选用适当的抗感染治疗。快心室率心房颤动应尽快控制心室率，如有可能应及时复律。应注意排查及纠正潜在的甲状腺功能异常、贫血等。

（二）药物治疗

1. 利尿剂

利尿剂是心力衰竭治疗中改善症状的基石，是心衰治疗中唯一能够控制体液潴留的药物，但不能作为单一治疗。原则上在慢性心衰急性发作和明显体液潴留时应用。利尿剂的适量应用至关重要，剂量不足则体液潴留，将减低 RAAS 抑制剂的疗效并增加 β 受体拮抗剂的负性肌力作用；剂量过大则容量不足，将增加 RAAS 抑制剂及血管扩张剂的低血压及肾功能不全风险。

（1）袢利尿剂：以呋塞米（速尿）为代表，作用于髓袢升支粗段，排钠排钾，为强效利尿剂。对轻度心衰病人一般小剂量（20mg 每日 1 次口服）起始，逐渐加量，一般控制体重下降 0.5~1.0kg/d 直至干重；重度慢性心力衰竭者可增至 100mg 每日 2 次，静脉注射效果优于口服。但须注意低血钾的副作用，应监测血钾。

（2）噻嗪类利尿剂：以氢氯噻嗪（双氢克尿噻）为代表，作用于肾远曲小管近端和髓袢升支远端，抑制钠的重吸收，并因 Na^+-K^+ 交换同时降低钾的重吸收。GFR<30ml/min 时作用明显受限。轻度心力衰竭可首选此药，12.5~25mg 每日 1 次起始，逐渐加量，可增至每日 75~100mg，分 2~3 次服用，同时注意电解质平衡，常与保钾利尿剂合用。因可抑制尿酸排泄引起高尿酸血症，长期大剂量应用可影响糖、脂代谢。

（3）保钾利尿剂：作用于肾远曲小管远端，通过拮抗醛固酮或直接抑制 Na^+-K^+ 交换而具有保钾作用，利尿作用弱，多与上述两类利尿剂联用以加强利尿效果并预防低血钾。常用的有：螺内酯（安体舒通）、氨苯蝶啶、阿米洛利。

电解质紊乱是利尿剂长期使用最常见的副作用，特别是低血钾或高血钾均可导致严重后果，应注意监测。对于低钠血症应谨慎区分缺钠性（容量减少性）与稀释性（难治性水肿）。前者尿少而比重高，应给予高渗盐水补充钠盐；后者见于心力衰竭进行性恶化病人，尿少而比重低，应严格限制水的摄入。

（4）AVP 受体拮抗剂（托伐普坦 tdvaptan）：通过结合 V_2 受体减少水的重吸

收，不增加排钠，因此可用于治疗伴有低钠血症的心力衰竭。

2. RAAS 抑制剂

（1）血管紧张素转换酶抑制剂（angiotensin converting enzyme inhibitors，ACEI）：通过抑制 ACE 减少血管紧张素 II（angiotensin II AT II）生成而抑制 RAAS；并通过抑制缓激肽降解而增强缓激肽活性及缓激肽介导的前列腺素生成，发挥扩血管作用，改善血流动力学；通过降低心衰病人神经-体液代偿机制的不利影响，改善心室重塑。临床研究证实 ACEI 早期足量应用除可缓解症状，还能延缓心衰进展，降低不同病因、不同程度心力衰竭病人及伴或不伴冠心病病人的死亡率。

ACEI 以小剂量起始，如能耐受则逐渐加量，开始用药后 1~2 周内监测肾功能与血钾，后定期复查，长期维持终身用药。

ACEI 的副作用主要包括低血压、肾功能一过性恶化、高血钾、干咳和血管性水肿等。有威胁生命的不良反应（血管性水肿和无尿性肾衰竭）、妊娠期妇女及 ACEI 过敏者应禁用；低血压、双侧肾动脉狭窄、血肌酐明显升高（>265μmol/L）、高血钾（>5.5mmol/L）者慎用。非甾体消炎药（NSAIDs）会阻断 ACEI 的疗效并加重其副作用，应避免使用。

（2）血管紧张素受体拮抗剂（angiotensin receptor blockers，ARB）：ARB 可阻断经 ACE 和非 ACE 途径产生的 AT II 与 AT，受体结合，阻断 RAS 的效应，但无抑制缓激肽降解作用，因此干咳和血管性水肿的副作用较少见。心衰病人治疗首选 ACEI，当 ACEI 引起干咳、血管性水肿时，不能耐受者可改用 ARB，但已使用 ARB 且症状控制良好者无须换为 ACEI。研究证实 ACEI 与 ARB 联用并不能使心衰病人获益更多，反而增加不良反应，特别是低血压和肾功能损害的发生，因此目前不主张心衰病人 ACEI 与 ARB 联合应用。

（3）血管紧张素受体脑啡肽酶抑制剂（ARNI）：通过沙库巴曲代谢产物 LBQ657 抑制脑啡肽酶，同时通过缬沙坦阻断 AT_1 受体，抑制血管收缩，改善心肌重构，显著降低心衰住院和心血管死亡风险，改善心衰症状和生活质量，推荐用于 HFrEF 病人。

（4）醛固酮受体拮抗剂：螺内酯等抗醛固酮制剂作为保钾利尿剂，能阻断醛固酮效应，抑制心血管重塑，改善心衰的远期预后。但必须注意血钾的监测，近期有肾功能不全、血肌酐升高或高钾血症者不宜使用。依普利酮（eplerenone）是一种选择性醛固酮受体拮抗剂，可显著降低轻度心衰病人心血管事件的发生风险、减少住院率、降低心血管病死亡率，且尤其适用于老龄、糖尿病和肾功能不全病人。

（5）肾素抑制剂：血浆肾素活性是动脉粥样硬化、糖尿病和心力衰竭等病人发生心血管事件和预测死亡率的独立危险因素。阿利吉仑（aliskiren）为直接肾素抑制剂，并阻断噻嗪类利尿剂、ACEI/ARB 应用所致的肾素堆积，有效降压且对心率无明显影响。但有待进一步研究以获得更广泛的循证依据，目前不推荐用于 ACEI/ARB 的替代治疗。

3. β 受体拮抗剂

β 受体拮抗剂可抑制交感神经激活对心力衰竭代偿的不利作用。心力衰竭病人长期应用 β 受体拮抗剂能减轻症状、改善预后、降低死亡率和住院率，且在已接受 ACEI 治疗的病人中仍能观察到 β 受体拮抗剂的上述益处，说明这两种神经内分泌系统阻滞剂的联合应用具有叠加效应。

目前已经临床验证的 β 受体拮抗剂包括选择性 β_1 受体拮抗剂美托洛尔、比索洛尔与非选择性肾上腺素能 α_1、β_1 和 β_2 受体拮抗剂卡维地洛（carvedilol）。β 受体拮抗剂的禁忌证为支气管痉挛性疾病、严重心动过缓、二度及二度以上房室传导阻滞、严重周围血管疾病（如雷诺病）和重度急性心衰。所有病情稳定并无禁忌证的心功能不全病人一经诊断均应立即以小剂量起始应 β 受体拮抗剂，逐渐增加达最大耐受剂量并长期维持。其主要目的在于延缓疾病进展，减少猝死。对于存在体液潴留的病人应与利尿剂同时使用。

突然停用 β 受体拮抗剂可致临床症状恶化，应予避免。多项临床试验表明，在慢性心力衰竭急性失代偿期或急性心力衰竭时，持续服用原剂量 β 受体拮抗剂不仅不增加风险，且较减量或中断治疗者临床转归更好。因此，对于慢性心衰急性失代偿的病人，应根据病人的实际临床情况，在血压允许的范围内尽可能地继

续 β 受体拮抗剂治疗，以获得更佳的治疗效果。

4. 正性肌力药

（1）洋地黄类药物：洋地黄类药物作为正性肌力药物的代表用于治疗心衰已有两百余年的历史。研究证实地高辛（digoxin）可显著减轻轻中度心衰病人的临床症状，改善生活质量，提高运动耐量，减少住院率，但对生存率无明显改变。

洋地黄类药物通过抑制 Na^+-K^+-ATP 酶发挥药理作用：①正性肌力作用：促进心肌细胞 $Ca^{2+}-Na^+$ 交换，升高细胞内 Ca^{2+} 浓度而增强心肌收缩力。而细胞内 K^+ 浓度降低，成为洋地黄中毒的重要原因。②电生理作用：一般治疗剂量下，洋地黄可抑制心脏传导系统，对房室交界区的抑制最为明显。当血钾过低时，更易发生各种快速型心律失常。③迷走神经兴奋作用：作用于迷走神经传入纤维增加心脏压力感受器的敏感性，反馈抑制中枢神经系统的兴奋冲动，可对抗心衰时交感神经兴奋的不利影响，但尚不足以取代 β 受体拮抗剂的作用。④作用于肾小管细胞，减少钠的重吸收并抑制肾素分泌。

洋地黄制剂：地高辛是最常用且唯一经过安慰剂对照研究进行疗效评价的洋地黄制剂，常以每日 0.125mg 起始并维持，70 岁以上、肾功能损害或干重低的病人应予更小剂量（隔日 0.125mg）起始。毛花苷 C（西地兰）、毒毛花苷 K 为快速起效的静脉注射用制剂，适用于急性心力衰竭或慢性心衰加重时。

洋地黄的临床应用：伴有快速心房颤动/心房扑动的收缩性心力衰竭是应用洋地黄的最佳指征，包括扩张型心肌病、二尖瓣或主动脉瓣病变、陈旧性心肌梗死及高血压性心脏病所致慢性心力衰竭。在利尿剂、ACEI/ARB 和 β 受体拮抗剂治疗过程中仍持续有心衰症状的病人可考虑加用地高辛。但对代谢异常引起的高排血量心衰如贫血性心脏病、甲状腺功能亢进以及心肌炎、心肌病等病因所致心衰，洋地黄治疗效果欠佳。肺源性心脏病常伴低氧血症，与心肌梗死、缺血性心肌病均易发生洋地黄中毒，应慎用；应用其他可能抑制窦房结或房室结功能或可能影响地高辛血药浓度的药物（如胺碘酮 β 受体阻滞剂）时须慎用或减量；存在流出道梗阻如肥厚型心肌病、主动脉瓣狭窄的病人，增加心肌收缩性可能使原有的血流动力学障碍更为加重,禁用洋地黄;风湿性心脏病单纯二尖瓣狭窄伴窦性心律的肺水肿病人因增加右心室收缩功能可能加重肺水肿程度而禁用;严重窦性心动过缓或房室传导阻滞病人在未植入起搏器前禁用。对于液体潴留或低血压等心衰症状急性加重的病人,应首选静脉制剂,待病情稳定后再应用地高辛作为长期治疗策略之一。

洋地黄制剂应用过程中应警惕洋地黄中毒的发生。心肌缺血、缺氧及低血钾、低血镁、甲状腺功能减退、肾功能不全的情况下更易出现洋地黄中毒,其最重要的表现为各类心律失常,以室性期前收缩常见,多表现为二联律,非阵发性交界区心动过速,房性期前收缩,心房颤动及房室传导阻滞等。快速房性心律失常伴传导阻滞是洋地黄中毒的特征性表现。胃肠道表现如恶心、呕吐,以及神经系统症状如视物模糊、黄视、绿视,定向力障碍、意识障碍等则较少见。发生洋地黄中毒后应立即停药。单发性室性期前收缩,一度房室传导阻滞等停药后常自行消失;对快速型心律失常者,如血钾浓度低则可用静脉补钾,如血钾不低可用利多卡因或苯妥英钠,电复律因易致心室颤动,一般禁用;有传导阻滞及缓慢型心律失常者可予阿托品静脉注射;异丙肾上腺素易诱发室性心律失常,故不宜应用。

(2)非洋地黄类正性肌力药

①β受体兴奋剂:多巴胺与多巴酚丁胺是常用的静脉制剂,多巴胺是去甲肾上腺素前体,较小剂量[$<2\mu g/$(kg·min)]激动多巴胺受体,可降低外周阻力,扩张肾血管、冠脉和脑血管;中等剂量[$2\sim5\mu g/$(kg·min)]激动β_1和β_2受体,表现为心肌收缩力增强,血管扩张,特别是肾小动脉扩张,心率加快不明显,能显著改善心力衰竭的血流动力学异常;大剂量[$5\sim10\mu g/$(kg·min)]则可兴奋α受体,出现缩血管作用,增加左心室后负荷。多巴酚丁胺是多巴胺的衍生物,扩血管作用不如多巴胺明显,加快心率的效应也比多巴胺小。两者均只能短期静脉应用,在慢性心衰加重时起到帮助病人渡过难关的作用,连续用药超过72小时可能出现耐药,长期使用将增加死亡率。

②磷酸二酯酶抑制剂:包括米力农、氨力农等,通过抑制磷酸二酯酶活性促

进 Ca^{2+} 通道膜蛋白磷酸化，Ca^{2+} 内流增加，从而增强心肌收缩力。磷酸二酯酶抑制剂短期应用可改善心衰症状，但已有大规模前瞻性研究证明，长期应用米力农治疗重症慢性心力衰竭，死亡率增加，其他的相关研究也得出同样的结论。因此，仅对心脏术后急性收缩性心力衰竭、难治性心力衰竭及心脏移植前的终末期心力衰竭的病人短期应用。

心衰病人的心肌处于血液或能量供应不足的状态，过度或长期应用正性肌力药物将扩大能量的供需矛盾，加重心肌损害，增加死亡率。因此，在心衰治疗中不应以正性肌力药取代其他治疗用药。

5. 伊伐布雷定

选择性特异性窦房结 I_f 电流抑制剂，减慢窦性心律，延长舒张期，改善左心室功能及生活质量，对心脏内传导、心肌收缩或心室复极化无影响，且无 β 受体拮抗剂的不良反应或反跳现象。

6. 扩血管药物

慢性心力衰竭的治疗并不推荐血管扩张药物的应用，仅在伴有心绞痛或高血压的病人可考虑联合治疗，对存在心脏流出道或瓣膜狭窄的病人应禁用。

(三) 非药物治疗

1. 心脏再同步化治疗 (CRT)

部分心力衰竭病人存在房室、室间和 (或) 室内收缩不同步，进一步导致心肌收缩力降低。CRT 通过改善房室、室间和 (或) 室内收缩同步性增加心排量，可改善心衰症状、运动耐量，提高生活质量，减少住院率并明显降低死亡率。慢性心力衰竭病人 CRT 的 I 类适应证包括：已接受最佳药物治疗仍持续存在心力衰竭症状的窦性心律病人、NYHA 分级 II ~ IV 级、LVEF≤35%、QRS 波呈 CLBBB 图形、QRS 间期>130 毫秒。对于有高度房室传导阻滞和心室起搏指征的射血分数减低的心衰病人，无论 NYHA 分级如何，均推荐使用 CRT，包括房颤病人。II a 类适应证包括：已接受最佳药物治疗仍持续存在心力衰竭症状的窦性心律病人、NYHA 分级 II ~ IV 级、LVEF<35%、QRS 波呈非 CLBBB 图形、QRS 间期

>150 毫秒。但部分病人对 CRT 治疗反应不佳，完全性左束支传导阻滞是 CRT 有反应的最重要预测指标。

2. 植入型心律转复除颤器（ICD）

中至重度心衰病人逾半数死于恶性室性心律失常所致的心脏性猝死，而 ICD 可用于 LVEF≤35%，优化药物治疗 3 个月以上 NYHA 仍为Ⅱ级或Ⅲ级病人的一级预防，也可用于 HFrEF 心脏停搏幸存者或伴血流动力学不稳定持续性室性心律失常病人的二级预防。

3. 左室辅助装置（left ventricular assistant device，LVAD）

适用于严重心脏事件后或准备行心脏移植术病人的短期过度治疗和急性心衰的辅助性治疗。LVAD 的小型化、精密化、便携化已可实现，有望用于药物疗效不佳的心衰病人，成为心衰器械治疗的新手段。

4. 心脏移植

是治疗顽固性心力衰竭的最终治疗方法。但因其供体来源及排斥反应而难以广泛开展。

5. 其他非药物治疗新进展

对于一部分心衰病人，优化药物治疗仍难以奏效，而上述非药物治疗尚具有局限性。其他一些非药物治疗手段如经导管二尖瓣修复术、经皮左心室室壁瘤减容术、心血管再生及基因治疗等，目前仍处于临床试验阶段，可能将为心衰治疗提供新方法。

（四）HFpEF 的治疗

HFpEF 治疗的原则与 HFrEF 有所差别，主要措施如下：

1. 积极寻找并治疗基础病因

如治疗冠心病或主动脉瓣狭窄、有效控制血压等。

2. 降低肺静脉压

限制钠盐摄入，应用利尿剂；若肺淤血症状明显，可小剂量应用静脉扩张剂

（硝酸盐制剂）减少静脉回流，但应避免过量致左心室充盈量和心排血量明显下降。

3. β受体阻滞剂

主要通过减慢心率使舒张期相对延长而改善舒张功能，同时降低高血压，减轻心肌肥厚，改善心肌顺应性。因此其应用不同于收缩性心力衰竭，一般治疗目标为维持基础心率50~60次/分。

4. 钙通道拮抗剂

降低心肌细胞内钙浓度，改善心肌主动舒张功能；降低血压，改善左心室早期充盈，减轻心肌肥厚，主要用于肥厚型心肌病。维拉帕米尽管有一定的负性肌力作用，但能通过减慢心率而改善舒张功能。

5. ACEI/ARB

有效控制高血压，从长远来看改善心肌及小血管重构，有利于改善舒张功能，最适用于高血压性心脏病及冠心病。

6. 维持窦性心律

尽量维持窦性心律，保持房室顺序传导，保证心室舒张期充分的容量。

7. 合理用药

在无收缩功能障碍的情况下，禁用正性肌力药物。

第三节　急性心力衰竭

急性心力衰竭（acute heart failure，AHF）是指心力衰竭急性发作和（或）加重的一种临床综合征，可表现为急性新发或慢性心衰急性失代偿。

【类型】

（一）临床分类

1. 急性左心衰竭

急性发作或加重的心肌收缩力明显降低、心脏负荷加重，造成急性心排血量骤降、肺循环压力突然升高、周围循环阻力增加，出现急性肺淤血、肺水肿并可伴组织器官灌注不足和心源性休克的临床综合征。包括慢性心衰急性失代偿、急性冠脉综合征、高血压急症、急性心瓣膜功能障碍、急性重症心肌炎、围生期心肌病和严重心律失常。

2. 急性右心衰竭

右心室心肌收缩力急剧下降或右心室的前后负荷突然加重，引起右心排血量急剧减低的临床综合征，常由右心室梗死、急性大面积肺栓塞、右心瓣膜病所致。

（二）严重程度分类

Killip 分级适用于评价急性心肌梗死时心力衰竭的严重程度。

Ⅰ级：无心力衰竭的临床症状与体征。

Ⅱ级：有心力衰竭的临床症状与体征。肺部 50% 以下肺野湿性啰音，心脏第三心音奔马律。

Ⅲ级：严重的心力衰竭临床症状与体征。严重肺水肿，肺部 50% 以上肺野湿性啰音。

Ⅳ级：心源性休克。

【临床表现】

突发严重呼吸困难，呼吸频率常达 30~50 次/分，强迫坐位、面色灰白、发绀、大汗、烦躁，同时频繁咳嗽，咳粉红色泡沫状痰。极重者可因脑缺氧而致神志模糊。发病伊始可有一过性血压升高，病情如未缓解，血压可持续下降直至休克。听诊时两肺满布湿性啰音和哮鸣音，心尖部第一心音减弱，率快，同时有舒张早期第三心音奔马律，肺动脉瓣第二心音亢进。

心源性休克主要表现：持续性低血压，收缩压降至 90mmHg 以下持续 30 分钟以上，PCWP>18mmHg，CI≤2.2L/（min·m²），伴组织低灌注状态，如皮肤湿冷、苍白和发绀，尿量显著减少，意识障碍，代谢性酸中毒。

胸部 X 线片显示：早期间质水肿时，上肺静脉充盈、肺门血管影模糊、小叶间隔增厚；肺水肿时表现为蝶形肺门；严重肺水肿时，为弥漫满肺的大片阴影。重症病人采用漂浮导管行床旁血流动力学监测，肺毛细血管楔压随病情加重而增高，心脏指数则相反。

【诊断与鉴别诊断】

根据典型症状与体征，一般不难做出诊断。临床评估时应尽快明确：容量状态、循环灌注状态、急性心衰诱因及并发症情况。疑似病人可行 BNP/NT-proB-NP 检测鉴别，阴性者几乎可排除急性心力衰竭的诊断。

【治疗】

急性左心衰竭时的缺氧和严重呼吸困难是致命的威胁，必须尽快缓解。治疗目标：改善症状，稳定血流动力学状态，维护重要脏器功能，避免复发，改善预后。

（一）一般处理

1. 体位

半卧位或端坐位，双腿下垂，以减少静脉回流。

2. 吸氧

立即高流量鼻管给氧，严重者采用无创呼吸机持续加压（CPAP）或双水平气道正压给氧，增加肺泡内压，既可加强气体交换，又可对抗组织液向肺泡内渗透。

3. 救治准备

静脉通道开放，留置导尿管，心电监护及经皮血氧饱和度监测等。

4. 出入量管理

合理控制出入量。

（二）药物治疗

1. 镇静

吗啡 3~5mg 静脉注射不仅可以使病人镇静，减少躁动所带来的额外的心脏负担，同时也具有舒张小血管的功能而减轻心脏负荷。必要时每间隔 15 分钟重复 1 次，共 2~3 次。老年病人可减量或改为肌内注射。

2. 快速利尿

呋塞米 20~40mg 于 2 分钟内静脉注射，4 小时后可重复 1 次。除利尿作用外，还有静脉扩张作用，有利于肺水肿缓解。

3. 氨茶碱

解除支气管痉挛，并有一定的增强心肌收缩、扩张外周血管作用。

4. 洋地黄类药物

毛花苷 C 静脉给药最适合用于有快速心室率的心房颤动并心室扩大伴左心室收缩功能不全者，首剂 0.4~0.8mg，2 小时后可酌情续用 0.2~0.4mg。

（三）血管活性药物

1. 血管扩张剂

须密切监测血压变化，小剂量慢速给药并合用正性肌力药物。

（1）硝普钠：为动、静脉血管扩张剂，静脉注射后 2~5 分钟起效，起始剂量 0.3μg/（kg·min）静脉滴注，根据血压逐步加量。因含有氰化物，用药时间不宜连续超过 24 小时。

（2）硝酸酯类：扩张小静脉，降低回心血量，使左室舒张末压及肺血管压降低，病人对本药的耐受量个体差异很大，常用药物包括硝酸甘油、双硝酸异山梨酯。后者耐药性和血压、浓度稳定性优于硝酸甘油。

（3）α受体拮抗剂：选择性结合α肾上腺受体，扩张血管，降低外周阻力，减轻心脏后负荷，并降低肺毛细血管压，减轻肺水肿，也有利于改善冠状动脉供血。常用药物乌拉地尔，扩张静脉的作用大于动脉，并能降低肾血管阻力，还可激活中枢 5-羟色胺 1A 受体，降低延髓心血管调节中枢交感神经冲动发放，且对心率无明显影响。

（4）人重组脑钠肽（rhBNP）：奈西立肽扩张静脉和动脉，降低前、后负荷，并具有排钠利尿、抑制 RAAS 和交感神经系统、扩张血管等作用，适用于急性失代偿性心衰。

2. 正性肌力药物

（1）β受体兴奋剂：小到中等剂量多巴胺可通过降低外周阻力，增加肾血流量，增加心肌收缩力和心排血量而均有利于改善症状。但大剂量可增加左心室后负荷和肺动脉压而对病人有害。多巴酚丁胺起始剂量同多巴胺，根据尿量和血流动力学监测结果调整，应注意其致心律失常的副作用。

（2）磷酸二酯酶抑制剂：米力农兼有正性肌力及降低外周血管阻力的作用，在扩血管利尿的基础上短时间应用米力农可能取得较好的疗效。

（3）左西孟旦（levosimendan）：通过结合于心肌细胞上的肌钙蛋白 C 增强心肌收缩，并通过介导腺苷三磷酸敏感的钾通道，扩张冠状动脉和外周血管，改善顿抑心肌的功能，减轻缺血并纠正血流动力学紊乱，适用于无显著低血压或低血压倾向的急性左心衰病人。

3. 血管收缩剂

去甲肾上腺素、肾上腺素等对外周动脉有显著缩血管作用的药物，多用于正性肌力药无明显改善的心源性休克。收缩外周血管重分配血流但以增加左室后负荷为代价提高血压，保证重要脏器灌注。

（四）非药物治疗

1. 机械通气

包括无创机械通气和气管插管机械通气，应用于合并严重呼吸衰竭经常规治疗不能改善者及心肺复苏病人。

2. 连续性肾脏替代治疗（continuous renal replacement therapy，CRRT）

在高容量负荷且对利尿剂抵抗、低钠血症且出现相应临床症状、肾功能严重受损且药物不能控制时，可用于代谢废物和液体的滤除，维持体内稳态。

3. 机械辅助循环支持装置

急性心衰经常规药物治疗无明显改善时可应用。

（1）主动脉内球囊反搏（intra-aortic balloon counterpulsation，IABP）：可用于冠心病急性左心衰病人，有效改善心肌灌注，降低心肌耗氧量并增加心排血量。

（2）体外膜式氧合（extracorporeal membrane oxygenation，ECMO）：在心脏不能维持全身灌注或者肺不能进行充分气体交换时提供体外心肺功能支持。急性心衰时可替代心脏功能，使心脏有充分的时间恢复，可作为心脏移植过渡治疗。

（3）可植入式电动左心室辅助泵 Impella：在急性心衰时通过辅助心室泵血来维持外周灌注并减少心肌耗氧量，从而减轻心脏的损伤。常用于左心室，也有用于右心室的设备。可用于高危冠心病病人和急性心肌梗死病人。

（五）病因治疗

应根据条件适时对诱因及基本病因进行治疗。

第六章　心律失常的诊断与治疗

第一节　概　述

正常情况下，心脏以一定范围的频率发生有规律的搏动，这种搏动的冲动起源于窦房结，以一定的顺序和速率传导至心房和心室，协调心脏各部位同步收缩、形成一次心搏，周而复始，为正常节律。心律失常是指心脏冲动的频率、节律、起源部位、传导速度或激动次序的异常。其可见于生理情况，更多见于病理性状态，包括心脏本身疾病和非心脏疾病。

【心脏传导系统】

心脏传导系统由负责正常心电冲动形成与传导的特殊心肌组成，包括窦房结、结间束、房室结、希氏束、左、右束支和浦肯野纤维网。

窦房结是心脏正常窦性心律的起搏点，位于上腔静脉入口与右心房后壁的交界处，长 10~20mm，宽 2~3mm，主要由 P（起搏）细胞与 T（移行）细胞组成。窦房结通常起搏频率为 60~100 次/分，冲动在 P 细胞形成后，通过 T 细胞传导至窦房结以外的心房组织。窦房结动脉起源于右冠状动脉者占 60%，起源于左冠状动脉回旋支者占 40%。

结间束连接窦房结与房室结，分成前、中与后三束。房室结位于房间隔的右后下部、冠状窦开口前、三尖瓣附着部的上方，长 7mm，宽 4mm。其上部为移行细胞区，与心房肌接续；中部为致密部，肌纤维交织排列；下部纤维呈纵向行走，延续至希氏束。房室结是最重要的次级起搏点，频率一般为 40~60 次/分。房室结的血供通常来自右冠状动脉。

希氏束为索状结构，长约 15mm，起自房室结前下缘，穿越中央纤维体后，走行于室间隔嵴上，然后分成左、右束支。左束支稍后分为左前分支和左后分支，分别进入两组乳头肌。由于左束支最先抵达室间隔左室面，遂使该区域成为心脏最早的激动部位。右束支沿室间隔右侧面行进，至前乳头肌根部分成许多细小分支，其主干细而长，易受损伤而发生传导阻滞。左、右束支的终末部呈树枝状分布，组成浦肯野纤维网，潜行于心内膜下。这些组织的血液供应来自冠状动脉前降支与后降支。

正常心电活动的顺序是冲动在窦房结形成后，由结间束和普通心房肌传递，抵达房室结及左心房；冲动在房室结内传导速度极为缓慢，抵达希氏束后传导再度加速；束支与浦肯野纤维的传导速度极快，使全部心室肌几乎同时被激动。最后，冲动抵达心外膜，完成一次心动周期。

心脏传导系统接受迷走神经与交感神经的双重调节。迷走神经兴奋性增加抑制窦房结的自律性与传导性，延长窦房结与周围组织的不应期，减慢房室结传导并延长其不应期；交感神经的作用与迷走神经相反。

【心律失常的病因】

心律失常的病因可分为遗传性和后天获得性。

遗传性心律失常多为基因突变导致的离子通道病，使得心肌细胞离子流发生异常。目前已经明确的遗传性心律失常包括长 QT 间期综合征、短 QT 间期综合征、Brngada 综合征、儿茶酚胺敏感性室性心动过速、早期复极综合征等，部分心房颤动和预激综合征病人也具有基因突变位点。此外，进行性心脏传导疾病、肥厚型心肌病、致心律失常型心肌病和左室致密化不全等心肌病，以及特发性室颤、心律失常猝死综合征和婴儿不明原因猝死等也与遗传因素有关。临床上确定或者怀疑遗传性心律失常疾病导致的心脏性猝死病人或幸存者及其直系亲属，应加强离子通道病和心肌病基因检测与风险评估。

后天获得性心律失常中，生理性因素如运动、情绪变化等可引起交感神经兴奋而产生快速型心律失常，或因睡眠等迷走神经兴奋而发生缓慢型心律失常；病理性因素又可分为心脏本身、全身性和其他器官障碍的因素。心脏本身的因素主要为各种器质性心脏病，包括冠心病、高血压性心脏病、风湿性心脏病、瓣膜病、心肌病、心肌炎和先天性心脏病等；全身性因素包括药物毒性作用、各种原因的酸碱平衡及电解质紊乱、神经与体液调节功能失调等。交感与副交感神经系统两者张力平衡时心电稳定，而当平衡失调时容易发生心律失常。心脏以外的其他器官在发生功能性或结构性改变时亦可诱发心律失常，如甲状腺功能亢进、贫血、重度感染、脑卒中等。此外，胸部手术（尤其是心脏手术）、麻醉过程、心导管检查、各种心脏介入性治疗及药物与毒素（如河豚素）等均可诱发心律失常。

【心律失常的分类】

心律失常按发生部位分为室上性（包括窦性、房性、房室交界性）和室性心律失常两大类；按发生时心率的快慢，分为快速型与缓慢型心律失常两大类；按发生机制分为冲动形成异常和冲动传导异常两大类。本章主要依据心律失常发生部位与机制以及心率快慢进行综合分类。

（一）冲动形成异常

1. 窦性心律失常

①窦性心动过速；②窦性心动过缓；③窦性心律不齐；④窦性停搏。

2. 异位心律

（1）被动性异位心律：逸搏及逸搏心律（房性、房室交界区性、室性）。

（2）主动性异位心律：①期前收缩（房性、房室交界区性、室性）；②阵发性心动过速（房性、房室交界区性、房室折返性、室性）与非阵发性心动过速；③心房扑动、心房颤动；④心室扑动、心室颤动。

（二）冲动传导异常

1. 干扰及干扰性房室分离

常为生理性。

2. 心脏传导阻滞

①窦房传导阻滞；②房内阻滞；③房室阻滞（一度、二度和三度房室阻滞）；④室内阻滞（左束支、右束支和分支阻滞）。

3. 折返性心律

阵发性心动过速（常见房室结折返、房室折返和心室内折返）。

4. 房室间传导途径异常

预激综合征。

(三) 冲动形成异常与冲动传导异常并存

反复心律和并行心律等。

(四) 人工心脏起搏参与的心律

包括 DDD (R) 和 VVI (R) 起搏器所具有的时间周期、起搏、感知与自身心律的相互影响等。

【心律失常发生机制】

心律失常的发生机制包括冲动形成异常和（或）冲动传导异常。

(一) 冲动形成异常

冲动形成异常包括自律性异常和触发活动。

自律性异常是指具有自律性的心肌细胞如窦房结、结间束、房室结和希氏束–浦肯野纤维系统等因自主神经兴奋性改变或其内在病变，导致不适当的冲动发放；或无自律性的心肌细胞，如心房和心室肌细胞，在病理状态下出现异常自律性，如心肌缺血、药物、电解质紊乱、儿茶酚胺增多等均可导致自律性异常增高而形成各种快速型心律失常，前者为正常节律点的自律性异常，后者为异常节律点形成。自律性异常可引起两种类型心律失常，一类是由于窦房结频率减慢或冲动被阻滞时，异位冲动夺获心室，称为被动性异位心律（逸搏或逸搏心律）；另一类是异位自律点频率超过窦房结频率而主导心脏节律，称为主动性异位心律

（期前收缩或自主性心动过速）。

触发活动是指心房、心室与希氏束–浦肯野组织在动作电位后产生的除极活动，又称为后除极。后除极包括早期后除极和延迟后除极，前者发生于动作电位2相或3相，主要与内向钙电流（I_{Ca}）有关，后者发生于动作电位4相，主要与细胞内钙离子浓度增高时的时相性波动有关。若后除极的振幅增高并达到阈值，便可引起一次激动，持续的反复激动即形成快速型心律失常。它可见于局部儿茶酚胺浓度增高、心肌缺血再灌注、低血钾、高血钙和洋地黄中毒时。

（二）冲动传导异常

冲动传导异常包括折返激动、传导阻滞和异常传导等。

折返是快速型心律失常的最常见发生机制。折返形成与维持的三个必备条件是折返环路、单向传导阻滞和缓慢传导。心脏两个或多个部位的传导性与不应期各不相同，包括传导速度快而不应期长的快径（β径）和传导速度慢而不应期短的慢径（α径），快径与慢径相互连接形成一个闭合环；其中一条通道发生单向传导阻滞，另一条通道传导缓慢，使原先发生阻滞的通道有足够时间恢复兴奋性，原先阻滞的通道再次激动，从而完成一次折返激动，冲动在环内反复循环，产生持续而快速的心律失常。折返机制形成的心动过速的特征是发作呈突发突止，且常由期前收缩诱发，也易被期前收缩或快速程序刺激终止。

冲动传导至某处心肌时，如适逢生理性不应期，可形成生理性阻滞或干扰现象。传导障碍由非生理性不应期所致者，称为病理性传导阻滞。异常传导主要是传导途径异常，房室旁道是最常见的异常途径。窦性或房性冲动经房室旁道传导引起心室预激，房室旁道和正常房室传导途径之间折返则形成房室折返性心动过速。

【心律失常的诊断】

（一）病史

心律失常的诊断应从详尽采集病史开始，让病人客观描述发生症状时的感受。病史通常能提供对诊断有用的线索。病史询问包括：①发作诱因和频度，起止方式，发作时症状和体征；②既往是否有类似心律失常发作史，以及家族成员中是否有类似发作史；③是否有已知心脏疾病病史；④是否有引起心脏病变的全身性疾病，如甲亢；⑤是否有服药史，尤其是抗心律失常药物、洋地黄和影响电解质的药物；⑥是否有植入人工心脏起搏器史等。

（二）体格检查

除检查心率与节律外，某些心脏体征有助于心律失常的诊断。例如，完全性房室阻滞或房室分离时心律规则，因 PR 间期不同，第一心音强度亦随之变化。若心房收缩与房室瓣关闭同时发生，颈静脉可见巨大 α 波。左束支阻滞可伴随第二心音反常分裂。

（三）心电图检查

是诊断心律失常最重要的一项无创伤性检查技术。应记录 12 或 18 导联心电图，并记录清楚显示 P 波导联的心电图长条以备分析，通常选择 V_1 或 Ⅱ 导联。心电图分析原则：①根据 P 波形态特征确定其节律，判断基本心律是窦性心律还是异位心律；②测定 PP 或 RR 间期，计算心房率或心室率有无心动过速或过缓，以及心律不齐；③测定 PR 间期和 QT 间期，判断有无延长或缩短；④比较 PP 间期和 RR 间期，寻找心房律和心室律的关系。

（四）长时间心电图记录

动态心电图是一种小型便携式记录器，连续记录病人 24~72 小时的心电图，病人日常工作与活动均不受限制。其主要用于心律失常和心肌缺血检查，包括了解心悸与晕厥等症状的发生是否与心律失常有关、明确心律失常或心肌缺血发作与日常活动的关系以及昼夜分布特征、协助评价抗心律失常药物疗效、起搏器或植入型心律转复除颤器的疗效以及是否出现功能等。

事件记录器适用于间歇发作且不频繁的心律失常诊断，可记录发生心律失常及其前后的心电图，通过直接回放或经有线或无线网络实时传输心电图至医院。植入式循环心电记录仪埋植于病人皮下，可自行启动、检测和记录心律失常，其电池寿命达 36 个月，主要用于发作不频繁、原因未明且疑心律失常所致的晕厥病人；其缺点是有创伤，费用昂贵。目前一些新型便携的动态心电图仪器使用 3G 或 4G 无线网络实时记录病人心电信息，并通过云端数据存储和数据分析，理论上可以无限期长时间记录心电信息。

（五）运动试验

病人在运动时出现心悸症状，可做运动试验协助诊断。但应注意，正常人进行运动试验，亦可发生期前收缩和心动过速，如房性期前收缩、室性期前收缩和房性心动过速等。运动试验常用于评估与儿茶酚胺有关的心律失常如儿茶酚胺敏感性室性心动过速，并评估心律失常危险性，协助判断预后等。但运动试验诊断心律失常的敏感性不如动态心电图。

（六）食管心电生理检查

解剖上左心房后壁毗邻食管，将食管电极经鼻腔送入食管的心房水平，可记录心房和心室电活动（食管心电图），并能进行心房快速起搏或程序电刺激，常用于鉴别室上性心动过速的类型，如是否存在房室结双径路。食管心电图还能清晰地识别心房与心室电活动，确定房室电活动的关系，鉴别室性心动过速与室上性心动过速伴室内差异性传导。经食管快速起搏心房可使预激图形更为清晰，有助于明确不典型预激综合征病人。应用电刺激诱发与终止心动过速还可用于协助评价抗心律失常药物疗效、评估窦房结功能、终止药物无效的某些折返性室上性心动过速。食管电生理检查简单易行、安全性高。

（七）心腔内电生理检查

心腔内电生理检查是将几根多电极导管经静脉和（或）动脉置于心腔内的不同部位，辅以 8~12 通道以上多导生理仪同步记录各部位电活动，包括右心房、右心室、希氏束、冠状静脉窦（反映左心房、心室电活动）。同时可应用程序电刺激和快速心房或心室起搏，测定心脏不同组织的电生理功能，诱发临床出现过的心动过速，预测和评价不同的治疗措施（如药物、起搏器、植入型心律转复除颤器、导管消融与手术治疗）的疗效。心腔内电生理检查主要包括三个目的：①诊断性应用：确诊心律失常及其类型，并明确心律失常的起源部位与发生机制；②治疗性应用：以电刺激终止心动过速发作或评价某项治疗措施能否防止电刺激诱发的心动过速；植入性电装置能否正确识别与终止电诱发的心动过速；通过电极导管，以不同种类的能量（射频、冷冻、超声等）消融参与心动过速形成的心肌，以达到治愈心动过速的目的；③判断预后：通过电刺激确定病人是否易于诱发室性心动过速、有无发生心脏性猝死的危险。常见需要进行心电生理检查的适应证包括：

1. 窦房结功能测定

当病人出现发作性晕厥症状，临床怀疑病态窦房结综合征，但缺乏典型心电图表现，可进行心电生理检查测定窦房结功能。测定指标包括窦房结恢复时间和窦房传导时间。

2. 房室与室内阻滞

体表心电图往往不能准确判断房室与室内阻滞的部位，心电生理检查则可明确阻滞的确切部位。检查内容包括：测定房室结维持 1：1 传导的最高心房起搏频率（正常不小于 130 次/分）；以程序心房刺激测定房室结与希氏束-浦肯野纤维的不应期以及各种传导间期，如：PA（反映心房内传导）、AH（反映房室结传导）、HV（反映希氏束-浦肯野纤维传导）。室内（希氏束分叉以下）阻滞时 HV 间期显著延长，当超过 80 毫秒常提示病人发生完全性房室阻滞的危险性极高。

3. 心动过速

当出现以下几种情况时应进行心电生理检查：①室上性或室性心动过速反复发作伴有明显症状；②发作不频繁难以明确诊断；③鉴别室上性心动过速伴有室内差异性传导或室性心动过速有困难者；④进行系列的心电生理-药理学试验以确定抗心律失常药物疗效；评价各种非药物治疗方法的效果；⑤心内膜标测确定心动过速的起源部位，并同时进行导管消融治疗。

4. 不明原因晕厥

经全面的病史询问、体格检查及无创伤性心脏检查仍未能明确晕厥病因者，可考虑行心腔内电生理检查。

(八) 三维心脏电生理标测及导航系统

常规的心腔内电生理标测对于复杂的心律失常的空间定位不确切，使得手术时间和 x 线曝光时间长且手术成功率不高。三维心脏电生理标测及导航系统（三维标测系统）是近年来迅速发展并广泛应用的新标测技术，能够减少 X 线曝光时间，加深对心律失常发生机制的认识和理解，提高消融治疗成功率。

临床上常应用的三维标测系统包括：心脏电解剖标测系统、接触标测系统以及非接触标测系统。主要功能包括：三维解剖定位、激动顺序标测、电压标测以及碎裂电位标测等，还可以将心脏三维 CT、磁共振影像等与系统构建的三维模型进行整合，建立更为直观、准确的心脏解剖构型。临床中三维标测系统可用于不适当窦性心动过速、室上性心动过速、预激综合征、频发房性期前收缩、局灶性或折返性房性心动过速、心房扑动、心房颤动、室性期前收缩、特发性室性心动过速、器质性室性心律失常等的导管消融治疗。

(九) 基因检测

对于无器质性心脏病而反复发生恶性心律失常甚至猝死的病人，可应用基因检测明确是否存在离子通道病。离子通道病种类繁多，常见发生突变的基因有 Na^+ 通道、K^+ 通道、Ca^{2+} 通道及其辅助亚单位等。基因检测有助于筛查家系中潜在的病人，指导治疗方案，如 ICD 或药物治疗等。基因检测准确率较高，但目前尚有很多离子通道病的致病基因未明确。

第二节 窦性心律失常

正常窦性心律的冲动起源于窦房结，频率为 60 ~ 100 次/分。心电图显示窦性心律的 P 波在 Ⅰ、Ⅱ、aVF 导联直立，aVR 导联倒置；PR 间期为 0.12 ~ 0.20 秒。窦性心律失常是由于窦房结冲动发放频率的异常或窦性冲动向心房的传导受阻所导致的心律失常。根据心电图及临床表现分为窦性心动过速、窦性心动过缓、窦性停搏、窦房传导阻滞以及病态窦房结综合征。

一、窦性心动过速

成人窦性心律的频率超过 100 次/分为窦性心动过速。目前临床上分为生理性窦性心动过速和不适当窦性心动过速。生理性窦性心动过速常见于健康人、吸烟、饮茶或咖啡、饮酒、体力活动及情绪激动时；也可见于某些病理状态，如发热、甲亢、贫血、休克、心肌缺血、充血性心力衰竭以及应用肾上腺素、阿托品等药物时。不适当窦性心动过速是指在静息状态下心率的持续性增快，或心率的增快与生理、情绪激动、病理状态或药物作用水平无关或不相一致，也称特发性窦性心动过速。其发生机制不明，可能与窦房结本身的自律性增强，或自主神经对窦房结的调节异常有关。窦性心动过速通常逐渐开始和终止，频率大多在 100 ~150 次/分。刺激迷走神经可使其频率逐渐减慢，停止刺激后又加速至原先水平。窦性心动过速的治疗应针对病因和去除诱发因素，如治疗心力衰竭、纠正贫血、控制甲亢等。必要时单用或联合应用 β 受体阻滞剂、非二氢吡啶类钙通道阻滞剂（如地尔硫 ）；如上述药物无效或不能耐受，可选用窦房结内向电流 I_f 抑制剂伊伐布雷定。药物无效而症状显著者可考虑导管消融改良窦房结功能。

二、窦性心动过缓

成人窦性心律的频率低于 60 次/分称为窦性心动过缓。窦性心动过缓常同时伴有窦性心律不齐（不同 PP 间期的差异>0.12 秒）。窦性心动过缓常见于健康的青年人、运动员及睡眠状态。其他原因包括颅内疾病、严重缺氧、低温、甲状腺功能减退、阻塞性黄疸和血管迷走性晕厥等，以及应用拟胆碱药物、胺碘酮 β 受体阻滞剂、非二氢吡啶类的钙通道阻滞剂或洋地黄等药物。窦房结病变和急性下壁心肌梗死亦常发生窦性心动过缓。无症状的窦性心动过缓通常无须治疗。如因心率过慢，出现心排血量不足症状，可应用阿托品或异丙肾上腺素等药物，但长期应用往往效果不确定，易发生严重副作用，故应考虑心脏起搏治疗。

三、窦性停搏

窦性停搏或窦性静止是指窦房结不能产生冲动。心电图表现为在较正常 PP 间期显著长的间期内无 P 波发生，或 P 波与 QRS 波均不出现，长的 PP 间期与基本的窦性 PP 间期无倍数关系。长时间的窦性停搏后，下位的潜在起搏点，如房室交界处或心室，可发出单个逸搏或逸搏性心律控制心室。窦性停搏多见于窦房结变性与纤维化、急性下壁心肌梗死、脑血管意外等病变以及迷走神经张力增高或颈动脉窦过敏；此外，应用洋地黄类药物、乙酰胆碱等药物亦可引起窦性停搏。过长时间的窦性停搏（>3 秒）且无逸搏发生时，病人可出现黑蒙、短暂意识障碍或晕厥，严重者可发生 Adams-Stokes 综合征，甚至死亡。治疗可参照病态窦房结综合征。

四、窦房传导阻滞

窦房传导阻滞简称窦房阻滞，指窦房结冲动传导至心房时发生延缓或阻滞。理论上 SAB 可分为三度。由于体表心电图不能显示窦房结电活动，因而无法确立一度窦房阻滞的诊断。三度窦房阻滞与窦性停搏鉴别困难。二度窦房阻滞分为两型：莫氏 I 型即文氏阻滞，表现为 PP 间期进行性缩短，直至出现一次长 PP 间期，该长即间期短于基本 PP 间期的两倍；莫 II 型阻滞时，长 PP 间期为基本 PP 间期的整倍数。窦房阻滞后可出现逸搏心律。窦房阻滞的病因及治疗参见病态窦房结综合征。

五、病态窦房结综合征

病态窦房结综合征简称病窦综合征，是由窦房结病变导致功能减退，产生多种心律失常的综合表现。病人可在不同时间出现一种以上的心律失常，常同时合并心房自律性异常，部分病人同时有房室传导功能障碍。

【病因】

众多病变过程，如纤维化与脂肪浸润、硬化与退行性变、淀粉样变性、甲状腺功能减退、某些感染（布鲁氏菌病、伤寒）等，均可损害窦房结，导致窦房结起搏与窦房传导功能障碍；窦房结周围神经和心房肌的病变，窦房结动脉供血减少亦是病窦综合征的病因。颈动脉窦过敏、脑血管意外、高血钾、迷走神经张力增高，某些抗心律失常药物如洋地黄类药物、乙酰胆碱等抑制窦房结功能亦可导致窦房结功能障碍，应注意鉴别。

【临床表现】

病人出现与心动过缓有关的心、脑等脏器供血不足的症状，如发作性头晕、黑蒙、心悸、乏力和运动耐力下降等；严重者可出现心绞痛、心力衰竭、短暂意识障碍或晕厥，甚至猝死。如有心动过速发作，则可出现心悸、心绞痛等症状。

【心电图特征】

心电图的主要表现包括：①非药物引起的持续而显著的窦性心动过缓（50次/分以下）窦性停搏或窦性静止与窦房阻滞；③窦房阻滞与房室阻滞并存；④心动过缓-心动过速综合征，简称慢-快综合征，是指心动过缓与房性快速型心律失常（心房扑动、心房颤动或房性心动过速）交替发作。

病态窦房结综合征的其他心电图改变为：①未应用抗心律失常药物的情况下，心房颤动的心室率缓慢，或其发作前后有窦性心动过缓和（或）一度房室阻滞；②变时功能不全，表现为运动后心率提高不显著；③房室交界区性逸搏心律等。

根据心电图的典型表现以及临床症状与心电图改变存在明确的相关性，即可确定诊断。为确定症状与心电图改变的关系，可作单次或多次动态心电图或事件记录器检查，如晕厥等症状发作的同时记录到显著的心动过缓或心脏停搏，即可提供有力佐证。

【治疗】

若病人无心动过缓相关的症状，不必治疗，仅定期随诊观察。对于有症状的病态窦房结综合征病人，应接受起搏器治疗。

慢-快综合征病人发作心动过速，单独应用抗心律失常药物治疗时可能加重心动过缓。应用起搏治疗后，病人仍有心动过速发作，可同时应用抗心律失常药物。慢-快综合征在快速型心律失常得到矫正后（如导管消融房颤），其缓慢型心律失常的表现，包括窦性停搏、原有缓慢型心律失常所致的头晕和乏力等症状可减轻甚至消失，部分病人可能无须安装永久起搏器。此外，由于慢-快综合征病人合并心房扑动或心房颤动使血栓栓塞发生率增高，因此应考虑抗栓治疗。

第三节　房性心律失常

一、房性期前收缩

房性期前收缩是指起源于窦房结以外心房的任何部位的心房激动，是临床上常见的心律失常。

【临床表现】

主要表现为心悸，一些病人有胸闷、乏力症状，自觉有停跳感，有些病人可能无任何症状。多为功能性，正常成人进行 24 小时心电检测，大约 60% 有房性期前收缩发生。在各种器质性心脏病如冠心病、肺心病、心肌病等病人中，房性期前收缩发生率明显增加，并常可引起其他快速型房性心律失常。

【心电图特征】

心电图表现为：①P 波提前发生，与窦性 P 波形态不同；②PR 间期>120 毫秒；③QRS 波群呈室上性，部分可有室内差异性传导；④多为不完全代偿间歇。如发生在舒张早期，适逢房室结尚未脱离前次搏动的不应期，可产生传导中断，无 QRS 波发生（被称为阻滞的或未下传的房性期前收缩）或缓慢传导（下传的PR 间期延长）现象。

【治疗】

房性期前收缩通常无须治疗。当有明显症状或因房性期前收缩触发室上性心动过速时，应给予治疗。吸烟、饮酒与咖啡均可诱发房性期前收缩，应劝导病人戒除或减量。治疗药物包β受体阻滞剂、非二氢吡啶类钙通道阻滞剂、普罗帕酮和胺碘酮等。

二、房性心动过速

房性心动过速简称房速，指起源于心房且无须房室结参与维持的心动过速。发生机制包括自律性增加、折返与触发活动。根据起源点不同，分为局灶性房性心动过速和多源性房性心动过速，后者也称为紊乱性房性心动过速，是严重肺部疾病常见的心律失常，最终可能发展为心房颤动。

【病因】

冠心病、慢性肺部疾病、洋地黄中毒、大量饮酒以及各种代谢障碍均可成为致病原因。心外科手术或导管消融术后所导致的手术瘢痕也可以引起房性心动过速。部分心脏结构正常的病人中也能见到。

【临床表现】

可表现为心悸、头晕、胸痛、憋气、乏力等症状，有些病人可能无任何症状。合并器质性心脏病的病人甚至可表现为晕厥、心肌缺血或肺水肿等。症状发作可呈短暂、间歇或持续发生。当房室传导比例发生变动时，听诊心律不恒定，第一心音强度变化。

【心电图特征】

局灶性房性心动过速心电图特征包括：①心房率通常为150～200次/分；②P波形态与窦性P波不同；③当房率加快时可出现二度Ⅰ型Ⅱ型房室阻滞，呈现 2∶1 房室传导者亦属常见，但心动过速不受影响；④P 波之间的等电线仍存在（与心房扑动时等电线消失不同）；⑤刺激迷走神经不能终止心动过速，仅加重房室阻滞；⑥发作开始时心率逐渐加速。

多源性房性心动过速心电图特征包括：①通常有 3 种或以上形态各异的 P 波，PR 间期各不相同；②心房率 100~130 次/分；③大多数 P 波能下传心室，但部分 P 波因过早发生而受阻，心室率不规则。

【治疗】

房性心动过速的处理主要取决于心室率的快慢及病人的血流动力学情况。如心室率不太快且无严重的血流动力学障碍，不必紧急处理。如心室率达 140 次/分以上，由洋地黄中毒所致或临床上有严重充血性心力衰竭或休克征象，应进行紧急治疗。其处理方法如下。

（一）病因与诱因治疗

主要针对基础疾病治疗。肺部疾病病人应纠正低氧血症、控制感染等治疗。如洋地黄引起者，需立即停用洋地黄，并纠正可能伴随的电解质紊乱，特别要警惕低钾血症，必要时选用利多卡因、β 受体阻滞剂和普罗帕酮等。

（二）控制心室率

可选 β 受体阻滞剂、非二氢吡啶类钙通道阻滞剂和洋地黄以减慢心室率。

（三）转复窦性心律

可用ⅠA、ⅠC 或Ⅲ类（胺碘酮、伊布利特等）抗心律失常药转复窦性心律，血流动力学不稳定者宜立即行直流电复律。部分局灶性房性心动过速病人药物治疗效果不佳时，可考虑导管消融治疗。

三、心房扑动

心房扑动简称房扑，是介于房速和心房颤动之间的快速型心律失常。健康者很少见，病人多伴有器质性心脏病。

【病因】

多见于器质性心脏病如风湿性心脏病、冠心病、高血压性心脏病、心肌病等。此外，肺栓塞，慢性充血性心力衰竭，二、三尖瓣狭窄与反流导致心房扩大，甲状腺功能亢进，酒精中毒，心包炎等，亦可出现房扑。部分病人也可无明显病因。

【临床表现】

病人的症状主要与房扑的心室率相关，心室率不快时，病人可无症状；房扑伴有极快的心室率，可诱发心绞痛与充血性心力衰竭。房扑往往有不稳定的倾向，可恢复窦性心律或进展为心房颤动，但亦可持续数个月或数年。房扑病人也可产生心房血栓，进而引起体循环栓塞。体格检查可见快速的颈静脉扑动。当房室传导比例发生变化时，第一心音强度亦随之变化。有时能听到心房音。

【心电图特征】

心电图特征包括：①窦性 P 波消失，代之以振幅、间距相同的有规律的锯齿状扑动波，称为 F 波，扑动波之间的等电线消失，频率常为 250～350 次/分；②心室率规则或不规则，取决于房室传导比例是否恒定，房扑波多以 2∶1 及 4∶1 交替下传；③QRS 波形态正常，当出现室内差异传导、原先有束支阻滞或经房室旁路下传时，QRS 波增宽、形态异常。

【治疗】

（一）药物治疗

减慢心室率的药物包括 β 受体阻滞剂、钙通道阻滞剂（维拉帕米、地尔硫卓）或洋地黄制剂（地高辛、毛花苷 C）。转复房扑并预防复发的药物包括ⅠA类、ⅠC 和Ⅲ类（伊布利特、多非利特和胺碘酮）抗心律失常药。伊布利特用于新发房扑复律治疗，禁用于严重器质性心脏病、QT 间期延长和窦房结功能障碍者；多非利特亦可选用。应用ⅠA和ⅠC类药物复律前应先控制心室率，避免因房扑频率减慢后房室传导加快而导致心室率增加，但合并冠心病、充血性心力衰竭的房扑病人，应用ⅠA与ⅠC类药物容易导致严重室性心律失常，故应选用胺碘酮。长期维持窦性心律可选用胺碘酮、多非利特或索他洛尔等药物。

（二）非药物治疗

直流电复律是终止房扑最有效的方法。通常应用很低的电能（低于50J），便可迅速将房扑转复为窦性心律。食管调搏也是转复房扑的有效方法，尤其适用于服用大量洋地黄制剂病人。导管消融可根治房扑，因房扑的药物疗效有限，对于症状明显或引起血流动力学不稳定的房扑，应选用导管消融治疗。

（三）抗凝治疗

持续性心房扑动的病人发生血栓栓塞的风险明显增高，应给予抗凝治疗。具体抗凝策略同心房颤动。

四、心房颤动

心房颤动简称房颤，是最常见的心律失常之一，是指规则有序的心房电活动丧失，代之以快速无序的颤动波，是严重的心房电活动紊乱。心房无序的颤动即失去了有效的收缩与舒张，心房泵血功能恶化或丧失，加之房室结对快速心房激动的递减传导，引起心室极不规则的反应。因此，心室律（率）紊乱、心功能受损和心房附壁血栓形成是房颤病人的主要病理生理特点。2004年中国部分区域30~85岁人群的流行病学调查显示，我国房颤患病率约为0.77%，≥80岁人群中可高达7.5%。

【病因】

房颤常发生于器质性心脏病病人，多见于高血压性心脏病、冠心病、风湿性心脏病二尖瓣狭窄、心肌病以及甲状腺功能亢进，其次缩窄性心包炎、慢性肺源性心脏病、预激综合征和老龄也可引起房颤。部分房颤原因不明，可见于正常人，可在情绪激动、外科手术、运动或大量饮酒时发生；房颤发生在无结构性心脏病的中青年，称为孤立性房颤或特发性房颤。

【分类】

一般将房颤分为首诊房颤、阵发性房颤、持续性房颤、长期持续性房颤及永久性房颤。

【临床表现】

房颤症状的轻重受心室率快慢的影响。心室率超过 150 次/分，病人可发生心绞痛与充血性心力衰竭。心室率不快时，病人可无症状。房颤时心房有效收缩消失，心排血量比窦性心律时减少达 25％或更多。

房颤并发血栓栓塞的危险性甚大，尤以脑栓塞危害最大，常可危及生命并严重影响病人的生存质量。栓子来自左心房，多在左心耳部，因心房失去收缩力、血流淤滞所致。非瓣膜性心脏病合并房颤者发生脑卒中的机会较无房颤者高出 5～7 倍。二尖瓣狭窄或二尖瓣脱垂合并房颤时，脑栓塞的发生率更高。

心脏听诊第一心音强度变化不定，心律极不规则。当心室率快时可发生脉搏短绌，原因是许多心室搏动过弱以致未能开启主动脉瓣，或因动脉血压波太小，未能传导至外周动脉。

一旦房颤病人的心室律变得规则，应考虑以下的可能性：①恢复窦性心律；②转变为房性心动过速；③转变为房扑（固定的房室传导比率）；④发生房室交界区性心动过速或室性心动过速。如心室律变为慢而规则（30～60 次/分），提示可能出现完全性房室传导阻滞。心电图检查有助于确立诊断。房颤病人并发房室交界区性与室性心动过速或完全性房室传导阻滞，最常见原因为洋地黄中毒。

【心电图特征】

心电图特征包括：①P 波消失，代之以小而不规则的基线波动，形态与振幅均变化不定，称为 f 波；频率为 350～600 次/分；②心室率极不规则；③QRS 波形态通常正常，当心室率过快，发生室内差异性传导，QRS 波增宽变形。

【治疗】

心房颤动治疗强调长期综合管理，即在治疗原发疾病和诱发因素基础上，积极预防血栓栓塞、转复并维持窦性心律及控制心室率，这是房颤治疗的基本原则。

（一）抗凝治疗

房颤病人的栓塞发生率较高，因此，抗凝治疗是房颤治疗的重要内容。对于合并瓣膜病病人，需应用华法林抗凝。对于非瓣膜病病人，需使用 CHADS$_2$ 或 CHA$_2$DS$_2$-VASc 评分系统进行血栓栓塞的危险分层。CHA$_2$DS$_2$ 评分简单易行，但对脑卒中低危病人的评估不够准确。故临床上多采用 CHA$_2$DS$_2$-VASc 评分系统（表 3-2）。CHA$_2$DS$_2$-VASc 评分≥2 分者，需抗凝治疗；评分 1 分者，根据获益与风险权衡，优选抗凝治疗；评分为 0 分者，无须抗凝治疗。房颤病人抗凝治疗前需同时进行出血风险评估，临床上常用 HAS-BLED 评分系统。HAS-BLED 评分≥3 分为高出血风险。但应当注意，对于高出血风险病人应积极纠正可逆的出血因素，不应将 HAS-BLED 评分增高视为抗凝治疗的禁忌证。

华法林是房颤抗凝治疗的有效药物。口服华法林，使凝血酶原时间国际标准化比值（INR）维持在 2.0~3.0，能安全而有效地预防脑卒中发生。房颤持续不超过 24 小时，复律前无须作抗凝治疗。否则应在复律前接受华法林有效抗凝治疗 3 周，待成功复律后继续治疗 3~4 周；或行食管超声心动图除外心房血栓后再行复律，复律成功后仍需华法林有效抗凝治疗 4 周。紧急复律治疗可选用静注肝素或皮下注射低分子量肝素抗凝。新型口服抗凝药物（NOACs）如达比加群酯、利伐沙班、阿哌沙班等目前主要用于非瓣膜性房颤的抗凝治疗。NOACs 的特点是不需常规凝血指标监测，较少受食物或药物的影响，安全性较好。

经皮左心耳封堵术是预防脑卒中和体循环栓塞事件的策略之一。对于 CHA$_2$DS$_2$-VASc 评分≥2 的非瓣膜性房颤，且不适合长期抗凝治疗或长期规范抗凝治疗基础上仍发生卒中或栓塞事件、HAS-BLED 评分≥3 分的病人，可考虑行经皮左心耳封堵术。

（二）转复并维持窦性心律

将房颤转复为窦性心律的方法包括药物复律、电复律及导管消融治疗。ⅠA（奎尼丁、普鲁卡因胺）、ⅠC（普罗帕酮）或Ⅲ类（胺碘酮、伊布利特）抗心律失常药物均可能转复房颤，成功率60%左右。奎尼丁可诱发致命性室性心动过速，增加死亡率，目前已很少应用。ⅠC类亦可致室性心律失常，严重器质性心脏病病人不宜应用。胺碘酮致心律失常发生率最低，是目前常用的维持窦性心律药物，特别适用于合并器质性心脏病的病人。其他维持窦性心律的药物还有多非利特、普罗帕酮、索他洛尔、决奈达隆，但临床疗效均不及胺碘酮。临床上使用中成药制剂稳心颗粒或参松养心胶囊对维持窦性心律亦有一定效果。药物复律无效时，可改用电复律。如病人发作开始时已呈现急性心力衰竭或血压下降明显，宜紧急施行电复律。复律治疗成功与否与房颤持续时间的长短、左心房大小和年龄有关。

对于症状明显、药物治疗无效的阵发性房颤，导管消融可以作为一线治疗；病史较短、药物治疗无效且无明显器质性心脏病的症状性持续性房颤以及存在心衰和（或）LVEF减少的症状性房颤病人，亦可行导管消融治疗。此外，外科迷宫手术也可用于维持窦性心律，且具有较高的成功率。

（三）控制心室率

临床研究表明，持续性房颤病人选择控制心室率加抗凝治疗，预后与经复律后维持窦性心律者并无显著差异，且更简便易行，尤其适用于老年病人。控制心室率的药物包括β受体阻滞剂、钙通道阻滞剂、洋地黄制剂和某些抗心律失常药物（如胺碘酮、决奈达隆），可单用或者联合应用，但应注意这些药物的禁忌证。对于无症状的房颤，且左心室收缩功能正常，控制静息心室率<110次/分。对于症状性明显或出现心动过速心肌病时，应控制静息心室率<80次/分且中等运动时心室率<110次/分。达到严格心室率控制目标后，应行24小时动态心电图监测以评估心动过缓和心脏停搏情况。

对于房颤伴快速心室率、药物治疗无效者，可施行房室结消融或改良术，并同时安置永久起搏器。对于心室率较慢的房颤病人，最长 RR 间期>5 秒或症状显著者，亦应考虑起搏器治疗。

第四节 房室交界区性心律失常

一、房室交界区性期前收缩

房室交界区性期前收缩简称交界性期前收缩，其冲动起源于房室交界区，可前向和逆向传导，分别产生提前发生的 QRS 波群与逆行 P 波；逆行 P 波可位于 QRS 波群之前（PR 间期<0.12 秒）、之中或之后（RP 间期<0.20 秒）；QRS 波群形态正常，当发生室内差异性传导，QRS 波群形态可有变化。交界性期前收缩通常无须治疗。

二、房室交界区性逸搏与心律

房室交界区组织在正常情况下不表现自律性，称为潜在起搏点。下列情况时，潜在起搏点可成为主导起搏点：由于窦房结发放冲动频率减慢，低于上述潜在起搏点的固有频率；由于传导障碍，窦房结冲动不能抵达潜在起搏点部位，潜在起搏点除极产生逸搏。房室交界区性逸搏的频率通常为 40~60 次/分。心电图表现为在长于正常 PP 间期的间歇后出现一个正常的 QRS 波群，P 波缺失，或逆行 P 波位于 QRS 波群之前或之后，此外，亦可见到未下传至心室的窦性 P 波。

房室交界区性心律指房室交界区性逸搏连续发生形成的节律。心电图显示正常下传的 QRS 波群，频率为 40~60 次/分。可有逆行 P 波，或存在独立的缓慢的心房活动，从而形成房室分离。此时，心室率超过心房率。房室交界区性逸搏或心律的出现，与迷走神经张力增高、显著的窦性心动过缓或房室阻滞有关，同时也是避免发生心室停搏的生理保护机制。

查体时颈静脉搏动可出现大的 α 波，第一心音强度变化不定。一般无须治疗。必要时可起搏治疗。

三、非阵发性房室交界区性心动过速

非阵发性房室交界区性心动过速的发生机制与房室交界区组织自律性增高或触发活动有关。最常见的病因为洋地黄中毒，其他为下壁心肌梗死、心肌炎、急性风湿热或心瓣膜手术后，亦偶见于正常人。

心动过速发作起始与终止时心率逐渐变化，有别于突发突止的阵发性心动过速，故称为"非阵发性"。心率 70~150 次/分或更快，心律通常规则，QRS 波正常。自主神经系统张力变化可影响心率快慢。如心房活动由窦房结或异位心房起搏点控制，可发生房室分离。洋地黄过量引起者，经常合并房室交界区文氏型传导阻滞，使心室律变得不规则。

治疗主要针对基本病因。本型心律失常通常能自行消失，如病人耐受性良好，仅需密切观察和治疗原发疾病。已用洋地黄或疑洋地黄中毒者应立即停用洋地黄，补充钾盐，可应用洋地黄抗体，不宜施行电复律。如与洋地黄无关，可应用 β 受体阻滞剂、钙通道阻滞剂或洋地黄治疗。其他药物可选用 I A、I C 与 Ⅲ 类（胺碘酮）药物。

四、房室交界区相关的折返性心动过速

房室交界区相关的折返性心动过速主要包括房室结折返性心动过速和房室折返性心动过速两大类，其共同的发生机制为折返，但前者的折返环路位于房室结内，后者由房室交界区、旁道与心房、心室共同组成折返环路。两者的心电图表现均为室上性 QRS 波群和规则 RR 间期，少部分病人为宽 QRS 波群。

阵发性室上性心动过速简称室上速。大多数心电图表现为 QRS 波群形态正常、RR 间期规则的快速心律。传统的室上性心动过速定义是起源于心室希氏束分支以上部位的心动过速。但随着现代电生理学发展，认识到其折返途径不仅涉及心房和房室交界区，也涉及希氏束和心室。因此，广义室上性心动过速包含所有起源和传导途径不局限于心室内的心动过速（但不包括房内大折返所致的心房

扑动），包括：①窦性快速型心律失常：生理性窦性心动过速、不恰当窦性心动过速和窦房结折返性心动过速等；②房性心动过速；③房室结折返性心动过速；④房室折返性心动过速；⑤自律性交界性心动过速和非阵发性交界性心动过速。狭义的阵发性室上性心动过速特指房室结折返性心动过速和房室折返性心动过速，其中后者的发生与预激综合征密切相关。

第五节　室性心律失常

一、室性期前收缩

室性期前收缩是一种最常见的心律失常，是指希氏束分叉以下部位过早发生的，提前使心肌除极的心搏。

【病因】

正常人与各种心脏病病人均可发生室性期前收缩。正常人发生室性期前收缩的机会随年龄的增长而增加。心肌炎、缺血、缺氧、麻醉和手术均可使心肌受到机械、电、化学性刺激而发生室性期前收缩。洋地黄、奎尼丁、三环类抗抑郁药中毒发生严重心律失常之前常先有室性期前收缩出现。电解质紊乱（低钾、低镁等）、精神不安、过量烟、酒、咖啡亦能诱发室性期前收缩。室性期前收缩常见于高血压、冠心病、心肌病、风湿性心脏病与二尖瓣脱垂病人。

【临床表现】

室性期前收缩常无特异性症状，且是否有症状或症状的轻重程度与期前收缩的频发程度无直接相关。病人一般表现为心悸、心跳或"停跳"感，类似电梯快速升降的失重感或代偿间歇后有力的心脏搏动，可伴有头晕、乏力、胸闷等症状。严重器质性心脏疾病者，长时间频发室性期前收缩可产生心绞痛、低血压或心衰等。听诊时，室性期前收缩后出现较长的停歇，且室性期前收缩的第二心音强度减弱，仅能听到第一心音。桡动脉搏动减弱或消失。

【心电图特征】

心电图表现为：①提前发生的 QRS 波群，时限常超过 0.12 秒、宽大畸形；②ST 段与 T 波的方向与 QRS 主波方向相反；③室性期前收缩与其前面的窦性搏动之间期（称为配对间期）恒定，后可出现完全性代偿间歇。

室性期前收缩的类型：室性期前收缩可孤立或规律出现。当每个窦性搏动后跟随一个室性期前收缩称为二联律；每两个窦性搏动后出现一个室性期前收缩为三联律；如此类推。连续发生两个室性期前收缩称成对室性期前收缩。连续三个或以上室性期前收缩称室性心动过速。如室性期前收缩恰巧插入两个窦性搏动之间，不产生期前收缩后停顿，称为间位性室性期前收缩。同一导联内，室性期前收缩形态相同者，为单形性室性期前收缩；形态不同者称多形性或多源性室性期前收缩。

【治疗】

首先应对病人室性期前收缩的类型、症状及其原有心脏病变做全面的了解；然后根据不同的临床状况决定是否给予治疗，采取何种方法治疗以及确定治疗的终点。

（一）无器质性心脏病

室性期前收缩不会增加此类病人发生心脏性死亡的危险性，因此无明显症状或症状轻微者，不必药物治疗。若病人症状明显，治疗以消除症状为目的。应特别注意对病人做好耐心解释和关心，说明这种情况的良性预后，减轻病人的焦虑与不安，避免诱发因素，如吸烟、咖啡、应激等。药物宜选用 β 受体阻滞剂、非二氢吡啶类钙通道阻滞剂和普罗帕酮等，中成药如参松养心胶囊、稳心颗粒等亦具有减少期前收缩和减轻症状的作用。二尖瓣脱垂病人发生室性期前收缩，仍遵循上述原则，可首先给予 β 受体阻滞剂。

（二）器质性心脏病

器质性心脏病合并心功能不全者，原则上只处理心脏本身疾病，不必应用治疗室性期前收缩的药物。若症状明显，可选用β受体阻滞剂、非二氢吡啶类钙通道阻滞剂和胺碘酮等。

急性心肌缺血或梗死合并室性期前收缩病人，首选再灌注治疗，不主张预防性应用抗心律失常药物。如果实施再灌注治疗前已出现频发室性期前收缩、多源性室性期前收缩，可应用β受体阻滞剂，并纠正诱因，尤其是电解质紊乱如低钾、低镁血症。避免使用IA类抗心律失常药物，尽管其能有效减少室性期前收缩，但由于药物本身具有致心律失常作用，可能使总死亡率和猝死的风险增加。

（三）导管消融治疗

少部分起源于右心室流出道或左心室后间隔的频发室性期前收缩，若病人症状明显，抗心律失常药物疗效不佳，或不能耐受药物治疗，且无明显器质性心脏病，可考虑经导管射频消融治疗，成功率较高。起源于其他部位的单形性室性期前收缩，亦可射频消融治疗，但成功率较低。

二、室性心动过速

室性心动过速简称室速，是起源于希氏束分支以下的特殊传导系统或者心室肌的连续3个或3个以上的异位心搏。及时正确地判断和治疗室速具有非常重要的临床意义。

【病因】

室速常发生于各种器质性心脏病病人。最常见为冠心病，其次是心肌病、心力衰竭、二尖瓣脱垂、心瓣膜病等，其他病因包括代谢障碍、电解质紊乱、长QT间期综合征等。室速偶可发生在无器质性心脏病者，称为特发性室速。其多起源于右心室流出道（右室特发性室速）、左心室间隔部（左室特发性室速）和主动脉窦部。少部分室速与遗传因素有关，又称为离子通道病，如长QT间期综合征、Brngada 综合征等。

【临床表现】

室速的临床症状视发作时心室率、持续时间、基础心脏病变和心功能状况不同而异。非持续性室速（发作时间短于 30 秒，能自行终止）的病人通常无症状。持续性室速（发作时间超过 30 秒，需药物或电复律始能终止）常伴有明显血流动力学障碍与心肌缺血。临床症状包括低血压、少尿、气促、心绞痛、晕厥等。部分多形性室速、尖端扭转型室速发作后很快蜕变为心室颤动，导致心源性晕厥、心脏骤停和猝死。

听诊心律可轻度不规则，第一、二心音分裂，收缩期血压随心搏变化。

【心电图特征】

心电图表现为：①3 个或以上的室性期前收缩连续出现；②心室率常为 100 ~250 次/分；③节律规则或略不规则；④心房独立活动与 QRS 波无固定关系，形成室房分离；⑤偶可见心室激动逆传夺获心房。

心室夺获与室性融合波：室速发作时少数室上性冲动可下传心室，产生心室夺获，表现为在 P 波之后，提前发生一次正常的 QRS 波。室性融合波的 QRS 波形态介于窦性与异位心室搏动，其意义为部分夺获心室。心室夺获与室性融合波的存在对确立室性心动过速诊断提供重要依据。

按室速发作时 QRS 波的形态，可将室速区分为单形性室速和多形性室速，QRS 主波方向呈交替变换者称双向性室速。

室性心动过速与室上性心动过速伴有室内差异性传导的心电图表现十分相似，两者的临床意义与处理截然不同，因此应注意鉴别。

【心电生理检查】

心电生理检查对确立室速的诊断有重要价值。若能在心动过速发作时记录到希氏束波（H），通过分析希氏束波开始至心室波（V）开始的间期（HV 间期），有助于室上速与室速的鉴别。室上速的 HV 间期应大于或等于窦性心律时的 HV 间期，室速的 HV 间期小于窦性 HV 间期或为负值（因心室冲动通过希氏束-浦肯野系统逆传）。由于导管位置不当或希氏束波（H）被心室波掩盖，则无法测定 HV 间期。心动过速发作期间，施行心房超速起搏，如果随着刺激频率的增加，QRS 波群的频率相应增加，且形态变为正常，说明原有的心动过速为室速。

【治疗】

首先应决定哪些病人应给予治疗。目前除了 β 受体阻滞剂、胺碘酮以外，尚未能证实其他抗心律失常药物能降低心脏性猝死的发生率。同时抗心律失常药物本身亦会导致或加重原有的心律失常。目前对于室速的治疗，一般遵循的原则是：无器质性心脏病病人发生非持续性室速，如无症状或血流动力学影响，处理原则与室性期前收缩相同；有器质性心脏病或有明确诱因者应首先给予针对性治疗；持续性室速发作，无论有无器质性心脏病，均应给予治疗。

（一）终止室速发作

无显著血流动力学障碍的室速，可选用利多卡因、β 受体阻滞剂或胺碘酮静脉推注，但经中心静脉用药会引起低血压，因此用药时要严密监测生命体征。如病人已发生低血压、休克、心绞痛、充血性心力衰竭或脑血流灌注不足等症状，应迅速施行电复律。复律成功后可静脉应用胺碘酮、利多卡因等，以防止室速短时间内复发。洋地黄中毒引起的室速不宜用电复律，应给予药物治疗。

（二）预防复发

应努力寻找和治疗诱发及维持室速的可逆性病变，例如缺血、低血压及低血钾等。治疗充血性心力衰竭有助于减少室速发作。窦性心动过缓或房室阻滞时，心室率过于缓慢，亦有利于室性心律失常的发生，可给予阿托品治疗或应用人工心脏起搏。

急性心肌缺血合并室速的病人，首选冠脉血运重建，也可应用 β 受体阻滞剂预防室性心律失常。β 受体阻滞剂能降低心肌梗死后猝死发生率，其作用可能主要是通过降低交感神经活性与改善心肌缺血实现。如果室速频繁发作，且不能被电复律有效控制，可静脉应用胺碘酮。经完全血运重建和最佳药物治疗后，仍反复发作室速或电风暴者，可植入心律转复除颤器（ICD）。

ICD 植入治疗亦可应用于持续性多形性室速及遗传性心律失常综合征病人。药物治疗后仍反复发作单形性室速或 ICD 植入后反复电击的病人可考虑导管消融治疗。

【特殊类型的室性心动过速】

（一）尖端扭转型室速（torsade de pointes，TDP）

是多形性室速的一种特殊类型，因发作时 QRS 波群的振幅与波峰呈周期性改变，宛如围绕等电位线连续扭转而得名，频率 200～500 次/分。当室性期前收缩发生在舒张晚期、落在前面 T 波的终末部时（R-on-T）可诱发室速。此外，在长-短周期可为先天性、电解质紊乱（如低钾血症、低镁血症）、抗心律失常药物（如 I A 类或Ⅲ类）、吩噻嗪和三环类抗抑郁药、颅内病变、心动过缓（特别是三度房室阻滞）等。尖端扭转型室速病人，应努力寻找和去除导致 QT 间期延长的获得性病因，停用明确或可能诱发尖端扭转型室速的药物。治疗上首先给予静脉注射镁盐。I A 类或Ⅲ类药物可使 QT 间期更加延长，故不宜应用。先天性长 QT 间期综合征治疗应选用 β 受体阻滞剂。药物治疗无效者，可考虑左颈胸交感神经切断术，或植入 ICD 治疗。

（二）加速性室性自主心律

亦称缓慢型室速，其发生机制与自律性增加有关。心电图通常表现为连续发生 3～10 个起源于心室的 QRS 波群，心率常为 60～110 次/分。心动过速的开始与终止呈渐进性，跟随于一个室性期前收缩之后，或当心室起搏点加速至超过窦性频率时发生。由于心室与窦房结两个起搏点轮流控制心室节律，融合波常出现于心律失常的开始与终止时，心室夺获亦很常见。本型室速常发生于心脏病病人，特别是急性心肌梗死再灌注期间、心脏手术、心肌病、风湿热与洋地黄中毒。发作短暂或间歇，病人一般无症状，亦不影响预后。通常无须抗心律失常治疗。

三、心室扑动与心室颤动

心室扑动与心室颤动，简称室扑和室颤，为致死性心律失常。常见于缺血性心脏病。此外，抗心律失常药物，特别是引起 QT 间期延长与尖端扭转的药物，严重缺氧、缺血、预激综合征合并房颤与极快的心室率、电击伤等亦可引起。

【心电图特征】

心室扑动呈正弦图形，波幅大而规则，QRS 波呈单形性，频率 150～300 次/分（通常在 200 次/分以上），有时难与室速鉴别。心室颤动的波形、振幅与频率均极不规则，无法辨认 QRS 波群、ST 段与 T 波，持续时间较短，如不及时抢救，一般心电活动在数分钟内迅速消失。急性心肌梗死的原发性心室颤动，可由于舒张早期的室性期前收缩落在 T 波上触发室速（R-on-T），然后演变为心室颤动。

【临床表现】

临床症状包括意识丧失、抽搐、呼吸停顿甚至死亡、听诊心音消失、脉搏触不到、血压亦无法测到。伴随急性心肌梗死发生而不伴有泵衰竭或心源性休克的原发性心室颤动，预后较佳，抢救存活率较高，复发率很低。相反，非伴随急性心肌梗死的心室颤动，一年内复发率高达 20%～30%。

第六节　　心脏传导阻滞

心脏传导阻滞是由解剖或机能失常造成的永久性或暂时性冲动传导障碍，可发生于心脏传导系统的任何水平。如发生在窦房结与心房之间，称窦房传导阻滞。在心房与心室之间，称房室阻滞。位于心房内，称房内阻滞。位于心室内，称为室内阻滞。

按照传导阻滞的严重程度，通常可将其分为三度。一度阻滞的传导时间延长，但全部冲动仍能传导。二度阻滞分为两型：Ⅰ型和Ⅱ型。Ⅰ型阻滞表现为传导时间进行性延长，直至一次冲动不能传导；Ⅱ型阻滞表现为间歇出现的传导阻滞。三度阻滞又称完全性阻滞，此时全部冲动不能被传导。

一、房室阻滞

房室阻滞是指房室交界区脱离了生理不应期后，心房冲动传导延迟或不能传导至心室。房室阻滞可以发生在房室结、希氏束以束支等不同的部位。

【病因】

部分健康的成年人、儿童及运动员可发生一度或二度Ⅰ型房室阻滞，可能与静息时迷走神经张力增高有关。其他导致房室阻滞的病变有：冠心病急性心肌梗死、冠状动脉痉挛、心肌炎、心内膜炎、多发性肌炎、心肌病、急性风湿热、主动脉瓣狭窄伴钙化、心脏肿瘤（特别是心包间皮瘤）、先天性心血管病、原发性高血压、心脏手术损伤；也可见于电解质紊乱（如高钾血症）、药物中毒（如洋地黄）、黏液性水肿及心脏浸润性病变（如淀粉样变、结节病或硬皮病）等。老年持续性房室阻滞以原因不明的传导系统退行性变多见，如 Lev 病（心脏纤维支架的钙化与硬化）。

【临床表现】

一度房室阻滞病人通常无症状。二度房室阻滞可引起心搏脱漏，可有心悸症状，也可无症状。三度房室阻滞的症状取决于心室率的快慢与伴随病变，症状包括疲倦、乏力、头晕、晕厥、心绞痛、心力衰竭。房室阻滞因心室率过慢导致脑缺血，病人可出现暂时性意识丧失，甚至抽搐，称为 Adams-Stokes 综合征，严重者可致猝死。

一度房室阻滞听诊时，因 PR 间期延长，第一心音强度减弱。二度Ⅰ型房室阻滞第一心音强度逐渐减弱并有心搏脱漏。二度Ⅱ型房室阻滞亦有间歇性心搏脱漏，但第一心音强度恒定。三度房室阻滞因房室分离，第一心音强度经常变化，第二心音可呈正常或反常分裂，间或听到响亮亢进的第一心音（大炮音）。

【心电图特征】

（一）一度房室阻滞

PR 间期超过 0.20 秒。QRS 波群形态与时限多正常。

（二）二度房室阻滞

二度房室阻滞分为Ⅰ型Ⅱ型。Ⅰ型又称文氏阻滞，是最常见的二度房室阻滞类型。

1. 二度Ⅰ房室阻滞

①P 波规律出现；②PR 间期逐渐延长，直到 P 波下传受阻，脱漏 1 个 QRS 波群。最常见的房室传导比例为 3∶2 和 5∶4。在大多数情况下，阻滞位于房室结，QRS 波群正常，二度Ⅰ型房室阻滞很少发展为三度房室阻滞。

2. 二度Ⅱ型房室阻滞

PR 间期恒定，部分 P 波后无 QRS 波群。如 QRS 波群正常，阻滞可能位于房室结内；若 QRS 波群增宽，形态异常时，阻滞位于希氏束-浦肯野系统。

2∶1 房室阻滞可能是Ⅰ型和Ⅱ型房室阻滞。QRS 波群正常者，可能为Ⅰ型，阻滞部位在房室结，并且观察到 2∶1 阻滞转变成 3∶2 阻滞时，第二个心动周期 PR 间期延长者，便可确诊为Ⅰ型阻滞。当 QRS 波群呈束支阻滞图形，需作心电生理检查，始能确定阻滞部位。

二度房室阻滞中，连续两个或者两个以上的 P 波不能下传心室者常称为高度房室阻滞。

（三）三度（完全性）房室阻滞

心电图表现为：①P 波与 QRS 波群各自成节律、互不相关；②心房率快于心室率，心房冲动来自窦房结或异位心房节律（房性心动过速、扑动或颤动）；

③心室起搏点通常在阻滞部位稍下方。如位于希氏束及其近邻，心室率为 40~60 次/分，QRS 波群正常，心律亦较稳定；如位于室内传导系统的远端，心室率可低至 40 次/分以下，QRS 波群增宽，心室律亦常不稳定。

【治疗】

应针对不同的病因进行治疗。一度房室阻滞与二度 I 型房室阻滞心室率不太慢者，无须特殊治疗。二度 II 型与三度房室阻滞如心室率显著缓慢，伴有明显症状或血流动力学障碍，甚至 Adams-Stokes 综合征发作者，应给予起搏治疗。

阿托品（0.5~2.0mg，静脉注射）可提高房室阻滞的心率，适用于阻滞位于房室结的病人。异丙肾上腺素（1~4μg/min 静脉滴注）适用于任何部位的房室阻滞，但应用于急性心肌梗死时应十分慎重，因可能导致严重室性心律失常。以上药物使用超过数天，往往效果不佳且易发生严重的不良反应，仅适用于无心脏起搏条件的应急情况。因此，对于症状明显、心室率缓慢者，应及早给予临时性或永久性心脏起搏治疗。

二、室内阻滞

室内阻滞是指希氏束分叉以下部位的传导阻滞。室内传导系统由右束支、左前分支和左后分支三部分组成。室内传导系统的病变可波及单支、双支或三支。

右束支阻滞较为常见，可发生于风湿性心脏病、先天性心脏病房间隔缺损、高血压、冠心病和肺源性心脏病等。此外，正常人亦可发生右束支阻滞。

左束支阻滞常发生于充血性心力衰竭、急性心肌梗死、急性感染、奎尼丁与普鲁卡因胺中毒、高血压性心脏病、风湿性心脏病、冠心病与梅毒性心脏病等。左前分支阻滞较为常见，左后分支阻滞则较为少见。

单支、双支阻滞通常无临床症状。偶可听到第一、二心音分裂。完全性三分支阻滞的临床表现与完全性房室阻滞相同。

【心电图特征】

（一）右束支阻滞（right bundle branch block，RBBB）

QRS 波群时限≥0.12 秒。V_1、V_2 导联呈 rsR′，R′波粗钝；V_5、V_6 导联呈 qRS 或 RS，S 波宽阔。T 波与 QRS 波群主波方向相反（图 20-33A）。不完全性右束支阻滞的图形与上述相似，但 QRS 波群时限<0.12 秒。

（二）左束支阻滞（left bundle branch block，LBBB）

QRS 波群时限≥0.12 秒。V_5、V_6 导联 R 波宽大，顶部有切迹或粗钝，其前方无 q 波。导联呈宽阔的 QS 波或 rS 波形，S 波宽大。V_5~V_6T 波与 QRS 波群主波方向相反。不完全性左束支阻滞图形与上述相似，但 QRS 波群时限<0.12 秒。

（三）左前分支阻滞（left anterior fascicular block）

额面平均 QRS 电轴左偏达-45°~-90°。Ⅰ、aVL 导联呈 qR 波，Ⅱ、Ⅲ、aVF 导联呈 rS 图形，QRS 时限<0.12 秒。

（四）左后分支阻滞（left posterior fascicular block）

额面平均 QRS 电轴右偏达+90°~+120°（或+80°~+140°）。Ⅰ导联呈 rS 波，Ⅱ、Ⅲ、aVF 导联呈 qR 波，且 RⅢ>RⅡ，QRS 时限<0.12 秒。

（五）双分支阻滞与三分支阻滞（bifascicular block and trifascicular block）

前者是指室内传导系统三分支中的任何两分支同时发生阻滞。后者是指三分支同时发生阻滞。如三分支均阻滞，则表现为完全性房室阻滞。由于阻滞分支的数量、程度、是否间歇发生等不同情况组合，可出现不同的心电图表现。最常见为右束支合并左前分支阻滞。右束支合并左后分支阻滞较罕见。当右束支阻滞与左束支阻滞两者交替出现时，双侧束支阻滞的诊断便可成立。

【治疗】

慢性单侧束支阻滞的病人如无症状，无须接受治疗。双分支与不完全性三分支阻滞有可能进展为完全性房室阻滞，但是否一定发生以及何时发生均难以预料，不必常规预防性起搏器治疗。急性前壁心肌梗死发生双分支、三分支阻滞，或慢性双分支、三分支阻滞，伴有晕厥或 Adams-Stroke 综合征发作者，则应及早考虑心脏起搏治疗。

第七节　抗心律失常药物的合理应用

给予心律失常病人长期药物治疗之前，应先了解心律失常发生的原因、基础心脏病变及其严重程度和有无可纠正的诱因，如心肌缺血、电解质紊乱、甲状腺功能异常或抗心律失常药物所致心律失常作用。抗心律失常用药的目的是终止心律失常发作，或减少心动过速复发而减轻症状，或减少心律失常而改善病人预后。

正确合理使用抗心律失常药物的原则包括：①首先注意基础心脏病的治疗以及病因和诱因的纠正。②注意掌握抗心律失常药物的适应证，并非所有的心律失常均需应用抗心律失常药物，只有直接导致明显的症状或血流动力学障碍或具有引起致命危险的恶性心律失常时才需要针对心律失常的治疗，包括选择抗心律失常的药物。众多无明显症状、无明显预后意义的心律失常，如期前收缩，短阵的非持续性心动过速，心室率不快的心房颤动，一度或二度 I 型房室阻滞，一般不需要抗心律失常药物治疗。③注意抗心律失常药物的不良反应，包括对心功能的影响，致心律失常作用和对全身其他脏器与系统的不良作用。

目前临床常用的抗心律失常药物分类是 Vaughan Williams 分类法，该法将药物抗心律失常作用的电生理效应作为分类依据，分为四大类，其中 I 类再分为三个亚类。

I 类药阻滞快速钠通道。

I A 类药物减慢动作电位 0 相上升速度（V_{max}），延长动作电位时程，奎尼丁、普鲁卡因胺、丙吡胺等属此类。

I B 类药物不减慢 V_{max}，缩短动作电位时程，美西律、苯妥英钠与利多卡因等属此类。

Ⅰ C 类药减慢 V_{max}，减慢传导与轻微延长动作电位时程，氟卡尼、恩卡尼、普罗帕酮等属此类。

Ⅱ类药阻 β 肾上腺素能受体，美托洛尔、阿替洛尔、比索洛尔等属此类，是目前已明确的可以改善病人长期预后的抗心律失常药物。

Ⅲ类药阻滞钾通道与延长复极，胺碘酮、决奈达隆、索他洛尔、多非利特等属此类。

Ⅳ类药阻滞慢钙通道，维拉帕米属此类。

其他抗心律失常作用的药物其作用机制各异，临床上亦有应用，包括腺苷、洋地黄类、阿托品、异丙肾上腺素、硫酸镁、伊伐布雷定和中药参松养心胶囊、稳心颗粒等。

抗心律失常药物治疗导致新的心律失常或使原有心律失常加重，称为致心律失常作用。发生率为 5% ~ 10%。各种抗心律失常药的发生机制不同，分别与复极延长、早期后除极导致尖端扭转型室速或减慢心室内传导、易化折返等有关。充血性心力衰竭、已应用洋地黄与利尿剂、QT 间期延长者在使用抗心律失常药物时更易发生致心律失常作用。大多数致心律失常现象发生在开始治疗后数天或改变剂量时，较多表现为持续性室速、长 QT 间期与尖端扭转型室速。

第七章 冠状动脉粥样硬化性心脏病诊断与治疗

第一节 动脉粥样硬化

动脉粥样硬化的特点是受累动脉的病变从内膜开始，先后有脂质积聚、纤维组织增生和钙质沉着，并有动脉中层的逐渐退变和钙化，在此基础上继发斑块内出血、斑块破裂及局部血栓形成。现代细胞和分子生物学技术显示动脉粥样硬化病变具有巨噬细胞游移、平滑肌细胞增生；大量胶原纤维、弹力纤维和蛋白多糖等结缔组织基质形成；细胞内、外脂质积聚的特点。由于在动脉内膜积聚的脂质外观呈黄色粥样，因此称为动脉粥样硬化。

【病因和发病情况】

本病病因尚未完全确定。研究表明本病是多因素作用于不同环节所致，这些因素称为危险因素。主要的危险因素如下：

（一）年龄、性别

本病临床上多见于40岁以上的中老年人，49岁以后进展较快，近年来临床发病年龄有年轻化趋势。女性发病率较低，因为雌激素有抗动脉粥样硬化作用，故女性在绝经期后发病率迅速增加。年龄和性别属于不可改变的危险因素。

（二）血脂异常

脂质代谢异常是动脉粥样硬化最重要的危险因素。临床资料表明，动脉粥样硬化常见于高胆固醇血症。实验动物给予高胆固醇饲料可以引起动脉粥样硬化。

总胆固醇（total cholesterol，TC）、甘油三酯（triglyceride，TG）、低密度脂蛋白胆固醇（low density lipoprotein cholesterol，LDL-C）或极低密度脂蛋白胆固醇（very low density lipoprotein cholesterol，VLDL-C）增高，相应的载脂蛋白 B（apoB）增高；高密度脂蛋白胆固醇（high density lipoprotein - cholesterol，HDL-C）减低、载脂蛋白 A（apoA）降低都被认为是危险因素，目前最肯定的是 LDL-C 的致动脉粥样硬化作用。此外，脂蛋白（a）［L_p（a）］增高也可能是独立的危险因素。在临床实践中，LDL-C 是治疗的靶目标。

（三）高血压

临床及尸检资料均表明，高血压病人动脉粥样硬化发病率明显增高。60%~70%的冠状动脉粥样硬化病人有高血压，高血压病人患冠心病概率增高 3~4 倍。可能由于高血压时内皮细胞损伤，LDL-C 易于进入动脉壁，并刺激平滑肌细胞增生，引起动脉粥样硬化。

（四）吸烟

与不吸烟者比较，吸烟者的发病率和病死率增高 2~6 倍，且与每日吸烟的支数呈正比。被动吸烟也是危险因素。吸烟者前列环素释放减少，血小板易在动脉壁黏附聚集。吸烟还可使血中 HDL-C 降低、TC 增高以致易患动脉粥样硬化。另外，烟草所含的尼古丁可直接作用于冠状动脉和心肌，引起动脉痉挛和心肌受损。

（五）糖尿病和糖耐量异常

糖尿病病人发病率较非糖尿病者高出数倍，且病变进展迅速。糖尿病者多伴有高甘油三酯血症或高胆固醇血症，如再伴有高血压，则动脉粥样硬化的发病率明显增高。糖尿病病人还常有凝血第Ⅷ因子增高及血小板功能增强，加速动脉粥样硬化血栓形成和引起动脉管腔的闭塞。近年来的研究认为胰岛素抵抗与动脉粥样硬化的发生有密切关系，2 型糖尿病病人常有胰岛素抵抗及高胰岛素血症伴发冠心病。

（六）肥胖

标准体重（kg）= 身高（cm）－ 105（或 110）；体重指数（BMI）= 体重（kg）／［身高（m）］^{2}。超过标准体重 20% 或 BMI>24kg/m^2 者称肥胖症。肥胖也是动脉粥样硬化的危险因素。肥胖可导致血浆甘油三酯及胆固醇水平的增高，并常伴发高血压或糖尿病。近年研究认为肥胖者常有胰岛素抵抗，导致动脉粥样硬化的发病率明显增高。

（七）家族史

一级亲属男性<55 岁，女性<65 岁发生疾病，考虑存在早发冠心病家族史。常染色体显性遗传所致的家族性血脂异常是这些家族成员易患本病的因素。此外，近年已克隆出与人类动脉粥样硬化危险因素相关的易感或突变基因 200 种以上。

其他的危险因素包括：①A 型性格者：有较高的冠心病患病率，精神过度紧张者也易患病，可能与体内儿茶酚胺类物质浓度长期过高有关；②口服避孕药：长期口服避孕药可使血压升高、血脂异常、糖耐量异常，同时改变凝血机制，增加血栓形成机会；③饮食习惯：高热量、高动物脂肪、高胆固醇、高糖饮食易患冠心病。

【发病机制】

对本病发病机制，曾有多种学说从不同角度来阐述，主要包括脂质浸润学说、内皮损伤–反应学说、血小板聚集和血栓形成假说、平滑肌细胞克隆学说等。

各种主要危险因素作用下，LDL-C 通过受损的内皮进入管壁内膜，并氧化修饰成低密度脂蛋白胆固醇（oxidizedLDL-C，oxLDL-C），加重内皮损伤；单核细胞和淋巴细胞表面特性发生变化，黏附因子表达增加，黏附在内皮细胞上的数量增多，并从内皮细胞之间移入内膜下成为巨噬细胞，通过清道夫受体吞噬 ox-LDL-C，转变为泡沫细胞形成最早的粥样硬化病变脂质条纹。巨噬细胞能氧化 LDL-C、形成过氧化物和超氧化离子，充满氧化修饰脂蛋白的巨噬细胞合成分泌很多生长因子和促炎介质，包括血小板源生长因子（platelet derived growth factor，PDGF）、成纤维细胞生长因子（fibroblast growth factor，FGF）、肿瘤坏死因子（tumor necrosis factor，TNF）-α 和白介素（interleukin，IL）-1，促进斑块的生长和炎症反应。进入内膜的 T 细胞识别巨噬细胞和树突状细胞提呈的抗原（如修饰的脂蛋白）同时被激活，产生具有强烈致动脉粥样硬化的细胞因子，如干扰素-γ、TNF 和淋巴毒素等。在 PDGF 和 FGF 的作用下，平滑肌细胞从中膜迁移至内膜并增殖，亦可吞噬脂质成为泡沫细胞的另一重要来源。在某些情况下，平滑肌细胞在凝血酶等强力作用下发生显著增殖，并合成和分泌胶原、蛋白多糖和弹性蛋白等，构成斑块基质。在上述各种机制的作用下，脂质条纹演变为纤维脂肪病变及纤维斑块。

【病理解剖和病理生理】

动脉粥样硬化的病理变化主要累及体循环系统的大型肌弹力型动脉（如主动脉）和中型肌弹力型动脉（以冠状动脉和脑动脉最多，肢体各动脉、肾动脉和肠系膜动脉次之，下肢多于上肢），而肺循环动脉极少受累。病变分布多为数个组织器官的动脉同时受累。

正常动脉壁由内膜、中膜和外膜三层构成。动脉粥样硬化时相继出现脂质点和条纹、粥样和纤维粥样斑块、复合病变 3 类变化。美国心脏病学会根据其病变发展过程将其细分为 6 型：

Ⅰ型：脂质点。动脉内膜出现小黄点，为小范围的巨噬细胞含脂滴形成泡沫细胞积聚。

Ⅱ型：脂质条纹。动脉内膜见黄色条纹，为巨噬细胞成层并含脂滴，内膜有平滑肌细胞也含脂滴，有 T 淋巴细胞浸润。

Ⅲ型：斑块前期。细胞外出现较多脂滴，在内膜和中膜平滑肌层之间形成脂核，但尚未形成脂质池。

Ⅳ型：粥样斑块。脂质积聚多，形成脂质池，内膜结构破坏，动脉壁变形。

Ⅴ型：纤维粥样斑块。为动脉粥样硬化最具特征性的病变，呈白色斑块突入动脉腔内引起管腔狭窄。斑块表面内膜被破坏而由增生的纤维膜（纤维帽）覆盖于脂质池之上。病变可向中膜扩展，破坏管壁，并同时可有纤维结缔组织增生、变性坏死等继发病变。

Ⅵ型：复合病变。为严重病变，由纤维斑块发生出血、坏死、溃疡、钙化和附壁血栓所形成。粥样斑块可因内膜表面破溃而形成所谓粥样溃疡，破溃后粥样物质进入血流成为栓子。

近年来由于冠状动脉造影的普及和冠状动脉内超声成像技术的进展，对不同冠心病病人的斑块性状有了更直接和更清晰的认识。从临床的角度来看，动脉粥样硬化的斑块基本上可分为两类：一类是稳定型即纤维帽较厚而脂质池较小的斑块；而另一类是不稳定型（又称为易损型）斑块，其纤维帽较薄，脂质池较大易于破裂。正是不稳定型斑块的破裂导致了急性心血管事件的发生。其他导致斑块不稳定的因素包括血流动力学变化、应激、炎症反应等，其中炎症反应在斑块不稳定和斑块破裂中起着重要作用。动脉粥样硬化斑块不稳定反映其纤维帽的机械强度和损伤强度的失平衡。斑块破裂释放组织因子和血小板活化因子，使血小板迅速聚集形成白色血栓；同时，斑块破裂导致大量的炎症因子释放，上调促凝物质的表达，并促进纤溶酶原激活剂抑制物-1（plasminogen activator inhibitor，PAI-1）的合成，从而加重血栓形成，并演变为红色血栓。血栓形成使血管急性闭塞而导致严重持续性心肌缺血。

从动脉粥样硬化的长期影响来看，受累动脉弹性减弱、脆性增加，其管腔逐渐变窄甚至完全闭塞，也可扩张而形成动脉瘤。视受累的动脉和侧支循环建立情况的不同，可引起整个循环系统或个别器官的功能紊乱。

（1）主动脉因粥样硬化而致管壁弹性降低：当心脏收缩时，它暂时膨胀而保留部分心脏排出血液的作用即减弱，使收缩压升高而舒张压降低，脉压增宽。主动脉形成动脉瘤时，管壁为纤维组织所取代，不但失去弹性而且向外膨隆。

（2）内脏或四肢动脉管腔狭窄或闭塞：在侧支循环不能代偿的情况下使器官和组织的血液供应发生障碍，导致缺血、坏死或纤维化。如冠状动脉粥样硬化可引起心绞痛、心肌梗死或心肌纤维化，脑动脉粥样硬化引起脑梗死或脑萎缩，肾动脉粥样硬化引起高血压或肾脏萎缩；下肢动脉粥样硬化引起间歇性跛行或下肢坏疽等。

本病病理变化进展缓慢，除非有不稳定斑块破裂造成急性事件，明显的病变多见于壮年以后。现已有不少资料证明，动脉粥样硬化病变的进展并非不可逆。在人体经血管造影或腔内超声检查证实，积极控制和治疗各危险因素一段时间后，较早期的动脉粥样硬化病变可部分消退。

【临床表现】

主要是相关器官受累后出现的症状。

（一）主动脉粥样硬化

大多数无特异性症状。主动脉广泛粥样硬化病变可出现主动脉弹性降低的相关表现：如收缩期血压升高、脉压增宽等。X线检查可见主动脉结向左上方凸出，有时可见片状或弧状钙质沉着阴影。

主动脉粥样硬化可以形成主动脉瘤，也可能发生动脉夹层分离。

（二）冠状动脉粥样硬化

将在本章第二节详述。

（三）颅脑动脉粥样硬化

颅脑动脉粥样硬化最常侵犯颈内动脉、基底动脉和椎动脉。颈内动脉入脑处为好发区，病变多集中在血管分叉处。粥样斑块造成血管狭窄、脑供血不足或局部血栓形成或斑块破裂、碎片脱落造成脑栓塞等脑血管意外；长期慢性脑缺血造成脑萎缩时，可发展为血管性痴呆。

（四）肾动脉粥样硬化

可引起顽固性高血压。年龄在55岁以上而突然发生高血压者，应考虑本病的可能。如发生肾动脉血栓形成可引起肾区疼痛、少尿和发热等。长期肾脏缺血可致肾萎缩并发展为肾衰竭。

（五）肠系膜动脉粥样硬化

可能引起消化不良、肠道张力减低、便秘和腹痛等症状。血栓形成时有剧烈腹痛、腹胀和发热。肠壁坏死时可引起便血、麻痹性肠梗阻和休克等症状。

（六）四肢动脉粥样硬化

以下肢动脉较多见。由于血供障碍而引起下肢发凉、麻木和典型的间歇性跛行，即行走时发生腓肠肌麻木、疼痛以至痉挛，休息后消失，再走时又出现；严重者可持续性疼痛，下肢动脉尤其是足背动脉搏动减弱或消失。如动脉完全闭塞时可产生坏疽。

【实验室检查】

本病尚缺乏敏感而特异的早期实验室诊断方法。部分病人有脂质代谢异常，主要表现为血 TC 增高、LDL-C 增高、HDL-C 降低、TG 增高、apoA 降低、apoB 和 Lp（a）增高。X 线检查除前述主动脉粥样硬化的表现外，选择性动脉造影可显示管腔狭窄或动脉瘤样病变，以及病变的所在部位、范围和程度，有助于确定介入或外科治疗的适应证和选择手术方式。多普勒超声检查有助于判断动脉的血流情况和血管病变。心电图检查、超声心动图检查、放射性核素心脏检查和负荷试验所示的特征性变化有助于诊断冠状动脉粥样硬化性心脏病。CT 血管造影（CTA）和磁共振显像血管造影（MRA）可无创显像动脉粥样硬化病变。冠状动脉造影是诊断冠状动脉粥样硬化最直接的方法。血管内超声显像是辅助血管内介入治疗的腔内检查方法。

【诊断与鉴别诊断】

本病发展到相当程度，尤其是有器官明显病变时诊断并不困难，但早期诊断很不容易。年长病人如检查发现血脂异常，X 线、超声及动脉造影发现血管狭窄性或扩张性病变，应首先考虑诊断本病。

主动脉粥样硬化引起的主动脉变化和主动脉瘤，需与梅毒性主动脉炎和主动脉瘤以及纵隔肿瘤相鉴别；冠状动脉粥样硬化引起的心绞痛和心肌梗死，需与冠状动脉其他病变所引起者相鉴别；脑动脉粥样硬化所引起的脑血管意外，需与其他原因引起的脑血管意外相鉴别；肾动脉粥样硬化所引起的高血压，需与其他原因的高血压相鉴别；肾动脉血栓形成需与肾结石相鉴别；四肢动脉粥样硬化所产生的症状需与其他病因的动脉病变所引起者鉴别。

【预后】

本病预后随病变部位、程度、血管狭窄发展速度、受累器官受损情况和有无并发症而不同。病变涉及心、脑、肾等重要脏器动脉则预后不良。

【防治】

首先应积极预防动脉粥样硬化的发生。如已发生应积极治疗，防止病变发展并争取逆转。已发生并发症者应及时治疗，防止其恶化，延长病人寿命。

（一）一般防治措施

1. 积极控制与本病有关的一些危险因素

包括高血压、糖尿病、血脂异常、肥胖症等。

2. 合理的膳食

控制膳食总热量，以维持正常体重为度，一般以 BMI $20\sim24kg/m^2$ 为正常体重；或以腰围为标准，一般以女性≥80cm、男性≥85cm 为超标。超重或肥胖者应减少每日进食的总热量，减少胆固醇摄入，并限制酒及含糖食物的摄入。合并有高血压或心力衰竭者应同时限制食盐。不少学者认为，本病的预防措施应从儿童期开始，即儿童也不宜进食高胆固醇、高动物性脂肪的饮食，亦宜避免摄食过量，防止发胖。

3. 适当的体力劳动和体育活动

参加一定的体力劳动和体育活动，对预防肥胖、锻炼循环系统的功能和调整血脂代谢均有益，是预防本病的一项积极措施。体力活动量应根据身体情况、体力活动习惯和心脏功能状态而定，以不过多增加心脏负担和不引起不适感觉为原则。体育活动要循序渐进，不宜勉强做剧烈活动。

4. 合理安排工作和生活

生活要有规律，保持乐观、愉快的情绪。避免过度劳累和情绪激动。注意劳逸结合，保证充分睡眠。

5. 提倡戒烟限酒

吸烟会导致人体血液中尼古丁含量增高，容易引起血管痉挛，导致局部器官短暂性的缺氧，尤其是呼吸道和内脏器官的氧气含量减少，也容易导致人体免疫力下降。饮酒会刺激胃肠道，伤害肝脏，损伤脑细胞，导致人体免疫力下降。

（二）药物治疗

1. 调整血脂药物

血脂异常的病人，应首选降低 TC 和 LDL-C 为主的他汀类调脂药，其他还包括贝特类、依折麦布和 PCSK9 抑制剂等。

2. 抗血小板药物

抗血小板黏附和聚集的药物，可防止血栓形成，有助于防止血管阻塞性病变发展，用于预防动脉血栓形成和栓塞。最常用的口服药为阿司匹林、氯吡格雷、普拉格雷、替格瑞洛、吲哚布芬和西洛他唑；静脉药物包括阿昔单抗、替罗非班、埃替非巴肽等药物。

3. 溶栓药物和抗凝药物

对动脉内形成血栓导致管腔狭窄或阻塞者，可用溶栓药物，包括链激酶、阿替普酶等。抗凝药物包括普通肝素、低分子量肝素、华法林以及新型口服抗凝药。

4. 改善心脏重构和预后的药物

如 ACEI 或 ARB 等。

5. 针对缺血症状的相应治疗

如心绞痛时应用血管扩张剂（硝酸酯类等）及 β 受体拮抗剂等。

（三）介入和外科手术治疗

包括对狭窄或闭塞的血管，特别是冠状动脉、肾动脉和四肢动脉施行血运重建或旁路移植手术，以恢复动脉的供血。包括经皮球囊扩张术、支架植入术、腔内旋磨术等多种介入治疗，对新鲜的血栓也可采用导管进行抽吸。目前应用最多的是经皮腔内球囊扩张术和支架植入术。

第二节　冠状动脉粥样硬化性心脏病

冠状动脉粥样硬化性心脏病指冠状动脉（冠脉）发生粥样硬化引起管腔狭窄或闭塞，导致心肌缺血缺氧或坏死而引起的心脏病，简称冠心病（coronary heart disease，CHD），也称缺血性心脏病。

冠心病是动脉粥样硬化导致器官病变的最常见类型，严重危害人类健康。本病多发于 40 岁以上成人，男性发病早于女性，经济发达国家发病率较高；近年来发病呈年轻化趋势，已成为威胁人类健康的主要疾病之一。

【分型】

由于病理解剖和病理生理变化的不同，冠心病有不同的临床表型。1979 年世界卫生组织曾将之分为五型：①隐匿型或无症状性冠心病；②心绞痛；③心肌梗死；④缺血性心肌病；⑤猝死。近年趋向于根据发病特点和治疗原则不同分为两大类：①慢性冠脉疾病（chronic coronary artery disease，CAD），也称慢性心肌缺血综合征（chronic ischemic syndrome，CIS）；②急性冠状动脉综合征（acute coronary syndrome，ACS）。前者包括稳定型心绞痛、缺血性心肌病和隐匿性冠心病等；后者包括不稳定型心绞痛（unstable angina，UA）、非 ST 段抬高型心肌梗死（non-ST-segment elevation myocardial infarction，NSTEMI）和 ST 段抬高型心肌梗死（ST-segment elevation myocardial infarction，STEMI），也有将冠心病猝死包括在内。

【发病机制】

当冠脉的供血与心肌的需血之间发生矛盾，冠脉血流量不能满足心肌代谢的需要，就可引起心肌缺血缺氧。暂时的缺血缺氧引起心绞痛，而持续严重的心肌缺血可引起心肌坏死即为心肌梗死。

心肌能量的产生要求大量的氧供，心肌细胞摄取血液氧含量达到 65%~75%，明显高于身体其他组织。因此心肌平时对血液中氧的摄取已接近于最大量，氧需再增加时已难从血液中更多地摄取氧，只能依靠增加冠状动脉的血流量来提供。在正常情况下，冠状动脉循环有很大的储备，通过神经和体液的调节，其血流量可随身体的生理情况而有显著的变化，使冠状动脉的供血和心肌的需血两者保持着动态的平衡；在剧烈体力活动时，冠状动脉适当地扩张，血流量可增加到休息时的 6~7 倍。

决定心肌耗氧量的主要因素包括心率、心肌收缩力和心室壁张力，临床上常以"心率×收缩压"估计心肌耗氧量。由于冠状动脉血流灌注主要发生在舒张期，心率增加时导致的舒张期缩短及各种原因导致的舒张压降低显著影响冠状动脉灌注。冠状动脉固定狭窄或微血管阻力增加也可导致冠状动脉血流减少，当冠状动脉管腔存在显著的固定狭窄（>50%~75%），安静时尚能代偿，而运动、心动过速、情绪激动造成心肌需氧量增加时，可导致短暂的心肌供氧和需氧间的不平衡，这是引起大多数慢性稳定型心绞痛发作的机制。另一些情况下，由于不稳定型粥样硬化斑块发生破裂、糜烂或出血，继发血小板聚集或血栓形成导致管腔狭窄程度急剧加重，或冠状动脉发生痉挛，均可使心肌氧供应减少，这是引起 ACS 的主要原因。另外，即使冠状动脉血流灌注正常，严重贫血时心肌氧供也可显著降低。许多情况下，心肌缺血甚至坏死是需氧量增加和供氧量减少两者共同作用的结果。

心肌缺血后，氧化代谢受抑，致使高能磷酸化合物储备降低，细胞功能随之发生改变。产生疼痛感觉的直接因素可能是在缺血缺氧的情况下，心肌内积聚过多的代谢产物，如乳酸、丙酮酸、磷酸等酸性物质或类似激肽的多肽类物质，刺激心脏内自主神经的传入纤维末梢，经 1~5 胸交感神经节和相应的脊髓段，传至大脑产生疼痛感觉。这种痛觉反映在与自主神经进入水平相同脊髓段的脊神经所分布的区域，即胸骨后及两臂的前内侧与小指，尤其是在左侧。

第三节　慢性心肌缺血综合征

一、稳定型心绞痛

稳定型心绞痛也称劳力性心绞痛。其特点为阵发性的前胸压榨性疼痛或憋闷感觉，主要位于胸骨后部，可放射至心前区和左上肢尺侧，常发生于劳力负荷增加时，持续数分钟，休息或用硝酸酯制剂后疼痛消失。疼痛发作的程度、频度、持续时间、性质及诱发因素等在数个月内无明显变化。

【发病机制】

当冠脉狭窄或部分闭塞时，其血流量减少，对心肌的供血量相对比较固定。在休息时尚能维持供需平衡可无症状。在劳力、情绪激动、饱食、受寒等情况下，心脏负荷突然增加，使心率增快、心肌张力和心肌收缩力增加等而致心肌氧耗量增加，而存在狭窄冠状动脉的供血却不能相应地增加以满足心肌对血液的需求时，即可引起心绞痛。

【病理解剖和病理生理】

稳定型心绞痛病人的冠状动脉造影显示：有 1、2 或 3 支冠脉管腔直径减少 >70% 的病变者分别各占 25% 左右，5%~10% 有左冠脉主干狭窄，其余约 15% 病人无显著狭窄。后者提示病人的心肌血供和氧供不足，可能是冠脉痉挛、冠脉循环的小动脉病变、血红蛋白和氧的离解异常、交感神经过度活动、儿茶酚胺分泌过多或心肌代谢异常等所致。

病人在心绞痛发作之前，常有血压增高、心率增快、肺动脉压和肺毛细血管压增高的变化，反映心脏和肺的顺应性减低。发作时可有左心室收缩力和收缩速度降低、射血速度减慢、左心室收缩压下降、心搏量和心排血量降低、左心室舒张末期压和血容量增加等左心室收缩与舒张功能障碍的病理生理变化。左心室壁可呈收缩不协调或部分心室壁有收缩减弱的现象。

【临床表现】

（一）症状

心绞痛以发作性胸痛为主要临床表现，疼痛的特点为：

1. 诱因

发作常由体力劳动或情绪激动（如愤怒、焦急、过度兴奋等）所诱发，饱食、寒冷、吸烟、心动过速、休克等亦可诱发。疼痛多发生于劳力或激动的当时，而不是在劳累之后。典型的稳定型心绞痛常在相似的条件下重复发生。

2. 部位

主要在胸骨体之后，可波及心前区，手掌大小范围，也可横贯前胸，界限不清。常放射至左肩、左臂内侧达无名指和小指，或至颈、咽或下颌部。

3. 性质

胸痛常为压迫、发闷或紧缩性，也可有烧灼感，但不像针刺或刀扎样锐性痛，偶伴濒死感。有些病人仅觉胸闷不适而非胸痛。发作时病人往往被迫停止正在进行的活动，直至症状缓解。

4. 持续时间

心绞痛一般持续数分钟至十余分钟，多为 3~5 分钟，一般不超过半小时。

5. 缓解方式

一般在停止原来诱发症状的活动后即可缓解；舌下含用硝酸甘油等硝酸酯类药物也能在几分钟内使之缓解。

（二）体征

平时一般无异常体征。心绞痛发作时常见心率增快、血压升高、表情焦虑、皮肤冷或出汗，有时出现第四或第三心音奔马律。可有暂时性心尖部收缩期杂音，是乳头肌缺血以致功能失调引起二尖瓣关闭不全所致。

【辅助检查】

（一）实验室检查

血糖、血脂检查可了解冠心病危险因素；胸痛明显者需查血清心肌损伤标志物，包括心肌肌钙蛋白 I 或 T、肌酸激酶（CK）及同工酶（CK-MB），以与 ACS 相鉴别；查血常规注意有无贫血；必要时需检查甲状腺功能。

（二）心电图检查

1. 静息时心电图

约半数病人在正常范围，也可能有陈旧性心肌梗死的改变或非特异性 ST 段和 T 波异常。有时出现房室或束支传导阻滞或室性、房性期前收缩等心律失常。

2. 心绞痛发作时心电图

绝大多数病人可出现暂时性心肌缺血引起的 ST 段移位。因心内膜下心肌更容易缺血，故常见反映心内膜下心肌缺血的 ST 段压低（≥0.1mV），发作缓解后恢复。有时也可以出现 T 波倒置。在平时有 T 波持续倒置的病人，发作时可变为直立（"假性正常化"）。T 波改变虽然对反映心肌缺血的特异性不如 ST 段压低，但如与平时心电图比较有明显差别，也有助于诊断。

3. 心电图负荷试验

最常用的是运动负荷试验，增加心脏负担以激发心肌缺血。运动方式主要为分级活动平板或踏车，其运动强度可逐步升级。前者较为常用，让受检查者迎着转动的平板就地踏步。以达到按年龄预计可达到的最大心率（HR_{max}）或亚极量心率（85%~90%的最大心率）为负荷目标，前者称为极量运动试验，后者为亚极量运动试验。运动中应持续监测心电图改变。运动前、运动中每当运动负荷量增加一次均应记录心电图，运动终止后即刻及此后每 2 分钟均应重复心电图记录，直至心率恢复至运动前水平。心电图记录时应同步测定血压。运动中出现典型心绞痛、心电图改变主要以 ST 段水平型或下斜型压低 ≥0.1mV（J 点后 60~80 毫秒）持续 2 分钟为运动试验阳性标准。

运动中出现心绞痛、步态不稳、出现室性心动过速（接连 3 个以上室性期前收缩）或血压下降时，应立即停止运动。心肌梗死急性期、不稳定型心绞痛、明显心力衰竭、严重心律失常或急性疾病者禁做运动试验。本试验有一定比例的假阳性和假阴性，单纯运动心电图阳性或阴性结果不能作为诊断或排除冠心病的依据。

4. 心电图连续动态监测

Holter 检查可连续记录并自动分析 24 小时（或更长时间）的心电图（双极胸导联或同步 12 导联），可发现心电图 ST 段、T 波改变（ST-T）和各种心律失常。将出现异常心电图表现的时间与病人的活动和症状相对照。胸痛发作时相应时间的缺血性 ST-T 改变有助于确定心绞痛的诊断，也可检出无痛性心肌缺血。

（三）多层螺旋 CT 冠状动脉成像（CTA）

进行冠状动脉二维或三维重建，用于判断冠脉管腔狭窄程度和管壁钙化情况，对判断管壁内斑块分布范围和性质也有一定意义。冠状动脉 CTA 有较高阴性预测价值，若未见狭窄病变，一般可不进行有创检查；但其对狭窄程度的判断仍有一定限度，特别当钙化存在时会显著影响判断。

（四）超声心动图

多数稳定型心绞痛病人静息时超声心动图检查无异常。有陈旧性心肌梗死者或严重心肌缺血者，二维超声心动图可探测到坏死区或缺血区心室壁的运动异常。运动或药物负荷超声心动图检查可以评价负荷状态下的心肌灌注情况。超声心动图还有助于发现其他需与冠脉狭窄导致的心绞痛相鉴别的疾病，如梗阻性肥厚型心肌病、主动脉瓣狭窄等。

（五）放射性核素检查

1. 核素心肌显像及负荷试验

^{201}Tl（铊）随冠状动脉血流很快被正常心肌细胞所摄取。静息时铊显像所示

灌注缺损主要见于心肌梗死后瘢痕部位。运动后冠状动脉供血不足时，可见明显的灌注缺损心肌缺血区。近年来有用^{99m}Tc-MIBI取代^{201}Tl作心肌显像，可取得与之相似的良好效果，更便于临床推广应用。

2. 放射性核素心腔造影

应用^{99m}Tc进行体内红细胞标记，可得到心腔内血池显影。通过对心动周期中不同时相的显影图像分析，可测定左心室射血分数及显示心肌缺血区室壁局部运动障碍。

3. 正电子发射断层心肌显像（PET）

利用发射正电子的核素示踪剂如^{18}F、^{11}C、^{13}N等进行心肌显像。除可判断心肌的血流灌注情况外，尚可了解心肌的代谢情况。通过对心肌血流灌注和代谢显像匹配分析可准确评估心肌的活力。

（六）有创性检查

1. 冠脉造影（CAG）

为有创性检查手段，目前仍然是诊断冠心病的"金标准"。选择性冠脉造影是用特殊形状的心导管经桡动脉、股动脉或肱动脉送到主动脉根部，分别插入左、右冠状动脉口，注入少量含碘对比剂，在不同的投射方位下摄影可使左、右冠状动脉及其主要分支得到清楚的显影。可发现狭窄性病变的部位并估计其程度。一般认为管腔直径减少70%~75%或以上会严重影响血供。

2. 其他有创性检查

冠脉内超声显像（IVUS）、冠脉内光学相干断层显像（OCT）、冠脉血流储备分数测定（FFR）以及最新的定量冠脉血流分数（QFR）等也可用于冠心病的诊断并有助于指导介入治疗。

（七）其他检查

胸部X线检查对稳定型心绞痛并无特异的诊断意义。一般情况下都是正常的，但有助于了解其他心肺疾病的情况，如有无心脏增大、充血性心力衰竭等。

【诊断与鉴别诊断】

（一）诊断

根据典型心绞痛的发作特点，结合年龄和存在冠心病危险因素，除外其他原因所致的心绞痛，一般即可建立诊断。心绞痛发作时心电图检查可见 ST-T 改变，症状消失后心电图 ST-T 改变亦逐渐恢复，支持心绞痛诊断。未捕捉到发作时心电图者可行心电图负荷试验。冠状动脉 CTA 有助于无创性评价冠脉管腔狭窄程度及管壁病变性质和分布。冠状动脉造影可以明确冠状动脉病变的严重程度，有助于明确诊断和决定进一步治疗。

加拿大心血管病学会（CCS）把心绞痛严重度分为 4 级。

Ⅰ级：一般体力活动（如步行和登楼）不受限，仅在强、快或持续用力时发生心绞痛。

Ⅱ级：一般体力活动轻度受限。快步、饭后、寒冷或刮风中、精神应激或醒后数小时内发作心绞痛。一般情况下平地步行 200m 以上或登楼一层以上受限。

Ⅲ级：一般体力活动明显受限，一般情况下平地步行 200m 内或登楼一层引起心绞痛。

Ⅳ级：轻微活动或休息时即可发生心绞痛。

（二）鉴别诊断

鉴别诊断要考虑下列情况：

1. 急性冠状动脉综合征

不稳定型心绞痛的疼痛部位、性质、发作时心电图改变等与稳定型心绞痛相似，但发作的劳力性诱因不同，常在休息或较轻微活动下即可诱发。1 个月内新发的或明显恶化的劳力性心绞痛也属于不稳定型心绞痛；心肌梗死的疼痛程度更剧烈，持续时间多超过 30 分钟，可长达数小时，可伴有心律失常、心力衰竭或（和）休克，含用硝酸甘油多不能缓解，心电图常有典型的动态演变过程。实验室检查示心肌坏死标志物（肌红蛋白、肌钙蛋白或 T、CK-MB 等）增高；可有白细胞计数增高和红细胞沉降率增快。

2. 其他疾病引起的心绞痛

包括严重的主动脉瓣狭窄或关闭不全、风湿性冠脉炎、梅毒性主动脉炎引起冠脉口狭窄或闭塞、肥厚型心肌病、X 综合征等，要根据其他临床表现来进行鉴别。其中 X 综合征多见于女性，心电图负荷试验常呈阳性，但冠脉造影无狭窄病变且无冠脉痉挛证据，预后良好，被认为是冠脉系统微循环功能不良所致。

3. 肋间神经痛和肋软骨炎

前者疼痛常累及 1~2 个肋间，但并不一定局限在胸前，为刺痛或灼痛，多为持续性而非发作性，咳嗽、用力呼吸和身体转动可使疼痛加剧，沿神经行径处有压痛，手臂上举活动时局部有牵拉疼痛；后者则在肋软骨处有压痛。

4. 心脏神经症

病人常诉胸痛，但为短暂（几秒钟）的刺痛或持久（几小时）的隐痛。病人常喜欢不时地吸一大口气或作叹息性呼吸。胸痛部位多在左胸乳房下心尖部附近或经常变动。症状多于疲劳之后出现，而非疲劳当时。轻度体力活动反觉舒适，有时可耐受较重的体力活动而不发生胸痛或胸闷。含用硝酸甘油无效或在 10 多分钟后才"见效"。常伴有心悸、疲乏、头晕、失眠及其他神经症的症状。

5. 不典型疼痛

还需与反流性食管炎等食管疾病、膈疝、消化性溃疡、肠道疾病、颈椎病等相鉴别。

【预后】

稳定型心绞痛病人大多数能生存很多年，但有发生急性心肌梗死或猝死的危险。有室性心律失常或传导阻滞者预后较差。合并有糖尿病者预后明显差于无糖尿病者。决定预后的主要因素为冠脉病变累及心肌供血的范围和心功能。左冠脉主干病变最为严重。据国外统计，既往年病死率可高达 30% 左右，此后依次为 3 支、2 支与单支病变。左前降支病变一般较其他两支冠状动脉病变预后差。左心室造影、超声心动图或核素心室腔显影所示射血分数降低和室壁运动障碍也有预后意义。

【治疗】

治疗主要在于预防新的动脉粥样硬化的发生发展和治疗已存在的动脉粥样硬化病变。稳定型心绞痛的治疗原则是改善冠脉血供和降低心肌耗氧以改善病人症状，提高生活质量，同时治疗冠脉粥样硬化，预防心肌梗死和死亡，延长生存期。

（一）发作时的治疗

1. 休息

发作时立刻休息，一般病人在停止活动后症状即逐渐消失。

2. 药物治疗

较重的发作，可使用作用较快的硝酸酯制剂。舌下含服起效最快，反复发作也可以静脉使用，但要注意耐药可能。硝酸酯类药物除扩张冠脉、降低阻力、增加冠脉循环的血流量外，还通过对周围血管的扩张作用，减少静脉回流心脏的血量，降低心室容量、心腔内压、心排血量和血压，减低心脏前后负荷和心肌的需氧，从而缓解心绞痛。

（1）硝酸甘油：可用 0.5mg，置于舌下含化。1~2 分钟即开始起作用，约半小时后作用消失。延迟见效或完全无效时提示病人并非患冠心病或为严重的冠心病。与各种硝酸酯一样，副作用有头痛、面色潮红、心率反射性加快和低血压等。第一次含服硝酸甘油时应注意可能发生直立性低血压。

（2）硝酸异山梨酯：可用 5~10mg，舌下含化。2~5 分钟见效，作用维持 2~3 小时。还有供喷雾吸入用的制剂。

（二）缓解期的治疗

1. 生活方式的调整

宜尽量避免各种诱发因素。清淡饮食，一次进食不应过饱；戒烟限酒；调整日常生活与工作量；减轻精神负担；保持适当的体力活动，但以不致发生疼痛症状为度；一般不需卧床休息。

2. 药物治疗

（1）改善缺血、减轻症状的药物

①β受体拮抗剂：能抑制心脏β肾上腺素能受体，减慢心率、减弱心肌收缩力、降低血压，从而降低心肌耗氧量以减少心绞痛发作和增加运动耐量。用药后静息心率降至 55~60 次/分，严重心绞痛病人如无心动过缓症状可降至 50 次/分。推荐使用无内在拟交感活性的选择性 β_1 受体拮抗剂。β受体拮抗剂的使用剂量应个体化，从较小剂量开始，逐级增加剂量，以能缓解症状、心率不低于 50 次/分为宜。临床常用的β受体拮抗剂包括美托洛尔普通片（25~100mg，每日 2 次口服）、美托洛尔缓释片（47.5~190mg，每日 1 次口服）和比索洛尔（5~10mg，每日 1 次口服）等。

有严重心动过缓和高度房室传导阻滞、窦房结功能紊乱、有明显的支气管痉挛或支气管哮喘的病人禁用β受体拮抗剂。外周血管疾病及严重抑郁是应用β受体拮抗剂的相对禁忌证。慢性肺心病的病人可小心使用高度选择性的 β_1 受体拮抗剂。

②硝酸酯类药：为非内皮依赖性血管扩张剂，能减少心肌需氧和改善心肌灌注，从而减低心绞痛发作的频率和程度。缓解期主要为口服应用，常用的硝酸酯类药物包括二硝酸异山梨酯（普通片 5~20mg，每日 3~4 次口服；缓释片 20~40mg，每日 1~2 次口服）和单硝酸异山梨酯（普通片 20mg，每日 2 次口服；缓释片 40~60mg，每日 1 次口服）等。每天用药时应注意给予足够的无药间期，以减少耐药性的发生。硝酸酯类药物的不良反应包括头痛、面色潮红、心率反射性加快和低血压等。

③钙通道阻滞剂：本类药物抑制钙离子进入细胞内，也抑制心肌细胞兴奋-收缩偶联中钙离子的作用，从而抑制心肌收缩，减少心肌氧耗；扩张冠脉，解除冠脉痉挛，改善心内膜下心肌的供血；扩张周围血管，降低动脉压，减轻心脏负荷；改善心肌的微循环。常用制剂有：非二氢吡啶类包括维拉帕米（普通片

40~80mg，每日3次；缓释片240mg，每日1次），每日3次；缓释片90mg，每日1次），不建议应用于左室功能不全的病人，与β受体阻滞剂联合使用也需要谨慎；二氢吡啶类包括常用的硝苯地平（控释片30mg，每日1次）、氨氯地平（5~10mg，每日1次）等，同时有高血压的病人更适合使用。

外周水肿、便秘、心悸、面部潮红是所有钙通道阻滞剂常见的副作用。其他不良反应还包括头痛、头晕、虚弱无力等。维拉帕米能减慢窦房结心率和房室传导，不能应用于已有严重心动过缓、高度房室传导阻滞和病态窦房结综合征的病人。

4）其他药物：主要用于β受体阻滞剂或者钙离子拮抗剂有禁忌或者不耐受，或者不能控制症状的情况下：①曲美他嗪（20~60mg，每日3次）通过抑制脂肪酸氧化和增加葡萄糖代谢，提高氧利用率而治疗心肌缺血；②尼可地尔（2mg，每日3次）是一种钾通道开放剂，与硝酸酯类制剂具有相似药理特性，对稳定型心绞痛治疗有效；③盐酸伊伐布雷定是第一个窦房结 I_f 电流选择特异性抑制剂，其单纯减慢心率的作用可用于治疗稳定型心绞痛；④雷诺嗪抑制心肌细胞晚期钠电流，从而防止钙超载负荷和改善心肌代谢活性，也可用于改善心绞痛症状；⑤中医中药治疗目前以"活血化瘀""芳香温通"和"祛痰通络"法最为常用。

（2）预防心肌梗死，改善预后的药物

①抗血小板药物

环氧化酶（cycloxygenase，COX）抑制剂：通过抑制COX活性而阻断血栓素 A_2（thromboxaneA_2，TXA_2）的合成，达到抗血小板聚集的作用，包括不可逆COX抑制剂（阿司匹林）和可逆COX抑制剂（吲哚布芬）。阿司匹林是抗血小板治疗的基石，所有病人只要无禁忌都应该使用，最佳剂量范围为75~150mg/d，其主要不良反应为胃肠道出血或对阿司匹林过敏。吲哚布芬可逆性抑制COX-1，同时减少血小板因子3和4，减少血小板的聚集，且对前列腺素抑制率低，胃肠反应小，出血风险少，可考虑用于有胃肠道出血或消化道溃疡病史等阿司匹林不耐受病人的替代治疗，维持剂量为100mg，每日两次。

P_2Y_{12} 受体拮抗剂：通过阻断血小板的 P_2Y_{12} 受体抑制ADP诱导的血小板活

化。目前，我国临床上常用的 P_2Y_{12} 受体拮抗剂有氯吡格雷和替格瑞洛。稳定型冠心病病人主要应用氯吡格雷。氯吡格雷是第二代 P_2Y_{12} 受体拮抗剂，为前体药物，需要在肝脏中通过细胞色素 P450（CYP450）酶代谢成为活性代谢物后，不可逆地抑制 P_2Y_{12} 受体，从而抑制血小板的聚集反应。主要用于支架植入以后及阿司匹林有禁忌证的病人，常用维持剂量为每日 75mg。

②降低 LDL-C 的药物

他汀类药物：为首选降脂药物。他汀类药物能有效降低 TC 和 LDL-C，延缓斑块进展和稳定斑块。所有明确诊断冠心病病人，无论其血脂水平如何，均应给予他汀类药物，并将 LDL-C 降至 1.8mmol/L（70mg/dl）以下水平。临床常用的他汀类药物包括辛伐他汀（20~40mg，每晚 1 次）、阿托伐他汀（10~80mg，每日 1 次）、普伐他汀（20~40mg，每晚 1 次）、氟伐他汀（40~80mg，每晚 1 次）、瑞舒伐他汀（5~20mg，每晚 1 次）等。

他汀类药物的总体安全性很高，但在应用时仍应注意监测转氨酶及肌酸激酶等生化指标，及时发现药物可能引起的肝脏损害和肌病，尤其是在采用大剂量他汀类药物进行强化调脂治疗时，更应注意监测药物的安全性。

其他降低 LDL-C 的药物：包括胆固醇吸收抑制剂依折麦布和前蛋白转化酶枯草溶菌素 9（PCSK9）抑制剂。依折麦布通过选择性抑制小肠胆固醇转运蛋白，有效减少肠道内胆固醇吸收，降低血浆胆固醇水平以及肝脏胆固醇储量。对于单独应用他汀类药物胆固醇水平不能达标或不能耐受较大剂量他汀治疗的病人，可以联合应用依折麦布。PCSK9 抑制剂增加 LDL 受体的再循环，增加 LDL 清除，从而降低 LDL-C 水平。PCSK9 抑制剂的适应证包括杂合子家族性高胆固醇血症或临床动脉粥样硬化性心血管疾病病人，在控制饮食和最大耐受剂量他汀治疗下仍需进一步降低 LDL-C 的病人，其疗效显著，但价格昂贵，且尚未进入中国市场。

③ACEI 或 ARB：可以使冠心病病人的心血管死亡、非致死性心肌梗死等主要终点事件的相对危险性显著降低。稳定型心绞痛病人合并高血压、糖尿病、心力衰竭或左心室收缩功能不全的高危病人建议使用 ACEI。临床常用的 ACEI 类药

物包括卡托普利（12.5~50mg，每日3次）、依那普利（5~10mg，每日2次）、培哚普利（4~8mg，每日1次）、雷米普利（5~10mg，每日1次）、贝那普利（10~20mg，每日1次）、赖诺普利（10~20mg，每日1次）等。不能耐受ACEI类药物者可使用ARB类药物。

④β受体拮抗剂：对于心肌梗死后的稳定型心绞痛病人，β受体拮抗剂可能可以减少心血管事件的发生。

3. 血管重建治疗

是采用药物保守治疗还是血运重建治疗（包括经皮介入治疗或者旁路移植术），需根据冠脉的病变解剖特征、病人临床特征以及当地医疗中心手术经验等综合判断决定。

（1）经皮冠状动脉介入治疗（PCI）：PCI是指一组经皮介入技术，包括经皮球囊冠状动脉成形术、冠状动脉支架植入术和斑块旋磨术等。自1977年首例PTCA应用于临床以来，PCI术成为冠心病治疗的重要手段。以往的临床观察显示，与内科保守疗法相比，PCI术能使病人的生活质量提高（活动耐量增加），但是心肌梗死的发生和死亡率无显著差异。支架内再狭窄和支架内血栓是影响其疗效的主要因素。随着新技术的出现，尤其是新型药物洗脱支架及新型抗血小板药物的应用，冠状动脉介入治疗的效果也不断提高。在没有临床缺血证据的情况下，可应用FFR等技术进行功能评估，FFR<0.75可以考虑介入治疗。

（2）冠状动脉旁路移植术（coronary artery bypass graft，CABG）：CABG通过取病人自身的大隐静脉作为旁路移植材料，一端吻合在主动脉，另一端吻合在病变冠状动脉段的远端；或游离内乳动脉与病变冠状动脉远端吻合，改善病变冠状动脉分布心肌的血流供应。术后心绞痛症状改善者可达80%~90%，且65%~85%的病人生活质量有所提高。这种手术创伤较大，有一定的风险，虽然随手术技能及器械等方面的改进，手术成功率已大大提高。围术期死亡率为1%~4%，与病人术前冠脉病变、心功能状态及有无其他并发症有关。此外，术后移植的血管还可能闭塞。因此应个体化权衡利弊，慎重选择手术适应证。

PCI或CABG术的选择需要根据冠状动脉病变的情况和病人对开胸手术的耐

受程度及病人的意愿等综合考虑。对全身情况能耐受开胸手术者，左主干合并 2 支以上冠脉病变，或多支血管病变合并糖尿病者，CABG 应为首选。

【预防】

对稳定型心绞痛除用药物防止心绞痛再次发作外，应从阻止或逆转粥样硬化病情进展，预防心肌梗死等方面综合考虑，以改善预后。

二、隐匿型冠心病

【诊断】

（一）发病特点

没有心绞痛的临床症状，但有心肌缺血的客观证据（心电活动、心肌血流灌注及心肌代谢等异常）的冠心病，称隐匿型冠心病或无症状性冠心病。其心肌缺血的 ECG 表现可见于静息时，也可在负荷状态下才出现，常为动态 ECG 记录所发现，也可为各种影像学检查所证实。

（二）临床表现

可分为三种类型：①有心肌缺血的客观证据，但无心绞痛症状；②曾有过 MI 史，现有心肌缺血客观证据，但无症状；③有心肌缺血发作，有时有症状，有时无症状，此类病人居多。应及时发现这类病人，可为其提供及早地治疗，预防危及心肌梗死或死亡发生。

（三）诊断方法

无创性检查是诊断心肌缺血的重要客观依据。需要关注的人群包括有高血压或糖尿病的病人、ASCVD 风险中危以上以及早发 CAD 家族史人群。根据病人危险度采取不同的检查，主要依据静息、动态或负荷试验 ECG 检查，或进一步颈动脉内-中膜厚度（intima media thickness，IMT）、踝肱比或冠脉 CTA 评估冠脉钙化分数，另外放射性核素心肌显像、有创性冠状动脉造影或 IVUS 检查都有重要的诊断价值。目前不主张对中低危病人进行影像学检查，也不主张对所有的无症状人群进行筛查。

【鉴别诊断】

各种器质性心脏病都可引起缺血性 ST-T 的改变，应加以鉴别。包括心肌炎、心肌病、心包疾病、电解质失调、内分泌疾病、药物作用等。

【防治】

对明确诊断的隐匿型冠心病病人应使用药物治疗和预防心肌梗死或死亡，并治疗相关危险因素，其治疗建议基本同慢性稳定型心绞痛。

有 MI 既往史者，即使没有症状，也要建议使用阿司匹林和 β 受体阻滞剂。对于无既往 MI 史、根据无创性检查或冠状动脉造影确诊 CAD 者，阿司匹林治疗可能有益。多项研究在运动试验或动态监测显示存在无症状性缺血的病人中调查了 β 受体阻滞剂的潜在作用，数据总体显示，β 受体阻滞剂有降低并发症率和死亡率的益处，但不是所有研究都得出阳性结果。多项研究显示，确诊 CAD 的无症状者采用降脂治疗可降低不良缺血事件发生率。

因此，在无禁忌证的情况下，无症状的病人应该使用下列药物来预防 MI 和死亡：①有 MI 既往史者应使用阿司匹林；②有 MI 既往史者应使用 β 受体阻滞剂；③确诊 CAD 或 2 型糖尿病者应使用他汀类药物进行降脂治疗；④伴糖尿病和（或）心脏收缩功能障碍的 CAD 病人应使用 ACEI。

对慢性稳定型心绞痛病人血管重建改善预后的建议也适用于隐匿型冠心病，但目前仍缺乏直接证据。

三、缺血性心肌病

缺血性心肌病（ischemic cardiomyopathy，ICM）属于冠心病的一种特殊类型或晚期阶段，是指由冠状动脉粥样硬化引起长期心肌缺血，导致心肌弥漫性纤维化，产生与原发性扩张型心肌病类似的临床表现。其病理生理基础是冠状动脉粥样硬化病变使心肌缺血、缺氧以至心肌细胞减少、坏死、心肌纤维化、心肌瘢痕形成的疾病。

【临床表现】

(一) 充血型缺血性心肌病

1. 心绞痛

心绞痛是缺血性心肌病病人常见的临床症状之一。多有明确的冠心病病史，并且绝大多数有 1 次以上心肌梗死的病史。但心绞痛并不是心肌缺血病人必备的症状，有些病人也可以仅表现为无症状性心肌缺血，始终无心绞痛或心肌梗死的表现。可是在这类病人中，无症状性心肌缺血持续存在，对心肌的损害也持续存在，直至出现充血型心力衰竭。出现心绞痛的病人心绞痛症状可能随着病情的进展，充血性心力衰竭的逐渐恶化，心绞痛发作逐渐减轻甚至消失，仅表现为胸闷、乏力、眩晕或呼吸困难等症状。

2. 心力衰竭

心力衰竭往往是缺血性心肌病发展到一定阶段必然出现的表现。有些病人在胸痛发作或心肌梗死早期即有心力衰竭表现，有些则在较晚期才出现。这是由于急性或慢性心肌缺血坏死引起心肌舒张和收缩功能障碍所致。常表现为劳力性呼吸困难，严重时可发展为端坐呼吸和夜间阵发性呼吸困难等左心室功能不全表现，伴有疲乏、虚弱症状。心脏听诊第一心音减弱，可闻及舒张中晚期奔马律。两肺底可闻及散在湿啰音。晚期如果合并有右心室功能衰竭，出现食欲缺乏、周围性水肿和右上腹闷胀感等症状。体检可见颈静脉充盈或怒张，心界扩大、肝大、压痛，肝颈静脉回流征阳性。

3. 心律失常

长期、慢性的心肌缺血导致心肌坏死、心肌顿抑、心肌冬眠以及局灶性或弥漫性纤维化直至瘢痕形成，导致心肌电活动障碍，包括冲动的形成、发放及传导均可产生异常。在充血型缺血性心肌病的病程中可以出现各种类型的心律失常，尤以室性期前收缩、心房颤动和束支传导阻滞多见。

4. 血栓和栓塞

心脏腔室内形成血栓和栓塞的病例多见于：①心脏腔室明显扩大者；②心房颤动而未积极抗凝治疗者；③心排血量明显降低者。

（二）限制型缺血性心肌病

尽管绝大多数缺血性心肌病病人表现类似于扩张型心肌病，少数病人的临床表现却主要以左心室舒张功能异常为主，而心肌收缩功能正常或仅轻度异常，类似于限制性心肌病的症状和体征，故被称为限制型缺血性心肌病或者硬心综合征。病人常有劳力性呼吸困难和（或）心绞痛，活动受限，也可反复发生肺水肿。

【诊断】

考虑诊断为缺血性心肌病需满足以下几点：

（一）有明确的心肌坏死或心肌缺血证据

包括：①既往曾发生过心脏事件，如心肌梗死或急性冠脉综合征；②既往有血管重建病史，包括 PCI 或 CABG 术；③虽然没有已知心肌梗死或急性冠脉综合征病史，但临床有或无心绞痛症状，静息状态或负荷状态下存在心肌缺血的客观证据［如 ECG 存在心肌坏死（如 Q 波形成）或心脏超声存在室壁运动减弱或消失征象］，冠脉 CTA 或冠脉造影证实存在冠脉显著狭窄。

（二）心脏明显扩大

心脏明显扩大并肥厚，外观呈灰色，有不规则黄色或灰色条纹或斑点，心肌松软无力。

（三）心功能不全临床表现和（或）实验室依据。

同时需排除冠心病的某些并发症，如室间隔穿孔、心室壁瘤和乳头肌功能不全所致二尖瓣关闭不全等。除外其他心脏病或其他原因引起的心脏扩大和心衰。

【鉴别诊断】

需鉴别其他引起心脏增大和心力衰竭的病因。包括：心肌病（如特发性扩张型心肌病等）、心肌炎、高血压性心脏病、内分泌病性心脏病。

【防治】

早期预防尤为重要，积极控制冠心病危险因素（如高血压、高脂血症和糖尿病等）；改善心肌缺血，预防再次心肌梗死和死亡发生；纠正心律失常（可参考各相关章节）。积极治疗心功能不全（药物和器械治疗原则与慢性心力衰竭的治疗类同，请参阅相关章节）。

对缺血区域有存活心肌者，血运重建术（PCI 或 CABG 术）可显著改善心肌功能。

另外，近年来新的治疗技术如自体骨髓干细胞移植、血管内皮生长因子基因治疗等已试用于临床，为缺血性心肌病治疗带来了新的希望。

第四节　急性冠状动脉综合征

急性冠状动脉综合征（acute coronary syndrome，ACS）是一组由急性心肌缺血引起的临床综合征，主要包括不稳定型心绞痛（unstable angina，UA）、非 ST 段抬高型心肌梗死（non-ST-segment elevation myocardial infarction，NSTEMI）以及 ST 段抬高型心肌梗死（ST-segment elevation myocardial infarction，STEMI）。动脉粥样硬化不稳定斑块破裂或糜烂导致冠状动脉内急性血栓形成，被认为是大多数 ACS 发病的主要病理基础。血小板激活在其发病过程中起着非常重要的作用。

一、不稳定型心绞痛和非 ST 段抬高型心肌梗死

UA/NSTEMI 是由于动脉粥样斑块破裂或糜烂，伴有不同程度的表面血栓形成、血管痉挛及远端血管栓塞所导致的一组临床症状，合称为非 ST 段抬高型急

性冠脉综合征（non-ST segment elevation acute coronary syndrome, NSTEACS）。UA/NSTEMI 的病因和临床表现相似但程度不同，主要不同表现在缺血严重程度以及是否导致心肌损害。

【病因和发病机制】

UA/NSTEMI 病理机制为不稳定粥样硬化斑块破裂或糜烂基础上血小板聚集、并发血栓形成、冠状动脉痉挛收缩、微血管栓塞导致急性或亚急性心肌供氧的减少和缺血加重。虽然也可因劳力负荷诱发，但劳力负荷中止后胸痛并不能缓解。其中，NSTEMI 常因心肌严重的持续性缺血导致心肌坏死，病理上出现灶性或心内膜下心肌坏死。

【临床表现】

（一）症状

UA 病人胸部不适的性质与典型的稳定型心绞痛相似，通常程度更重，持续时间更长，可达数十分钟，胸痛在休息时也可发生。如下临床表现有助于诊断 UA：诱发心绞痛的体力活动阈值突然或持久降低；心绞痛发生频率、严重程度和持续时间增加；出现静息或夜间心绞痛；胸痛放射至新的部位；发作时伴有新的相关症状，如出汗、恶心、呕吐、心悸或呼吸困难。常规休息或舌下含服硝酸甘油只能暂时甚至不能完全缓解症状。但症状不典型者也不少见，尤其是老年女性和糖尿病病人。

（二）体征

体检可发现一过性第三心音或第四心音，以及由于二尖瓣反流引起的一过性收缩期杂音，这些非特异性体征也可出现在稳定型心绞痛病人，但详细的体格检查可发现潜在的加重心肌缺血的因素，并成为判断预后非常重要的依据。

【实验室和辅助检查】

（一）心电图

心电图不仅可帮助诊断，而且根据其异常的范围和严重程度可提示预后。症状发作时的心电图尤其有意义，与之前心电图对比，可提高诊断价值。大多数病人胸痛发作时有一过性 ST 段（抬高或压低）和 T 波（低平或倒置）改变，其中 ST 段的动态改变（$\geq 0.1\mathrm{mV}$ 的抬高或压低）是严重冠状动脉疾病的表现，可能会发生急性心肌梗死或猝死。不常见的心电图表现为 U 波的倒置。

通常上述心电图动态改变可随着心绞痛的缓解而完全或部分消失。若心电图改变持续 12 小时以上，则提示 NSTEMI 的可能。若病人具有稳定型心绞痛的典型病史或冠心病诊断明确（既往有心肌梗死，冠状动脉造影提示狭窄或非侵入性试验阳性），即使没有心电图改变，也可以根据临床表现做出 UA 的诊断。

（二）连续心电监护

一过性急性心肌缺血并不一定表现为胸痛，出现胸痛症状前就可发生心肌缺血。连续的心电监测可发现无症状或心绞痛发作时的 ST 段改变。连续 24 小时心电监测发现 85%～90% 的心肌缺血可不伴有心绞痛症状。

（三）冠状动脉造影和其他侵入性检查

冠状动脉造影能提供详细的血管相关信息，可明确诊断、指导治疗并评价预后。在长期稳定型心绞痛基础上出现的 UA 病人常有多支冠状动脉病变，而新发作的静息心绞痛病人可能只有单支冠状动脉病变。在冠状动脉造影正常或无阻塞性病变的 UA 病人中，胸痛可能为冠脉痉挛、冠脉内血栓自发性溶解、微循环灌注障碍所致，其余可能为误诊。

冠脉内超声显像和光学相干断层显像可以准确提供斑块分布、性质、大小和有否斑块破溃及血栓形成等更准确的腔内影像信息。

（四）心脏标志物检查

心脏肌钙蛋白（cTn）T 及 I 较传统的 CK 和 CK-MB 更为敏感、更可靠，根据最新的欧洲和美国心肌梗死新定义，在症状发生后 24 小时内，cTn 的峰值超过正常对照值的 99 个百分位需考虑 NSTEMI 的诊断。临床上 UA 的诊断主要依靠临床表现以及发作时心电图 ST-T 的动态改变，如 cTn 阳性意味该病人已发生少量心肌损伤，相比 cTn 阴性的病人其预后较差。

（五）其他检查

胸部 X 线、心脏超声和放射性核素检查的结果与稳定型心绞痛病人的结果相似，但阳性发现率会更高。

【诊断与鉴别诊断】

根据典型的心绞痛症状、典型的缺血性心电图改变（新发或一过性 ST 段压低 ≥ 0.1mV，或 T 波倒置 ≥ 0.2mV）以及心肌损伤标志物（cTnT、cTnI 或 CK-MB）测定，可以做出 UA/NSTEMI 诊断。诊断未明确的不典型病人而病情稳定者，可以在出院前作负荷心电图或负荷超声心动图、核素心肌灌注显像、冠状动脉造影等检查。冠状动脉造影仍是诊断冠心病的重要方法，可以直接显示冠状动脉狭窄程度，对决定治疗策略有重要意义。尽管 UA/NSTEMI 的发病机制类似急性 STEMI，但两者的治疗原则有所不同，因此需要鉴别诊断，见本节"STEMI"部分。与其他疾病的鉴别诊断参见"稳定型心绞痛"部分。

【危险分层】

UA/NSTEMI 病人临床表现严重程度不一，主要是由于基础的冠状动脉粥样病变的严重程度和病变累及范围不同，同时形成急性血栓（进展至 STEMI）的危险性不同。为选择个体化的治疗方案，必须尽早进行危险分层。GRACE 风险模型纳入了年龄、充血性心力衰竭史、心肌梗死史、静息时心率、收缩压、血清肌酐、心电图 ST 段偏离、心肌损伤标志物升高以及是否行血运重建等参数，可用于 UA/NSTEMI 的风险评估。

【治疗】

（一）治疗原则

UA/NSTEMI 是具有潜在危险的严重疾病，其治疗主要有两个目的：即刻缓解缺血和预防严重不良反应后果即死亡或心肌梗死或再梗死。其治疗包括抗缺血治疗、抗血栓治疗和根据危险度分层进行有创治疗。

对可疑 UA 者的第一步关键性治疗就是在急诊室做出恰当的检查评估，按轻重缓急送至适当的部门治疗，并立即开始抗栓和抗心肌缺血治疗；心电图和心肌标志物正常的低危病人在急诊经过一段时间治疗观察后可进行运动试验，若运动试验结果阴性，可以考虑出院继续药物治疗，反之大部分 UA 病人应入院治疗。对于进行性缺血且对初始药物治疗反应差的病人，以及血流动力学不稳定的病人，均应入心脏监护室（CCU）加强监测和治疗。

（二）一般治疗

病人应立即卧床休息，消除紧张情绪和顾虑，保持环境安静，可以应用小剂量的镇静剂和抗焦虑药物，约半数病人通过上述处理可减轻或缓解心绞痛。对于有发绀、呼吸困难或其他高危表现病人，给予吸氧，监测血氧饱和度（SaO_2），维持 $SaO_2>90\%$。同时积极处理可能引起心肌耗氧量增加的疾病，如感染、发热、甲状腺功能亢进、贫血、低血压、心力衰竭、低氧血症、肺部感染和快速型心律失常（增加心肌耗氧量）和严重的缓慢型心律失常（减少心肌灌注）。

（三）药物治疗

1. 抗心肌缺血药物

主要目的是减少心肌耗氧量（减慢心率或减弱左心室收缩力）或扩张冠状动脉，缓解心绞痛发作。

（1）硝酸酯类药物：硝酸酯类药物扩张静脉，降低心脏前负荷，并降低左心室舒张末压、降低心肌耗氧量，改善左心室局部和整体功能。此外，硝酸酯类药物可扩张冠状动脉，缓解心肌缺血。心绞痛发作时，可舌下含服硝酸甘油，每次 0.5mg，必要时每间隔 3~5 分钟可以连用 3 次，若仍无效，可静脉应用硝酸甘油或硝酸异山梨酯。静脉应用硝酸甘油以 5~10μg/min 开始，持续滴注，每 5~10 分钟增加 10μg/min，直至症状缓解或出现明显副作用（头痛或低血压，收缩压低于 90mmHg 或相比用药前平均动脉压下降 30mmHg），200μg/min 为一般最大推荐剂量。目前建议静脉应用硝酸甘油，在症状消失 12~24 小时后改用口服制剂。在持续静脉应用硝酸甘油 24~48 小时内可出现药物耐受。常用的口服硝酸酯类药物包括硝酸异山梨酯和 5-单硝酸异山梨酯。

（2）β 受体拮抗剂：主要作用于心肌的 $β_1$ 受体而降低心肌耗氧量，减少心肌缺血反复发作，减少心肌梗死的发生，对改善近、远期预后均有重要作用。应尽早用于所有无禁忌证的 UA/NSTEMI 病人。少数高危病人，可先静脉使用，后改口服；中度或低度危险病人主张直接口服。

建议选择具有心脏 $β_1$ 受体选择性的药物如美托洛尔和比索洛尔。艾司洛尔是一种快速作用的 β 受体拮抗剂，可以静脉使用，安全而有效，甚至可用于左心功能减退的病人，药物作用在停药后 20 分钟内消失。口服 β 受体拮抗剂的剂量应个体化，可调整到病人安静时心率 50~60 次/分。在已服用 β 受体拮抗剂仍发生 UA 的病人，除非存在禁忌证，否则无须停药。

（3）钙通道阻滞剂：可有效减轻心绞痛症状，可作为治疗持续性心肌缺血的次选药物。足量 β 受体拮抗剂与硝酸酯类药物治疗后仍不能控制缺血症状的病人可口服长效钙通道阻滞剂。对于血管痉挛性心绞痛的病人，可作为首选药物。

2. 抗血小板治疗

（1）COX 抑制剂：阿司匹林是抗血小板治疗的基石，如无禁忌证，无论采用何种治疗策略，所有病人均应口服阿司匹林，负荷量 150~300mg（未服用过阿司匹林的病人），维持剂量为每日 75~100mg，长期服用。对于阿司匹林不耐受病人，可考虑使用吲哚布芬替代。

（2）P_2Y_{12} 受体拮抗剂：除非有极高出血风险等禁忌证，UA/NSTEMI 病人均建议在阿司匹林基础上，联合应用一种 P_2Y_{12} 受体抑制剂，并维持至少 12 个月。氯吡格雷负荷量为 300~600mg，维持剂量每日 75mg，副作用小，作用快，已代替噻氯吡啶或用于不能耐受阿司匹林的病人作为长期使用，以及植入支架术后和阿司匹林联用。替格瑞洛可逆性抑制 P_2Y_{12} 受体，起效更快，作用更强，可用于所有 UA/NSTEMI 的治疗，首次 180mg 负荷量，维持剂量 90mg，2 次/日。

（3）血小板糖蛋白 IIb/IIIa（GPIIb/IIIa）受体拮抗剂（GPI）：激活的血小板通过 GPIIb/IIIa 受体与纤维蛋白原结合，导致血小板血栓的形成，这是血小板聚集的最后、唯一途径。阿昔单抗为直接抑制 GPIIb/IIIa 受体的单克隆抗体，能有效地与血小板表面的 GPIIb/IIIa 受体结合，从而抑制血小板的聚集。合成的该类药物还包括替罗非班和依替非巴肽，而替罗非班为目前国内 GPIIb/IIIa 受体拮抗剂的唯一选择，和阿昔单抗相比，小分子的替罗非班具有更好的安全性。目前各指南均推荐 GPI 可应用于接受 PCI 的 UA/NSTEMI 病人和选用保守治疗策略的中高危 UA/NSTEMI 病人，不建议常规术前使用 GPI。

（4）环核苷酸磷酸二酯酶抑制剂：主要包括西洛他唑和双嘧达莫。西洛他唑除有抗血小板聚集和舒张外周血管作用外，还具有抗平滑肌细胞增生，改善内皮细胞功能等作用，但在预防 PCI 术后急性并发症的研究证据均不充分，所以仅作为阿司匹林不耐受病人的替代药物。双嘧达莫可引起"冠状动脉窃血"，加重心肌缺血，目前不推荐使用。

3. 抗凝治疗

除非有禁忌，所有病人均应在抗血小板治疗基础上常规接受抗凝治疗，根据治疗策略以及缺血、出血事件风险选择不同药物。常用的抗凝药包括普通肝素、低分子量肝素、磺达肝癸钠和比伐卢定。

（1）普通肝素：肝素的推荐用量是静脉注射 80～85U/kg 后，以 15～18U/（kg·h）的速度静脉滴注维持，治疗过程中在开始用药或调整剂量后 6 小时需监测激活部分凝血酶时间（APTT），调整肝素用量，一般使 APTT 控制在 50～70 秒。静脉应用肝素 2～5 天为宜，后可改为皮下注射肝素 5000～7500U，每日 2 次，再治疗 1～2 天。肝素对富含血小板的白色血栓作用较小，并且作用可由于肝素与血浆蛋白结合而受影响。未口服阿司匹林的病人停用肝素后可能发生缺血症状的反跳，这是因为停用肝素后引发继发性凝血酶活性的增高，逐渐停用肝素可能会减少上述现象。由于存在发生肝素诱导的血小板减少症的可能，在肝素使用过程中需监测血小板。

（2）低分子量肝素：与普通肝素相比，低分子量肝素在降低心脏事件发生方面有更优或相等的疗效。低分子量肝素具有强烈的抗 Xa 因子及 Ⅱa 因子活性的作用，并且可以根据体重和肾功能调节剂量，皮下应用不需要实验室监测，故具有疗效更肯定、使用更方便的优点，并且肝素诱导血小板减少症的发生率更低。常用药物包括依诺肝素、达肝素和那曲肝素等。

（3）磺达肝癸钠：是选择性 Xa 因子间接抑制剂。其用于 UA/NSTEMI 的抗凝治疗不仅能有效减少心血管事件，而且大大降低出血风险。皮下注射 2.5mg，每日一次，采用保守策略的病人尤其在出血风险增加时作为抗凝药物的首选。对需行 PCI 的病人，术中需要追加普通肝素抗凝。

（4）比伐卢定：是直接抗凝血酶制剂，其有效成分为水蛭素衍生物片段，通过直接并特异性抑制 Ⅱa 因子活性，能使活化凝血时间明显延长而发挥抗凝作用，可预防接触性血栓形成，作用可逆而短暂，出血事件的发生率降低。主要用于 UA/NSTEMI 病人 PCI 术中的抗凝，与普通肝素加血小板 GP Ⅱb/Ⅲa 受体拮抗剂相比，出血发生率明显降低。先静脉推注 0.75mg/kg，再静脉滴注 1.75 mg/（kg·h），维持至术后 3~4 小时。

4. 调脂治疗

他汀类药物在急性期应用可促使内皮细胞释放一氧化氮，有类硝酸酯的作用，远期有抗炎症和稳定斑块的作用，能降低冠状动脉疾病的死亡和心肌梗死发生率。无论基线血脂水平，UA/NSTEMI 病人均应尽早（24 小时内）开始使用他汀类药物。LDL-C 的目标值为<70mg/dl。少部分病人会出现肝酶和肌酶（CK、CK-MM）升高等副作用。

5. ACEI 或 ARB

对 UA/NSTEMI 病人，长期应用 ACEI 能降低心血管事件发生率，如果不存在低血压（收缩压<100mmHg 或较基线下降30mmHg 以上）或其他已知的禁忌证（如肾衰竭、双侧肾动脉狭窄和已知的过敏），应该在 24 小时内给予口服 ACEI，

不能耐受 ACEI 者可用 ARB 替代。

（四）冠状动脉血运重建术

冠状动脉血运重建术包括 PCI 和 CABG。

1. 经皮冠状动脉介入治疗

随着 PCI 技术的迅速发展，PCI 成为 UA/NSTEMI 病人血运重建的主要方式。药物洗脱支架（drug eluting stent，DES）的应用进一步改善 PCI 的远期疗效，拓宽了 PCI 的应用范围。根据 NSTE-ACS 心血管事件危险的紧迫程度以及相关并发症的严重程度，选择不同的侵入治疗策略。对于出现以下任意一条极高危标准的病人推荐紧急侵入治疗策略（<24 小时），包括心肌梗死相关的肌钙蛋白上升或下降、ST 段或 T 波的动态改变（有或无症状）以及 GRACE 评分>140 分；对于出现以下任意一条中危标准的病人推荐侵入治疗策略（<72 小时），包括糖尿病、肾功能不全、LVEF<40% 或充血性心力衰竭、早期心梗后心绞痛、PCI 史、CABG 史、GRACE 评分>109 但是<140 等；对于无上述危险标准和症状无反复发作的病人，建议在决定有创评估之前先行无创检查（首选影像学检查）寻找缺血证据。

2. 冠状动脉旁路移植术

选择何种血运重建策略主要根据临床因素、术者经验和基础冠心病的严重程度。冠状动脉旁路移植术最大的受益者是病变严重、有多支血管病变的症状严重和左心室功能不全的病人。

（五）预后和二级预防

UA/NESTEMI 的急性期一般在 2 个月左右，在此期间发生心肌梗死或死亡的风险最高。尽管住院期间的死亡率低于 STEMI，但其长期的心血管事件发生率与 STEMI 接近，因此出院后要坚持长期药物治疗，控制缺血症状、降低心肌梗死和死亡的发生，包括服用双联抗血小板药物至少 12 个月，其他药物包括他汀类药物 β 受体拮抗剂和 ACEI/ARB，严格控制危险因素，进行有计划及适当的运动锻炼。根据住院期间的各种事件、治疗效果和耐受性，予以个体化治疗。所谓 AB-

CDE 方案对于指导二级预防有帮助：①抗血小板、抗心绞痛治疗和 ACEI；②β受体拮抗剂预防心律失常、减轻心脏负荷等，控制血压；③控制血脂和戒烟；④控制饮食和糖尿病治疗；⑤健康教育和运动。

二、急性 ST 段抬高型心肌梗死

STEMI 是指急性心肌缺血性坏死，大多是在冠脉病变的基础上，发生冠脉血供急剧减少或中断，使相应的心肌严重而持久地急性缺血所致。通常原因为在冠脉不稳定斑块破裂、糜烂基础上继发血栓形成导致冠状动脉血管持续、完全闭塞。

本病既往在欧美常见，美国 35～84 岁人群中年发病率男性为 71%，女性为 22%，每年约有 150 万人发生急性心肌梗死（acute myocardial infarction，AMI），45 万人发生再次心肌梗死。根据中国心血管病报告的数据，AMI 发病率在不断增高，死亡率整体呈上升趋势。

【病因和发病机制】

STEMI 的基本病因是冠脉粥样硬化基础上一支或多支血管管腔急性闭塞，若持续时间达到 20～30 分钟或以上，即可发生 AMI。大量的研究已证明，绝大多数 STEMI 是由于不稳定的粥样斑块溃破，继而出血和管腔内血栓形成，而使管腔闭塞。

促使斑块破裂出血及血栓形成的诱因有：

（1）晨起 6 时至 12 时交感神经活动增加，机体应激反应性增强，心肌收缩力、心率、血压增高，冠状动脉张力增高。

（2）在饱餐特别是进食多量脂肪后，血脂增高，血黏稠度增高。

（3）重体力活动、情绪过分激动、血压剧升或用力排便时，致左心室负荷明显加重。

（4）休克、脱水、出血、外科手术或严重心律失常，致心排血量骤降，冠状动脉灌注量锐减。

STEMI 可发生在频发心绞痛的病人，也可发生在原来从无症状者中。STEMI 后发生的严重心律失常、休克或心力衰竭，均可使冠状动脉灌流量进一步降低，心肌坏死范围扩大。

近来研究显示，14%的 STEMI 病人行冠脉造影未见明显阻塞，被称之为冠状动脉非阻塞性心肌梗死（myocardial infarction with non-obstructive coronary arteries，MINOCA），在最新指南中越来越受到重视，原因包括斑块破裂或斑块侵蚀，冠脉痉挛，冠脉血栓栓塞，自发性冠脉夹层，应激性心肌病以及其他类型的 2 型急性心肌梗死（包括贫血、心动过速、呼吸衰竭、低血压、休克、伴或不伴左室肥厚的重度高血压、严重主动脉瓣疾病、心衰、心肌病以及药物毒素损伤等），这部分病人治疗策略与阻塞性冠脉疾病不同，应早期发现并根据不同病因给予个体化治疗。

【病理】

（一）冠状动脉病变

绝大多数 STEMI 病人冠脉内可见在粥样斑块的基础上有血栓形成，使管腔闭塞，但是由冠脉痉挛引起管腔闭塞者中，个别可无严重粥样硬化病变。此外，梗死的发生与原来冠脉受粥样硬化病变累及的血管数及其所造成管腔狭窄程度之间未必呈平行关系。

（1）左前降支闭塞，引起左心室前壁、心尖部、下侧壁、前间隔和二尖瓣前乳头肌梗死。

（2）右冠状动脉闭塞，引起左心室膈面（右冠状动脉占优势时）、后间隔和右心室梗死，并可累及窦房结和房室结。

（3）左回旋支闭塞，引起左心室高侧壁、膈面（左冠状动脉占优势时）和左心房梗死，可能累及房室结。

（4）左主干闭塞，引起左心室广泛梗死。

右心室和左、右心房梗死较少见。

（二）心肌病变

冠脉闭塞后20~30分钟，受其供血的心肌即有少数坏死，开始了AMI的病理过程。1~2小时之间绝大部分心肌呈凝固性坏死，心肌间质充血、水肿，伴多量炎症细胞浸润。以后，坏死的心肌纤维逐渐溶解，形成肌溶灶，随后渐有肉芽组织形成。

继发性病理变化有：在心腔内压力的作用下，坏死心壁向外膨出，可产生心脏破裂（心室游离壁破裂、心室间隔穿孔或乳头肌断裂）或逐渐形成心室壁瘤。坏死组织1~2周后开始吸收，并逐渐纤维化，在6~8周形成瘢痕愈合，称为陈旧性心肌梗死。

【病理生理】

主要出现左心室舒张和收缩功能障碍的一些血流动力学变化，其严重度和持续时间取决于梗死的部位、程度和范围。心脏收缩力减弱、顺应性减低、心肌收缩不协调，左心室压力曲线最大上升速度（dp/dt）减低，左心室舒张末期压增高、舒张和收缩末期容量增多。射血分数减低，心搏量和心排血量下降，心率增快或有心律失常，血压下降。病情严重者，动脉血氧含量降低。急性大面积心肌梗死者，可发生泵衰竭心源性休克或急性肺水肿。右心室梗死在MI病人中少见，其主要病理生理改变是急性右心衰竭的血流动力学变化，右心房压力增高，高于左心室舒张末期压，心排血量减低，血压下降。

心室重塑作为MI的后续改变，包括左心室体积增大、形状改变及梗死节段心肌变薄和非梗死节段心肌增厚，对心室的收缩效应及电活动均有持续不断的影响，在MI急性期后的治疗中要注意对心室重塑的干预。

【临床表现】

与梗死的面积大小、部位、冠状动脉侧支循环情况密切相关。

（一）先兆

50%~81.2%的病人在发病前数日有乏力，胸部不适，活动时心悸、气急、烦躁、心绞痛等前驱症状其中以新发生心绞痛（初发型心绞痛）或原有心绞痛加重（恶化型心绞痛）为最突出。心绞痛发作较以往频繁、程度较剧、持续较久、硝酸甘油疗效差、诱发因素不明显。同时心电图示 ST 段一过性明显抬高（变异型心绞痛）或压低，T 波倒置或增高（"假性正常化"），即前述 UA 情况。如及时住院处理，可使部分病人避免发生 MI。

（二）症状

1. 疼痛

是最先出现的症状，多发生于清晨，疼痛部位和性质与心绞痛相同，但诱因多不明显，且常发生于安静时，程度较重，持续时间较长，可达数小时或更长，休息和含用硝酸甘油片多不能缓解。病人常烦躁不安、出汗、恐惧，胸闷或有濒死感。少数病人无疼痛，一开始即表现为休克或急性心力衰竭。部分病人疼痛位于上腹部，被误认为胃穿孔、急性胰腺炎等急腹症；部分病人疼痛放射至下颌、颈部、背部上方，被误认为牙痛或骨关节痛。

2. 全身症状

有发热、心动过速、白细胞计数增高和红细胞沉降率增快等，由坏死物质被吸收所引起。一般在疼痛发生后 24~48 小时出现，程度与梗死范围常呈正相关，体温一般在 38℃ 左右，很少达到 39℃，持续约一周。

3. 胃肠道症状

疼痛剧烈时常伴有频繁的恶心、呕吐和上腹胀痛，与迷走神经受坏死心肌刺激和心排血量降低、组织灌注不足等有关。肠胀气亦不少见。重症者可发生呃逆。

4. 心律失常

见于 75%~95% 的病人，多发生在起病 1~2 天，而以 24 小时内最多见，可伴乏力、头晕、晕厥等症状。各种心律失常中以室性心律失常最多，尤其是室性期前收缩，如室性期前收缩频发（每分钟 5 次以上），成对出现或呈短阵室性心动过速，多源性或落在前一心搏的易损期时（R-on-T），常为心室颤动的先兆。

室颤是 STEMI 早期，特别是入院前主要的死因。房室传导阻滞和束支传导阻滞也较多见，室上性心律失常则较少，多发生在心力衰竭者中。前壁 MI 如发生房室传导阻滞表明梗死范围广泛，情况严重。

5. 低血压和休克

疼痛期中血压下降常见，未必是休克。如疼痛缓解而收缩压仍低于80mmHg，有烦躁不安、面色苍白、皮肤湿冷、脉细而快、大汗淋漓、尿量减少（<20ml/h）、神志迟钝甚至晕厥者，则为休克表现。休克多在起病后数小时至数日内发生，见于约 20% 的病人，主要是心源性，为心肌广泛（40% 以上）坏死，心排血量急剧下降所致，神经反射引起的周围血管扩张属次要，有些病人尚有血容量不足的因素参与。

6. 心力衰竭

主要是急性左心衰竭，可在起病最初几天内发生，或在疼痛、休克好转阶段出现，为梗死后心脏舒缩力显著减弱或不协调所致，发生率约为 32% ~ 48%。出现呼吸困难、咳嗽、发绀、烦躁等症状，严重者可发生肺水肿，随后可有颈静脉怒张、肝大、水肿等右心衰竭表现。右心室 MI 者可一开始即出现右心衰竭表现，伴血压下降。

根据有无心力衰竭表现及其相应的血流动力学改变严重程度，AMI 引起的心力衰竭按 Killip 分级法可分为：

Ⅰ级：尚无明显心力衰竭；

Ⅱ级：有左心衰竭，肺部啰音<50%肺野；

Ⅲ级：有急性肺水肿，全肺大、小、干、湿啰音；

Ⅳ级：有心源性休克等不同程度或阶段的血流动力学变化。

STEMI 时，重度左心室衰竭或肺水肿与心源性休克同样是左心室排血功能障碍所引起，两者可以不同程度合并存在，常统称为心脏泵功能衰竭，或泵衰竭。在血流动力学上，肺水肿是以左心室舒张末期压及左心房与肺毛细血管压力的增高为主，而休克则以心排血量和动脉压的降低更为突出。心源性休克是较左心室衰竭程度更重的泵衰竭，一定水平的左心室充盈后，心排血指数比左心室衰竭时更低，亦即心排血指数与充盈压之间关系的曲线更为平坦而下移。

Forrester 等对上述血流动力学分级做了调整，并与临床进行对照，分为如下四类：

Ⅰ类：无肺淤血和周围灌注不足；肺毛细血管楔压（PCWP）和心排血指数（CI）正常。

Ⅱ类：单有肺淤血；PCWP 增高（＞18mmHg），CI 正常 ［＞2.2L／（min·m²）］。

Ⅲ类：单有周围灌注不足；PCWP 正常（＜18mmHg），CI 降低 ［＜2.2L／（min·m²）］，主要与血容量不足或心动过缓有关。

Ⅳ类：合并有肺淤血和周围灌注不足；PCWP 增高（＞18mmHg），CI 降低 ［＜2.2L／（min·m²）］。

在以上两种分级及分类中，都是第四类最为严重。

（三）体征

1. 心脏体征

心脏浊音界可正常也可轻度至中度增大。心率多增快，少数也可减慢。心尖区第一心音减弱，可出现第四心音（心房性）奔马律，少数有第三心音（心室性）奔马律。10%～20%病人在起病第 2～3 天出现心包摩擦音，为反应性纤维性心包炎所致。心尖区可出现粗糙的收缩期杂音或伴收缩中晚期喀喇音，为二尖瓣乳头肌功能失调或断裂所致，室间隔穿孔时可在胸骨左缘 3～4 肋间新出现粗糙的收缩期杂音伴有震颤。可有各种心律失常。

2. 血压

除极早期血压可增高外，几乎所有病人都有血压降低。起病前有高血压者，血压可降至正常，且可能不再恢复到起病前的水平。

3. 其他

可有与心律失常、休克或心力衰竭相关的其他体征。

【实验室和其他检查】

（一）心电图

心电图常有进行性的改变。对 MI 的诊断、定位、定范围、估计病情演变和预后都有帮助。

1. 特征性改变

STEMI 心电图表现特点为：

（1）ST 段抬高呈弓背向上型，在面向坏死区周围心肌损伤区的导联上出现。

（2）宽而深的 Q 波（病理性 Q 波），在面向透壁心肌坏死区的导联上出现。

（3）T 波倒置，在面向损伤区周围心肌缺血区的导联上出现。

在背向 MI 区的导联则出现相反的改变，即 R 波增高、ST 段压低和 T 波直立并增高。

2. 动态性改变

ST 段抬高：

（1）起病数小时内，可尚无异常或出现异常高大两肢不对称的 T 波，为超急性期改变。

（2）数小时后，ST 段明显抬高，弓背向上，与直立的 T 波连接，形成单相曲线。数小时~2 日内出现病理性 Q 波，同时 R 波减低，是为急性期改变。Q 波在 3~4 天内稳定不变，以后 70%~80% 永久存在。

（3）在早期如不进行治疗干预，ST 段抬高持续数日至两周左右，逐渐回到基线水平，T 波则变为平坦或倒置，是为亚急性期改变。

（4）数周至数个月后，T 波呈 V 形倒置，两肢对称，波谷尖锐，是为慢性期改变。T 波倒置可永久存在，也可在数个月至数年内逐渐恢复。

（二）放射性核素检查

正电子发射计算机断层扫描（PET）可观察心肌的代谢变化，是目前唯一能直接评价心肌存活性的影响技术。单光子发射计算机断层显像（SPECT）进行

ECG门控的心血池显像，可用于评估室壁运动、室壁厚度和整体功能。

（三）超声心动图

二维和M型超声心动图也有助于了解心室壁的运动和左心室功能，诊断室壁瘤和乳头肌功能失调，检测心包积液及室间隔穿孔等并发症。

（四）实验室检查

1. 一般血液检查

起病24~48小时后白细胞可增至（10~20）×10⁹/L，中性粒细胞增多，嗜酸性粒细胞减少或消失；红细胞沉降率增快；C反应蛋白（CRP）增高，均可持续1~3周。起病数小时至2日内血中游离脂肪酸增高。

2. 血清心肌坏死标志物

心肌损伤标志物增高水平与心肌坏死范围及预后明显相关。

①肌红蛋白起病后2小时内升高，12小时内达高峰；24~48小时内恢复正常。②肌钙蛋白I（cTnI）或T（cTnT）起病3~4小时后升高，cTnI于11~24小时达高峰，7~10天降至正常，cTnT于24~48小时达高峰，10~14天降至正常。这些心肌结构蛋白含量的增高是诊断MI的敏感指标。③肌酸激酶同工酶CK-MB升高，在起病后4小时内增高，16~24小时达高峰，3~4天恢复正常，其增高的程度能较准确地反映梗死的范围，其高峰出现时间是否提前有助于判断溶栓治疗是否成功。

对心肌坏死标志物的测定应进行综合评价，如肌红蛋白在AMI后出现最早，也十分敏感，但特异性不很强；cTnT和cTnI出现稍延迟，而特异性很高，在症状出现后6小时内测定为阴性则6小时后应再复查，其缺点是持续时间可长达10~14天，对在此期间判断是否有新的梗死不利。CK-MB虽不如cTnT、cTnI敏感，但对早期（<4小时）AMI的诊断有较重要价值。

以往沿用多年的AMI心肌酶测定，包括肌酸激酶（CK）、天冬氨酸氨基转移酶（AST）以及乳酸脱氢酶（LDH），其特异性及敏感性均远不如上述心肌坏死标志物，已不再用于诊断AMI。

【诊断与鉴别诊断】

根据典型的临床表现，特征性的心电图改变以及实验室检查发现，诊断本病并不困难。对老年病人，突然发生严重心律失常、休克、心力衰竭而原因未明，或突然发生较重而持久的胸闷或胸痛者，都应考虑本病的可能。宜先按 AMI 来处理，并短期内进行心电图、血清心肌坏死标志物测定等的动态观察以确定诊断。

鉴别诊断要考虑以下一些疾病。

（一）心绞痛

心绞痛和急性心肌梗死注意鉴别。

（二）主动脉夹层

胸痛一开始即达高峰，常放射到背、肋、腹、腰和下肢，两上肢的血压和脉搏可有明显差别，可有主动脉瓣关闭不全的表现，偶有意识模糊和偏瘫等神经系统受损症状，但无血清心肌坏死标志物升高。二维超声心动图检查、X 线、胸主动脉 CTA 或 MRA 有助于诊断。

（三）急性肺动脉栓塞

可发生胸痛、咯血、呼吸困难和休克。但有右心负荷急剧增加的表现如发绀、肺动脉瓣区第二心音亢进、颈静脉充盈、肝大、下肢水肿等。心电图示 Ⅰ 导联 S 波加深，Ⅲ 导联 Q 波显著，T 波倒置，胸导联过渡区左移，右胸导联 T 波倒置等改变，可资鉴别。常有低氧血症，核素肺通气-灌注扫描异常，肺动脉 CTA 可检出肺动脉大分支血管的栓塞。AMI 和急性肺动脉栓塞时 D-二聚体均可升高，鉴别诊断价值不大。

（四）急腹症

急性胰腺炎、消化性溃疡穿孔、急性胆囊炎、胆石症等，均有上腹部疼痛，可能伴休克。仔细询问病史、体格检查、心电图检查、血清心肌酶和肌钙蛋白测定可协助鉴别。

（五）急性心包炎

尤其是急性非特异性心包炎可有较剧烈而持久的心前区疼痛。但心包炎的疼痛与发热同时出现，呼吸和咳嗽时加重，早期即有心包摩擦音，后者和疼痛在心包腔出现渗液时均消失；全身症状一般不如 MI 严重；心电图除 aVR 外，其余导联均有 ST 段弓背向下的抬高，T 波倒置，无异常 Q 波出现。

【并发症】

（一）乳头肌功能失调或断裂

总发生率可高达50%。二尖瓣乳头肌因缺血、坏死等使收缩功能发生障碍，造成不同程度的二尖瓣脱垂并关闭不全，心尖区出现收缩中晚期喀喇音和吹风样收缩期杂音，第一心音可不减弱，可引起心力衰竭。轻症者可以恢复，其杂音可消失。乳头肌整体断裂极少见，多发生在二尖瓣后乳头肌，见于下壁 MI，心力衰竭明显，可迅速发生肺水肿在数日内死亡。

（二）心脏破裂

少见，常在起病 1 周内出现，多为心室游离壁破裂，造成心包积血引起急性心脏压塞而猝死。偶为心室间隔破裂造成穿孔，在胸骨左缘第 3~4 肋间出现响亮的收缩期杂音，常伴有震颤，可引起心力衰竭和休克而在数日内死亡。心脏破裂也可为亚急性，病人能存活数个月。

（三）栓塞

发生率1%~6%，见于起病后 1~2 周，可为左心室附壁血栓脱落所致，引起脑、肾、脾或四肢等动脉栓塞。也可因下肢静脉血栓形成部分脱落所致，产生肺动脉栓塞，大块肺栓塞可导致猝死。

（四）心室壁瘤

或称室壁瘤，主要见于左心室，发生率5%~20%。体格检查可见左侧心界扩大，心脏搏动范围较广，可有收缩期杂音。瘤内发生附壁血栓时，心音减弱。

心电图 ST 段持续抬高。超声心动图、放射性核素心血池显像以及左心室造影可见局部心缘突出，搏动减弱或有反常搏动。室壁瘤可导致心功能不全、栓塞和室性心律失常。

（五）心肌梗死后综合征

发生率约 1%～5%，于 MI 后数周至数个月内出现，可反复发生。表现为心包炎、胸膜炎或肺炎，有发热、胸痛等症状，发病机制可能为自身免疫反应所致。

【治疗】

对 STEMI，强调及早发现，及早住院，并加强住院前的就地处理。治疗原则是尽快恢复心肌的血液灌注（到达医院后 30 分钟内开始溶栓或 90 分钟内开始介入治疗）以挽救濒死的心肌、防止梗死扩大或缩小心肌缺血范围，保护和维持心脏功能，及时处理严重心律失常、泵衰竭和各种并发症，防止猝死，使病人不但能度过急性期，且康复后还能保持尽可能多的有功能的心肌。

（一）监护和一般治疗

1. 休息

急性期卧床休息，保持环境安静。减少探视，防止不良刺激，解除焦虑。

2. 监测

在冠心病监护室进行心电图、血压和呼吸的监测，除颤仪应随时处于备用状态。对于严重泵衰竭者还需监测肺毛细血管压和静脉压。密切观察心律、心率、血压和心功能的变化，为适时采取治疗措施，避免猝死提供客观资料。监测人员必须极端负责，既不放过任何有意义的变化，又保证病人的安静和休息。

3. 吸氧

对有呼吸困难和血氧饱和度降低者，最初几日间断或持续通过鼻管面罩吸氧。

4. 护理

急性期 12 小时卧床休息，若无并发症，24 小时内应鼓励病人在床上行肢体活动，若无低血压，第 3 天就可在病房内走动；梗死后第 4~5 天，逐步增加活动直至每天 3 次步行 100~150m。

5. 建立静脉通道

保持给药途径畅通。

（二）解除疼痛

心肌再灌注治疗开通梗死相关血管、恢复缺血心肌的供血是解除疼痛最有效的方法，但在再灌注治疗前可选用下列药物尽快解除疼痛。

1. 吗啡或哌替啶

吗啡 2~4mg 静脉注射或哌替啶 50~100mg 肌内注射，必要时 5~10 分钟后重复，可减轻病人交感神经过度兴奋和濒死感。注意低血压和呼吸功能抑制的副作用。

2. 硝酸酯类药物

通过扩张冠状动脉，增加冠状动脉血流量以及增加静脉容量而降低心室前负荷。大多数 AMI 病人有应用硝酸酯类药物指征，而在下壁 MI、可疑右室 MI 或明显低血压的病人（收缩压低于 90mmHg），不适合使用。

3. β 受体拮抗剂

能减少心肌耗氧量和改善缺血区的氧供需失衡，缩小 MI 面积，减少复发性心肌缺血、再梗死、室颤及其他恶性心律失常，对降低急性期病死率有肯定的疗效。无下列情况者，应在发病 24 小时内尽早常规口服应用：①心力衰竭；②低心排血量状态；③心源性休克危险性增高（年龄>70 岁、收缩压<120mmHg、窦性心动过速>110 次/分或心率<60 次/分，以及距发生 STEMI 的时间增加）；④其他使用 β 受体拮抗剂的禁忌证（PR 间期>0.24 秒、二度或三度房室传导阻滞、哮喘发作期或反应性气道疾病）。一般首选心脏选择性的药物，如阿替洛尔、美托洛尔和比索洛尔。口服从小剂量开始（相当于目标剂量的 1/4），逐渐递增，使静息心率降至分 55~60 次/分。β 受体拮抗剂可用于 AMI 后的二级预防，能降低发病率和死亡率。病人有剧烈的缺血性胸痛或伴血压显著升高且其他处理未能缓解时，也可静脉应用，静脉用药多选择美托洛尔，使用方案如下：①首先排除心力衰竭、低血压（收缩压<90mmHg）、心动过缓（心率<60 次/分）或有房室传导阻滞病人；②静脉推注，每次 5mg；③每次推注后观察 2~5 分钟，如果心率<60 次/分或收缩压<100mmHg，则停止给药，静脉注射美托洛尔总量可达 15mg；④末次静脉注射后 15 分钟，继续口服剂量维持。极短作用的静脉注射制剂艾司洛尔 50~250μg/（kg·min），可治疗有 β 受体拮抗剂相对禁忌证而又希望减慢心率的病人。

（三）抗血小板治疗

各种类型的 ACS 均需要联合应用包括阿司匹林和 P_2Y_{12} 受体拮抗剂在内的口服抗血小板药物，负荷剂量后给予维持剂量。静脉应用 GP Ⅱ b/Ⅲ a 受体拮抗剂主要用于接受直接 PCI 的病人，术中使用。STEMI 病人抗血小板药物选择和用法与 NSTEACS 相同，见本节的 UA/NSTEMI 部分。

（四）抗凝治疗

除非有禁忌，所有 STEMI 病人无论是否采用溶栓治疗，均应在抗血小板治疗基础上常规联合抗凝治疗。抗凝治疗可建立和维持梗死相关血管的通畅，并可预防深静脉血栓形成、肺动脉栓塞和心室内血栓形成。对于接受溶栓或不计划行再灌注治疗的病人，磺达肝癸钠有利于降低死亡率和再梗死率，而不增加出血并发症，无严重肾功能不全的病人［血肌酐 < 265μmol/L（3mg/dl）］，初始静脉注射 2.5mg，随后每天皮下注射 1 次（2.5mg），最长 8 天。STEMI 直接 PCI 时，需联合普通肝素治疗，以减少导管内血栓形成。直接 PCI 尤其出血风险高时推荐应用比伐卢定，无论之前是否使用肝素，先静脉推注 0.75mg/kg，再静脉滴注 1.75mg/（kg·h）至操作结束 3~4 小时。对于 STEMI 合并心室内血栓或合并心房颤动时，需在抗血小板治疗基础上联合华法林治疗，需注意出血风险，严密监

测 INR，缩短监测间隔。

（五）再灌注心肌治疗

起病 3~6 小时，最多在 12 小时内，开通闭塞的冠状动脉，使得心肌得到再灌注，挽救濒临坏死的心肌或缩小心肌梗死的范围，减轻梗死后心肌重塑，是 STEMI 最重要的治疗措施之一。

近几年新的循证医学证据均支持及时再灌注治疗的重要性。需要强调建立区域性 STEMI 网络管理系统的必要性，通过高效的院前急救系统进行联系，由区域网络内不同单位之间的协作，制订最优化的再灌注治疗方案。最新指南对首次医疗接触（first medical contact，FMC）进行了清晰的定义：医生、护理人员、护士或急救人员首次接触病人的时间；并更加强调 STEMI 的诊断时间，提出"time 0"的概念，即病人心电图提示 ST 段抬高或其他同等征象的时间；优化 STEMI 病人的救治流程，强调在 FMC 的 10 分钟内应获取病人心电图、并做出 STEMI 的诊断。

1. 经皮冠状动脉介入治疗

若病人在救护车上或无 PCI 能力的医院，但预计 120 分钟内可转运至有 PCI 条件的医院并完成 PCI，则首选直接 PCI 策略，力争在 90 分钟内完成再灌注；或病人在可行 PCI 的医院，则应力争在 60 分钟内完成再灌注。这些医院的基本条件包括：①能在病人住院 60 分钟内施行 PCI；②心导管室每年施行 PCI>100 例并有心外科支持的条件；③施术者每年独立施行 PCI>50 例；④AMI 直接 PTCA 成功率在 90% 以上；⑤在所有送到心导管室的病人中，能完成 PCI 者达 85% 以上。

（1）直接 PCI：适应证为：①症状发作 12 小时以内并且有持续新发的 ST 段抬高或新发左束支传导阻滞的病人；②12~48 小时内若病人仍有心肌缺血证据（仍然有胸痛和 ECG 变化），亦可尽早接受介入治疗。

（2）补救性 PCI：溶栓治疗后仍有明显胸痛，抬高的 ST 段无明显降低者，应尽快进行冠状动脉造影，如显示 TIMI 0~Ⅱ级血流，说明相关动脉未再通，宜立即施行补救性 PCI。

（3）溶栓治疗再通者的 PCI：溶栓成功后有指征实施急诊血管造影，必要时进行梗死相关动脉血运重建治疗，可缓解重度残余狭窄导致的心肌缺血，降低再梗死的发生；溶栓成功后稳定的病人，实施血管造影的最佳时机是 2~24 小时。

2. 溶栓疗法

如果预计直接 PCI 时间大于 120 分钟，则首选溶栓策略，力争在 10 分钟给予病人溶栓药物。

（1）适应证：①两个或两个以上相邻导联 ST 段抬高（胸导联≥0.2mV，肢导联≥0.1mV），或病史提示 AMI 伴左束支传导阻滞，起病时间<12 小时，病人年龄<75 岁；②ST 段显著抬高的 MI 病人年龄>75 岁，经慎重权衡利弊仍可考虑；③STEMI，发病时间已达 12~24 小时，但如仍有进行性缺血性胸痛、广泛 ST 段抬高者也可考虑。

（2）禁忌证：①既往发生过出血性脑卒中，6 个月内发生过缺血性脑卒中或脑血管事件；②中枢神经系统受损、颅内肿瘤或畸形；③近期（2~4 周）有活动性内脏出血；④未排除主动脉夹层；⑤入院时严重且未控制的高血压（>180/110mmHg）或慢性严重高血压病史；⑥目前正在使用治疗剂量的抗凝药或已知有出血倾向；⑦近期（2~4 周）创伤史，包括头部外伤、创伤性心肺复苏或较长时间（>10 分钟）的心肺复苏；⑧近期（<3 周）外科大手术；⑨近期（<2 周）曾有在不能压迫部位的大血管行穿刺术。

（3）溶栓药物的应用：以纤溶酶原激活剂激活血栓中纤溶酶原，使其转变为纤溶酶而溶解冠状动脉内的血栓。国内常用：①尿激酶（urokinase，UK）30 分钟内静脉滴注 150 万~200 万 U。②链激酶（streptokinase，SK）或重组链激酶（rSK）以 150 万 U 静脉滴注，在 60 分钟内滴完。使用链激酶时，应注意寒战、发热等过敏反应。③重组组织型纤溶酶原激活剂（recombinant tissue-type plasminogen activator，rt-PA）选择性激活血栓部位的纤溶酶原，100mg 在 90 分钟内静脉给予：先静脉注入 15mg，继而 30 分钟内静脉滴注 50mg，其后 60 分钟内再滴注 35mg（国内有报告用上述剂量的一半也能奏效）。用 rt-PA 前先用肝素

5000U 静脉注射，用药后继续以肝素 700~1000U/h 持续静脉滴注共 48 小时，以后改为皮下注射 7500U 每 12 小时一次，连用 3~5 天（也可用低分子量肝素）。

新型的选择性纤溶酶原激活剂（仅作用于血栓部位）包括替奈普酶、阿替普酶和来替普酶。关于溶栓药物的选择，与作用于全身的非选择性纤溶酶原激活剂（尿激酶和链激酶）比较，建议优选选择性纤溶酶原激活剂。

（4）溶栓再通的判断标准：根据冠状动脉造影观察血管再通情况直接判断（TIMI 分级达到 2、3 级者表明血管再通），或根据：①心电图抬高的 ST 段于 2 小时内回降>50%；②胸痛 2 小时内基本消失；③2 小时内出现再灌注性心律失常（短暂的加速性室性自主节律，房室或束支传导阻滞突然消失，或下后壁心肌梗死的病人出现一过性窦性心动过缓、窦房传导阻滞或低血压状态）；④血清 CK-MB 酶峰值提前出现（14 小时内）等间接判断血栓是否溶解。

3. 紧急冠状动脉旁路移植术

介入治疗失败或溶栓治疗无效有手术指征者，宜争取 6~8 小时内施行紧急 CABG 术，但死亡率明显高于择期 CABG 术。

再灌注损伤：急性缺血心肌再灌注时，可出现再灌注损伤，常表现为再灌注性心律失常。各种快速、缓慢型心律失常均可出现，应做好相应的抢救准备。但出现严重心律失常的情况少见，最常见的为一过性非阵发性室性心动过速，对此不必行特殊处理。

（六）血管紧张素转换酶抑制剂或血管紧张素受体拮抗剂

ACEI 有助于改善恢复期心肌的重构，减少 AMI 的病死率和充血性心力衰竭的发生。除非有禁忌证，应全部选用。一般从小剂量口服开始，防止首次应用时发生低血压，在 24~48 小时逐渐增加到目标剂量。如病人不能耐受 ACEI，可考虑给予 ARB，不推荐常规联合应用 ACEI 和 ARB；对能耐受 ACEI 的病人，不推荐常规用 ARB 替代 ACEI。

（七）调脂治疗

他汀类调脂药物的使用同 UA/NSTEMI 病人，见本节 UA/NSTEMI 部分。

（八）抗心律失常和传导障碍治疗

心律失常必须及时消除，以免演变为严重心律失常甚至猝死。

（1）发生室颤或持续多形性室速时，尽快采用非同步直流电除颤或同步直流电复律。单形性室速药物疗效不满意时也应及早用同步直流电复律。

（2）一旦发现室性期前收缩或室速，立即用利多卡因 50~100mg 静脉注射，每 5~10 分钟重复 1 次，至期前收缩消失或总量已达 300mg，继以 1~3mg/min 的速度静脉滴注维持（100mg 加入 5% 葡萄糖液 100ml，滴注 1~3ml/min）。如室性心律失常反复可用胺碘酮治疗。

（3）对缓慢型心律失常可用阿托品 0.5~1mg 肌内或静脉注射。

（4）房室传导阻滞发展到二度或三度，伴有血流动力学障碍者，宜用人工心脏起搏器作临时的经静脉心内膜右心室起搏治疗，待传导阻滞消失后撤除。

（5）室上性快速心律失常选用维拉帕米、美托洛尔、洋地黄制剂或胺碘酮等药物治疗不能控制时，可考虑用同步直流电复律治疗。

（九）抗休克治疗

根据休克纯属心源性，抑或尚有周围血管舒缩障碍或血容量不足等因素存在，而分别处理。

1. 补充血容量

估计有血容量不足，或中心静脉压和肺动脉楔压低者，用右旋糖酐 40 或 5%~10% 葡萄糖液静脉滴注，输液后如中心静脉压上升 > 18cmH_2O，PCWP>15~18mmHg，则应停止。右心室梗死时，中心静脉压的升高则未必是补充血容量的禁忌。

2. 应用升压药

补充血容量后血压仍不升，而 PCWP 和 CI 正常时，提示周围血管张力不足，可用多巴胺〔起始剂量 3~5μg/（kg·min）〕，或去甲肾上腺素 2~8μg/min，亦可选用多巴酚丁胺〔起始剂量 3~10μg/（kg·min）〕静脉滴注。

3. 应用血管扩张剂

经上述处理血压仍不升，而 PCWP 增高，CI 低或周围血管显著收缩以致四肢厥冷并有发绀时，硝普钠 15μg/min 开始静脉滴注，每 5 分钟逐渐增量至 PCWP 降至 15~18mmHg；硝酸甘油 10~20μg/min 开始静脉滴注，每 5~10 分钟增加 5~10μg/min 直至左心室充盈压下降。

4. 其他

治疗休克的其他措施包括纠正酸中毒、避免脑缺血、保护肾功能，必要时应用洋地黄制剂等。为了降低心源性休克的病死率，有条件的医院考虑用主动脉内球囊反搏术或左心室辅助装置进行辅助循环，然后做选择性冠状动脉造影，随即施行介入治疗或主动脉–冠状动脉旁路移植手术，可挽救一些病人的生命。

（十）抗心力衰竭治疗

主要是治疗急性左心衰竭，以应用吗啡（或哌替啶）和利尿剂为主，亦可选用血管扩张剂减轻左心室的负荷，或用多巴酚丁胺 10μg/（kg·min）静脉滴注或用短效 ACEI 从小剂量开始等治疗。洋地黄制剂可能引起室性心律失常，宜慎用。由于最早期出现的心力衰竭主要是坏死心肌间质充血、水肿引起顺应性下降所致，而左心室舒张末期容量尚不增大，因此在梗死发生后 24 小时内宜尽量避免使用洋地黄制剂。有右心室梗死的病人应慎用利尿剂。

（十一）右心室心肌梗死的处理

治疗措施与左心室梗死略有不同。右心室心肌梗死引起右心衰竭伴低血压，而无左心衰竭的表现时，宜扩张血容量。在血流动力学监测下静脉滴注输液，直到低血压得到纠正或 PCWP 达 15mmHg。如输液 1~2L 低血压仍未能纠正者可用正性肌力药，以多巴酚丁胺为优。不宜用利尿药。伴有房室传导阻滞者可予以临时起搏。

（十二）其他治疗

下列疗法可能有助于挽救濒死心肌，有防止梗死扩大，缩小缺血范围，加快愈合的作用，有些尚未完全成熟或疗效尚有争论的治疗，可根据病人具体情况考虑选用。

1. 钙通道阻滞剂

在起病的早期，如无禁忌证可尽早使用美托洛尔、阿替洛尔或卡维地洛等 P 受体拮抗剂，尤其是前壁 MI 伴有交感神经功能亢进者，可能防止梗死范围的扩大，改善急、慢性期的预后，但应注意其对心脏收缩功能的抑制。不推荐 AMI 病人常规使用钙通道阻滞剂。

2. 极化液疗法

氯化钾 1.5g、胰岛素 10U 加入 10% 葡萄糖液 500ml 中，静脉滴注，1~2 次/日，7~14 天为一疗程。可促进心肌摄取和代谢葡萄糖，使钾离子进入细胞内，恢复细胞膜的极化状态，以利心脏的正常收缩、减少心律失常。

(十三) 康复和出院后治疗

提倡 AMI 恢复后进行康复治疗，逐步做适当的体育锻炼，有利于体力和工作能力的增进。经 2~4 个月的体力活动锻炼后，酌情恢复部分或轻工作，以后部分病人可恢复全天工作，但应避免过重体力劳动或精神过度紧张。

【预后】

预后与梗死范围的大小、侧支循环产生的情况以及治疗是否及时有关。急性期住院病死率过去一般为 30% 左右，采用监护治疗后降至 15% 左右，采用溶栓疗法后再降至 8% 左右，住院 90 分钟内施行介入治疗后进一步降至 4% 左右。死亡多发生在第一周内，尤其在数小时内，发生严重心律失常、休克或心力衰竭者，病死率尤高。

【预防】

在正常人群中预防动脉粥样硬化和冠心病属一级预防，已有冠心病和 MI 病史者还应预防再次梗死和其他心血管事件称之为二级预防。

第五节 冠状动脉疾病的其他症状

一、冠状动脉痉挛

冠状动脉痉挛是一种特殊类型的冠状动脉疾病。造影正常血管或粥样硬化病变部位均可发生痉挛。其临床表现和治疗方案与冠状动脉粥样硬化性心脏病有明显的差别。

病人常较年轻，除吸烟外，大多数病人缺乏动脉粥样硬化的经典危险因素。吸烟、酒精和毒品是冠状动脉痉挛的重要诱发因素。

本病表现为静息性心绞痛，无体力劳动或情绪激动等诱因。发病时间集中在午夜至上午 8 点之间。病人常因恶性心律失常伴发晕厥。少数病人冠状动脉持续严重痉挛，可导致急性心肌梗死甚至猝死。

若冠状动脉痉挛导致血管闭塞，则临床表现为静息性心绞痛伴心电图一过性 ST 段抬高。该类病人临床特点鲜明，因静息性发作与稳定型心绞痛不同，因 ST 段抬高与稳定型心绞痛、UA 和 NSTEMI 不同，因 ST 段抬高呈一过性与 STEMI 不同，因此可直接确立诊断。但非闭塞性痉挛表现为 ST 段压低或 T 波改变，此时难以和一般的心绞痛相鉴别。另外，冠状动脉痉挛一般具有自行缓解的特性，心电图和常规冠状动脉造影难以捕捉，因此确诊常需行乙酰胆碱或麦角新碱激发试验。

在戒烟、戒酒基础上，钙通道阻滞剂和硝酸酯类药物是治疗冠状动脉痉挛的主要手段。β 受体拮抗剂可能会加重或诱发痉挛，但伴有固定性狭窄的病人并非禁忌。冠状动脉痉挛一般预后良好，5 年生存率可高达 89%～97%。多支血管或左主干痉挛病人预后不良。

二、心肌桥

冠状动脉通常走行于心外膜下的结缔组织中，如果一段冠状动脉走行于心肌内，这束心肌纤维被称为心肌桥，走行于心肌桥下的冠状动脉被称为壁冠状动脉。冠状动脉造影显示该节段血管管腔收缩期受挤压，舒张期恢复正常，被称为"挤奶现象"。

由于壁冠状动脉在每一个心动周期的收缩期被挤压，如挤压严重可产生远端心肌缺血，临床上可表现为类似心绞痛的症状、心律失常甚至 MI 或猝死。另外，由于心肌桥存在，导致其近端的收缩期前向血流逆转，而损伤该处的血管内膜，所以该处容易形成动脉粥样硬化斑块。

β 受体拮抗剂及钙通道阻滞剂等降低心肌收缩力的药物可有效缓解症状。曾有人尝试植入支架治疗壁冠状动脉受压，但大多数支架发生内膜增生和再狭窄，因此并不提倡。手术分离壁冠状动脉曾被认为是根治此病的方法，但也有再复发的病例。一旦诊断此病，除非绝对需要，应避免使用硝酸酯类药物及多巴胺等正性肌力药物。

三、X 综合征

X 综合征通常指病人具有心绞痛或类似于心绞痛的症状，运动平板试验出现 ST 段下移而冠状动脉造影无异常表现。此类病人占因胸痛而行冠状动脉造影检查病人总数的 10% ~ 30%。本病病因尚不清楚，可能与内皮功能异常和微血管功能障碍有关。

本病以绝经期前女性多见。心电图可正常，也可有非特异性 ST-T 改变，近 20% 的病人可有平板运动试验阳性。运动负荷试验或心房调搏术时可检测到冠状静脉窦乳酸含量增加。血管内超声及多普勒血流测定显示可有冠状动脉内膜增厚、早期动脉粥样硬化斑块形成及冠状动脉血流储备降低。

本病的预后通常良好，但由于临床症状的存在，常使得病人反复就医，导致各种检查措施的过度应用、药品的消耗以及生活质量的下降，日常工作受影响。

本病尚无有效治疗手段，常规抗心肌缺血药物（β 受体拮抗剂、硝酸酯类以及钙通道阻滞剂）和曲美他嗪尽管可以改善少部分病人症状，但总体效果不佳。ACEI 和他汀类具有改善内皮功能的作用，可疗效尚不肯定。

第八章 高血压的诊断与治疗

第一节 原发性高血压

高血压是以体循环动脉压升高为主要临床表现的心血管综合征，可分为原发性高血压和继发性高血压。原发性高血压，又称高血压病，是心脑血管疾病最重要的危险因素，常与其他心血管危险因素共存，可损伤重要脏器，如心、脑、肾的结构和功能，最终导致这些器官的功能衰竭。

【血压分类和定义】

人群中血压呈连续性正态分布，正常血压和高血压的划分无明确界线，高血压的标准是根据临床及流行病学资料界定的。高血压定义为未使用降压药物的情况下诊室收缩压≥140mmHg 和（或）舒张压≥90mmHg。根据血压升高水平，进一步将高血压分为 1~3 级。2017 年，美国心脏病学会等 11 个学会提出了新的高血压诊断（≥130/80mmHg）和治疗目标值（<130/80mmHg），这对高血压的早防早治具有积极意义。我国应积累与分析更多的证据和研究，进一步确定我国高血压诊断标准和治疗目标值。

【流行病学】

高血压患病率和发病率在不同国家、地区或种族之间有差别，工业化国家较发展中国家高，美国黑种人约为白种人的 2 倍。高血压患病率、发病率及血压水平随年龄增长而升高。高血压在老年人较为常见，尤以单纯收缩期高血压为多。

我国高血压患病率和流行存在地区、城乡和民族差别，随年龄增长而升高。

北方高于南方，华北和东北属于高发区；沿海高于内地；城市高于农村；高原少数民族地区患病率较高。男、女性高血压总体患病率差别不大，青年期男性略高于女性，中年后女性稍高于男性。

【病因和发病机制】

原发性高血压的病因为多因素，尤其是遗传和环境因素交互作用的结果。但是遗传与环境因素具体通过何种途径升高血压尚不明确。基础和临床研究表明，高血压不是一种同质性疾病，不同个体间病因和发病机制不尽相同；其次，高血压病程较长，进展一般较缓慢，不同阶段始动、维持和加速机制不同，各种发病机制间也存在交互作用。因此，高血压是多因素、多环节、多阶段和个体差异性较大的疾病。

（一）与高血压发病有关的因素

1. 遗传因素

高血压具有明显的家族聚集性。父母均有高血压，子女发病概率高达46%。约60%高血压病人有高血压家族史。高血压的遗传可能存在主要基因显性遗传和多基因关联遗传两种方式。在遗传表型上，不仅高血压发生率体现遗传性，而且在血压水平、并发症发生以及其他有关因素如肥胖等也有遗传性。近年来有关高血压的基因研究报道很多，但尚无突破性进展。关于高血压的基因定位，在全世界进行的20多个高血压全基因组扫描研究中，共有30多个可能有关的染色体区段。

2. 环境因素

（1）饮食：不同地区人群血压水平和高血压患病率与钠盐平均摄入量显著正相关，但同一地区人群中个体间血压水平与摄盐量并不相关，摄盐过多导致血压升高主要见于对盐敏感人群。钾摄入量与血压呈负相关。高蛋白质摄入属于升压因素。饮食中饱和脂肪酸或饱和脂肪酸/多不饱和脂肪酸比值较高也属于升压因素。饮酒量与血压水平线性相关，尤其与收缩压相关性更强。

（2）精神应激：城市脑力劳动者高血压患病率超过体力劳动者，从事精神紧张度高的职业者发生高血压的可能性较大，长期生活在噪声环境中听力敏感性减退者患高血压也较多。此类高血压病人经休息后症状和血压可获得一定改善。

（3）吸烟：吸烟可使交感神经末梢释放去甲肾上腺素增加而使血压增高，同时可以通过氧化应激损害一氧化氮（NO）介导的血管舒张，引起血压增高。

3. 其他因素

（1）体重：体重增加是血压升高的重要危险因素。肥胖的类型与高血压发生关系密切，腹型肥胖者容易发生高血压。

（2）药物：服避孕药妇女血压升高发生率及程度与服药时间长短有关。口服避孕药引起的高血压一般为轻度，并且可逆转，在终止服药后 3~6 个月血压常恢复正常。其他如麻黄碱、肾上腺皮质激素、非甾体类抗炎药（NSAIDs）、甘草等也可使血压增高。

（3）睡眠呼吸暂停低通气综合征（sleep apnea hypopnea syndrome，SAHS）：SAHS 是指睡眠期间反复发作性呼吸暂停。有中枢性和阻塞性之分。SAHS 病人50% 有高血压，血压升高程度与 SAHS 病程和严重程度有关。

（二）高血压的发病机制

1. 神经机制

各种原因使大脑皮质下神经中枢功能发生变化，各种神经递质浓度与活性异常，包括去甲肾上腺素、肾上腺素、多巴胺、神经肽 Y、5-羟色胺、血管升压素、脑啡肽、脑钠肽和中枢肾素-血管紧张素系统，最终使交感神经系统活性亢进，血浆儿茶酚胺浓度升高，阻力小动脉收缩增强而导致血压增高。

2. 肾脏机制

各种原因引起肾性水、钠潴留，增加心排血量，通过全身血流自身调节使外周血管阻力和血压升高，启动压力-利尿钠（pressure-natriuresis）机制再将潴留的水、钠排泄出去。也可能通过排钠激素分泌释放增加，例如内源性类洋地黄物质，在排泄水、钠的同时使外周血管阻力增高而使血压增高。这个学说的理论意义在于将血压升高作为维持体内水、钠平衡的一种代偿方式。现代高盐饮食的生活方式加上遗传性或获得性肾脏排钠能力的下降是许多高血压病人的基本病理生理异常。有较多因素可引起肾性水、钠潴留，例如亢进的交感活性使肾血管阻力增加；肾小球有微小结构病变；肾脏排钠激素（前列腺素、激肽酶、肾髓质素）分泌减少，肾外排钠激素（内源性类洋地黄物质、心房肽）分泌异常，或者潴钠激素（18-羟去氧皮质酮、醛固酮）释放增多。低出生体重儿也可以通过肾脏机制导致高血压。

3. 激素机制

肾素-血管紧张素-醛固酮系统（RAAS）激活。经典的 RAAS 包括：肾小球入球动脉的球旁细胞分泌肾素，激活从肝脏产生的血管紧张素原（AGT），生成血管紧张素 I（ATI），然后经肺循环的转换酶（ACE）生成血管紧张素 II（AT II）。AT II 是 RAAS 的主要效应物质，作用于血管紧张素 II 受体 1（AT_1），使小动脉平滑肌收缩，刺激肾上腺皮质球状带分泌醛固酮，通过交感神经末梢突触前膜的正反馈使去甲肾上腺素分泌增加，这些作用均可使血压升高。近年来发现很多组织，例如血管壁、心脏、中枢神经、肾脏及肾上腺，也有 RAAS 各种组成成分。组织 RAAS 对心脏、血管的功能和结构所起的作用，可能在高血压发生和维持中有更大影响。另有研究表明 AT I 和 AT II 可以通过多条途径产生血管紧张素 1~7（A1~7），A1~7 通过与 G 蛋白偶联的 MAS 受体发挥扩血管以及抑制血管平滑肌细胞增殖作用，使人们更全面理解 RAAS 的心血管作用。

4. 血管机制

大动脉和小动脉结构与功能的变化，也就是血管重构在高血压发病中发挥着重要作用。覆盖在血管壁内表面的内皮细胞能生成、激活和释放各种血管活性物质，例如一氧化氮（NO）、前列环素（PGI_2）、内皮素（ET-1）、内皮依赖性血管收缩因子（EDCF）等，调节心血管功能。年龄增长以及各种心血管危险因素，例如血脂异常、血糖升高、吸烟、高同型半胱氨酸血症等，导致血管内皮细胞功能异常，使氧自由基产生增加，NO 灭活增强，血管炎症、氧化应激反应等影响动脉的弹性功能和结构。由于大动脉弹性减退，脉搏波传导速度增快，反射波抵达中心大动脉的时相从舒张期提前到收缩期，出现收缩期延迟压力波峰，可以导致收缩压升高，舒张压降低，脉压增大。阻力小动脉结构（血管数目稀少或壁/腔比值增加）和功能（弹性减退和阻力增大）改变，影响外周压力反射点的位置或反射波强度，也对脉压增大起重要作用。

5. 胰岛素抵抗

胰岛素抵抗（insulin resistance，IR）是指必须以高于正常的血胰岛素释放水平来维持正常的糖耐量，表示机体组织对胰岛素处理葡萄糖的能力减退。约50%原发性高血压病人存在不同程度的IR，在肥胖、血甘油三酯升高、高血压及糖耐量减退同时并存的四联症病人中最为明显。近年来认为IR是2型糖尿病和高血压发生的共同病理生理基础，但IR是如何导致血压升高，尚未获得肯定解释。多数认为是IR造成继发性高胰岛素血症引起的，继发性高胰岛素血症使肾脏水钠重吸收增强，交感神经系统活性亢进，动脉弹性减退，从而使血压升高。在一定意义上，胰岛素抵抗所致交感活性亢进使机体产热增加，是对肥胖的一种负反馈调节，这种调节以血压升高和血脂代谢障碍为代价。

（三）我国人群高血压的特点

高钠、低钾膳食是我国大多数高血压病人发病的主要危险因素之一。我国大部分地区人均每天盐摄入量12～15g或以上。在盐与血压的国际协作研究（IN-TERMAP）中，反映膳食钠/钾量的24小时尿钠/钾比值，我国人群在6以上，而西方人群仅为2～3。超重和肥胖将成为我国高血压患病率增长的又一重要危险因素。在高血压与心血管风险方面，我国人群监测数据显示，心脑血管死亡占总死亡人数的40%以上，其中高血压是首位危险因素，且高血压的致病风险高于欧美国家人群，尤其是同样程度的血压升高也更易导致脑卒中的发生。更多研究表明我国人群叶酸普遍缺乏，导致血浆同型半胱氨酸水平增高，与高血压发病呈正相关，尤其增加高血压引起脑卒中的风险。这既反映出中国心脑血管疾病的发病特点，也证明中国高血压病人补充叶酸减少脑卒中以及其他动脉粥样硬化性疾病具有重要价值，对于制订更有效的减少我国人群心血管风险的防治策略有重要意义。

【病理生理和病理】

从血流动力学角度，血压主要决定于心排血量和体循环周围血管阻力，平均动脉血压（MBP）＝心排血量（CO）×总外周血管阻力（PR）。随年龄增长常可呈现不同血流动力学特征：

（1）对于年轻高血压病人而言，血流动力学主要改变为心排血量增加和主动脉硬化，体现了交感神经系统的过度激活，一般发生于男性。

（2）对于中年（30~50岁）高血压病人而言，主要表现为舒张压增高，伴或不伴收缩压增高。单纯舒张期高血压常见于中年男性，伴随体重增加。血流动力学的主要特点为周围血管阻力增加而心排血量正常。

（3）对于老年高血压病人而言，单纯收缩期高血压是最常见的类型。流行病学显示人群收缩压随年龄增长而增高，而舒张压增长至55岁后逐渐下降。脉压的增加提示中心动脉的硬化以及周围动脉回波速度的增快导致收缩压增加。单纯收缩期高血压常见于老年人和妇女，也是舒张性心力衰竭的主要危险因素之一。

心脏和血管是高血压损害的主要靶器官，早期可无明显病理改变。长期高血压引起的心脏改变主要是左心室肥厚和扩大。而全身小动脉病变则主要是壁/腔比值增加和管腔内径缩小，导致重要靶器官如心、脑、肾组织缺血。长期高血压及伴随的危险因素可促进动脉粥样硬化的形成及发展。目前认为血管内皮功能障碍是高血压最早期和最重要的血管损害。

（一）心脏

长期压力负荷增高，儿茶酚胺与ATⅡ等都可刺激心肌细胞肥大和间质纤维化引起左心室肥厚和扩张，称为高血压性心脏病。左心室肥厚可以使冠状动脉血流储下降，特别是在耗氧量增加时，导致心内膜下心肌缺血。高血压性心脏病常可合并冠状动脉粥样硬化和微血管病变。

（二）脑

长期高血压使脑血管发生缺血与变性，形成微动脉瘤，一旦破裂可发生脑出血。高血压促使脑动脉粥样硬化，粥样斑块破裂可并发脑血栓形成。脑小动脉闭塞性病变，引起针尖样小范围梗死病灶，称为腔隙性脑梗死。高血压的脑血管病变部位，特别容易发生在大脑中动脉的豆纹动脉、基底动脉的旁正中动脉和小脑齿状核动脉。这些血管直接来自压力较高的大动脉，血管细长而且垂直穿透，容易形成微动脉瘤或闭塞性病变。因此脑卒中通常累及壳核、丘脑、尾状核、内囊等部位。

（三）肾脏

长期持续高血压使肾小球内囊压力升高，肾小球纤维化、萎缩，肾动脉硬化，导致肾实质缺血和肾单位不断减少。慢性肾衰竭是长期高血压的严重后果之一，尤其在合并糖尿病时。恶性高血压时，入球小动脉及小叶间动脉发生增殖性内膜炎及纤维素样坏死，可在短期内出现肾衰竭。

（四）视网膜

视网膜小动脉早期发生痉挛，随着病程进展出现硬化。血压急骤升高可引起视网膜渗出和出血。眼底检查有助于对高血压严重程度的了解，目前采用Keith-Wagener眼底分级法：Ⅰ级：视网膜动脉变细、反光增强；Ⅱ级：视网膜动脉狭窄、动静脉交叉压迫；Ⅲ级：在上述病变基础上有眼底出血及棉絮状渗出；Ⅳ级：上述基础上又出现视盘水肿。

【临床表现及并发症】

（一）症状

大多数起病缓慢，缺乏特殊临床表现，导致诊断延迟，仅在测量血压时或发生心、脑、肾等并发症时才被发现。常见症状有头晕、头痛、颈项板紧、疲劳、心悸等，也可出现视物模糊、鼻出血等较重症状，典型的高血压头痛在血压下降后即可消失。高血压病人可以同时合并其他原因的头痛，往往与血压水平无关，例如精神焦虑性头痛、偏头痛、青光眼等。如果突然发生严重头晕与眩晕，要注意可能是脑血管病或者降压过度、直立性低血压。高血压病人还可以出现受累器官的症状，如胸闷、气短、心绞痛、多尿等。另外，有些症状可能是降压药的不良反应所致。

（二）体征

高血压体征一般较少。周围血管搏动、血管杂音、心脏杂音等是重点检查的项目。应重视的是颈部、背部两侧肋脊角、上腹部脐两侧、腰部肋脊处的血管杂音，较常见。心脏听诊可有主动脉瓣区第二心音亢进、收缩期杂音或收缩早期喀喇音。

有些体征常提示继发性高血压可能，例如腰部肿块提示多囊肾或嗜铬细胞瘤；股动脉搏动延迟出现或缺如，下肢血压明显低于上肢，提示主动脉缩窄；向心性肥胖、紫纹与多毛，提示皮质醇增多症。

【实验室检查】

（一）基本项目

血液生化（钠、钾、空腹血糖、总胆固醇、甘油三酯、高密度脂蛋白胆固醇、低密度脂蛋白胆固醇和尿酸、肌酐）；全血细胞计数、血红蛋白和血细胞比容；尿液分析（蛋白、糖和尿沉渣镜检）；心电图。

（二）推荐项目

24 小时动态血压监测、超声心动图、颈动脉超声、餐后 2 小时血糖、血同型半胱氨酸、尿白蛋白定量、尿蛋白定量、眼底、胸部 X 线检查、脉搏波传导速度以及踝臂血压指数等。

动态血压监测（ambulatory blood pressure monitoring，ABPM）是由仪器自动定时测量血压，每隔 15~30 分钟自动测压，连续 24 小时或更长时间。正常人血压呈明显的昼夜节律，表现为双峰一谷，在上午 6~10 时及下午 4~8 时各有一高峰，而夜间血压明显降低。目前认为动态血压的正常参考范围为：24 小时平均血压<130/80mmHg，白天血压均值<135/85mmHg，夜间血压均值<120/70mmHg。动态血压监测可诊断白大衣高血压，发现隐蔽性高血压，检查是否存在顽固性高血压，评估血压升高程度、短时变异和昼夜节律以及治疗效果等。

（三）选择项目

对怀疑为继发性高血压病人，根据需要可以分别选择以下检查项目：血浆肾素活性、血和尿醛固酮、血和尿皮质醇、血肾上腺素及去甲肾上腺素、血和尿儿茶酚胺、动脉造影、肾和肾上腺超声、CT或MRI、睡眠呼吸监测等。对有并发症的高血压病人，进行相应的心、脑和肾检查。

【诊断与鉴别诊断】

高血压诊断主要根据诊室测量的血压值，采用经核准的汞柱式或电子血压计，测量安静休息坐位时上臂肱动脉部位血压，一般需非同日测量三次血压值收缩压均≥140mmHg和（或）舒张压均≥90mmHg可诊断高血压。病人既往有高血压史，正在使用降压药物，血压虽然正常，也诊断为高血压。也可参考家庭自测血压收缩压W35mmHg和（或）舒张压>85mmHg和24小时动态血压收缩压平均值>130mmHg和（或）舒张压≥80mmHg，白天收缩压平均值≥135mmHg和（或）舒张压平均值≥85mmHg，夜间收缩压平均值≥120mmHg和（或）舒张压平均值≥70mmHg进一步评估血压。一般来说，左、右上臂的血压相差<1.33~2.66kPa（10~20mmHg）。如果左、右上臂血压相差较大，要考虑一侧锁骨下动脉及远端有阻塞性病变。如疑似直立性低血压的病人还应测量平卧位和站立位血压。是否血压升高，不能仅凭1次或2次诊室血压测量值，需要经过一段时间的随访，进一步观察血压变化和总体水平。对于高血压病人准确诊断和长期管理，除诊室血压外，更要充分利用家庭自测血压和动态血压的方法，全面评估血压状态，从而能更有效地控制高血压。

根据WHO减少汞污染的倡议，于2020年全面废除汞柱式血压计的使用，电子血压计将是未来主要的血压测量工具。随着科学技术的发展，血压测量的准确性和便捷性将进一步改进，现在血压的远程监测和无创每搏血压的测量已初步应用于临床。

【危险评估和预后】

高血压病人的预后不仅与血压水平有关，而且与是否合并其他心血管危险因素以及靶器官损害程度有关。因此从指导治疗和判断预后的角度，应对高血压病人进行心血管危险分层，将高血压病人分为低危、中危、高危和很高危。

【治疗】

（一）目的与原则

原发性高血压目前尚无根治方法。临床证据表明收缩压下降 10~20mmHg 或舒张压下降 5~6mmHg，3~5 年内脑卒中、冠心病与心脑血管病死亡率事件分别减少 38%、16% 与 20%，心力衰竭减少 50% 以上，高危病人获益更为明显。降压治疗的最终目的是减少高血压病人心、脑血管病的发生率和死亡率。高血压治疗原则如下：

1. 治疗性生活方式干预

适用于所有高血压病人。①减轻体重：将 BMI 尽可能控制在 <24kg/m^2；体重降低对改善胰岛素抵抗、糖尿病、血脂异常和左心室肥厚均有益；②减少钠盐摄入：膳食中约 80% 钠盐来自烹调用盐和各种腌制品，所以应减少烹调用盐，每人每日食盐量以不超过 6g 为宜；③补充钾盐：每日吃新鲜蔬菜和水果；④减少脂肪摄入：减少食用油摄入，少吃或不吃肥肉和动物内脏；⑤戒烟限酒；⑥增加运动：运动有利于减轻体重和改善胰岛素抵抗，提高心血管调节适应能力，稳定血压水平；⑦减轻精神压力，保持心态平衡；⑧必要时补充叶酸制剂。

2. 降压药物治疗对象

①高血压 2 级或以上病人；②高血压合并糖尿病，或者已经有心、脑、肾靶器官损害或并发症病人；③凡血压持续升高，改善生活方式后血压仍未获得有效控制者。高危和很高危病人必须使用降压药物强化治疗。

3. 血压控制目标值

目前一般主张血压控制目标值应<140/90mmHg。糖尿病、慢性肾脏病、心力衰竭或病情稳定的冠心病合并高血压病人，血压控制目标值<130/80mmHg。对于老年收缩期高血压病人，收缩压控制于150mmHg以下，如果能够耐受可降至140mmHg以下。应尽早将血压降低到上述目标血压水平，但并非越快越好。大多数高血压病人，应根据病情在数周至数个月内将血压逐渐降至目标水平。年轻、病程较短的高血压病人，可较快达标。但老年人、病程较长或已有靶器官损害或并发症的病人，降压速度宜适度缓慢。

4. 多重心血管危险因素协同控制

各种心血管危险因素之间存在关联，大部分高血压病人合并其他心血管危险因素。降压治疗后尽管血压控制在正常范围，其他危险因素依然对预后产生重要影响，因此降压治疗应同时兼顾其他心血管危险因素控制。降压治疗方案除了必须有效控制血压，还应兼顾对血糖、血脂、尿酸和同型半胱氨酸等多重危险因素的控制。

（二）降压药物治疗

1. 降压药物应用基本原则

使用降压药物应遵循以下4项原则，即小剂量开始，优先选择长效制剂，联合用药及个体化。

（1）小剂量：初始治疗时通常应采用较小的有效治疗剂量，根据需要逐步增加剂量。

（2）优先选择长效制剂：尽可能使用每天给药1次而有持续24小时降压作用的长效药物，从而有效控制夜间血压与晨峰血压，更有效预防心脑血管并发症。如使用中、短效制剂，则需给药每天2~3次，以达到平稳控制血压的目的。

（3）联合用药：可增加降压效果又不增加不良反应，在低剂量单药治疗效果不满意时，可以采用两种或两种以上降压药物联合治疗。事实上，2级以上高血压为达到目标血压常需联合治疗。对血压≥160/100mmHg或高于目标血压20/

10mmHg 或高危及以上病人，起始即可采用小剂量两种药物联合治疗或用固定复方制剂。单片固定复方制剂普遍使用有利于提高血压达标率。简单、有效而且性价比高的药物使用方案，有利于基层高血压的管理。

（4）个体化：根据病人具体情况、药物有效性和耐受性，兼顾病人经济条件及个人意愿，选择适合病人的降压药物。

2. 降压药物种类

目前常用降压药物可归纳为五大类，即利尿剂、β 受体拮抗剂、钙通道阻滞剂（CCB）、血管紧张素转换酶抑制剂（ACEI）和血管紧张 Ⅱ 受体拮抗剂（ARB）。

3. 各类降压药物作用特点

（1）利尿剂：有噻嗪类、袢利尿剂和保钾利尿剂三类。噻嗪类使用最多，常用的有氢氯噻嗪。降压作用主要通过排钠，减少细胞外容量，降低外周血管阻力。降压起效较平稳、缓慢，持续时间相对较长，作用持久。适用于轻、中度高血压，对单纯收缩期高血压、盐敏感性高血压、合并肥胖或糖尿病、更年期女性、合并心力衰竭和老年人高血压有较强降压效应。利尿剂可增强其他降压药的疗效。主要不良反应是低钾血症和影响血脂、血糖、血尿酸代谢，往往发生在大剂量时，因此推荐使用小剂量。其他还包括乏力、尿量增多等，痛风病人禁用。保钾利尿剂可引起高血钾，不宜与 ACEI、ARB 合用，肾功能不全者慎用。袢利尿剂主要用于合并肾功能不全的高血压病人。

（2）β 受体拮抗剂：有选择性（β_1）、非选择性（β_1 与 β_2）和兼有 α 受体拮抗三类。该类药物可通过抑制中枢和周围 RAAS，抑制心肌收缩力和减慢心率而发挥降压作用。降压起效较强而且迅速，不同 β 受体拮抗剂降压作用持续时间不同。适用于不同程度高血压病人，尤其是心率较快的中、青年病人或合并心绞痛和慢性心力衰竭者，对老年高血压疗效相对较差。各种 β 受体拮抗剂的药理学和药代动力学情况相差较大，临床上治疗高血压宜使用选择性 β_1 受体拮抗剂或者兼有 α 受体拮抗作用的 β 受体拮抗剂，达到能有效减慢心率的较高剂量。β 受体拮抗剂不仅降低静息血压，而且能抑制体力应激和运动状态下血压急剧升高。

使用的主要障碍是心动过缓和一些影响生活质量的不良反应，较高剂量治疗时突然停药可导致撤药综合征。虽然糖尿病不是使用β受体拮抗剂的禁忌证，但它增加胰岛素抵抗，还可能掩盖和延长低血糖反应，使用时应注意。不良反应主要有心动过缓、乏力、四肢发冷。β受体拮抗剂对心肌收缩力、窦房结及房室结功能均有抑制作用，并可增加气道阻力。急性心力衰竭、病态窦房结综合征、房室传导阻滞病人禁用。

（3）钙通道阻滞剂：根据药物核心分子结构和作用于L型钙通道不同的亚单位，钙通道阻滞剂分为二氢吡啶类和非二氢吡啶类，前者以硝苯地平为代表，后者有维拉帕米。根据药物作用持续时间，钙通道阻滞剂又可分为短效和长效。长效包括长半衰期药物，例如氨氯地平、左旋氨氯地平；脂溶性膜控型药物，例如拉西地平和乐卡地平；缓释或控释制剂，例如非洛地平缓释片、硝苯地平控释片。降压作用主要通过阻滞电压依赖L型钙通道减少细胞外钙离子进入血管平滑肌细胞内，减弱兴奋-收缩偶联，降低阻力血管的收缩反应。钙通道阻滞剂还能减轻 AT II 和 α_1 肾上腺素能受体的缩血管效应，减少肾小管钠重吸收。钙通道阻滞剂降压起效迅速，降压疗效和幅度相对较强，疗效的个体差异性较小，与其他类型降压药物联合治疗能明显增强降压作用。钙通道阻滞剂对血脂、血糖等无明显影响，服药依从性较好。相对于其他降压药物，钙通道阻滞剂还具有以下优势：对老年病人有较好降压疗效；高钠摄入和非甾体类抗炎药物不影响降压疗效；对嗜酒病人也有显著降压作用；可用于合并糖尿病、冠心病或外周血管病病人；长期治疗还具有抗动脉粥样硬化作用。主要缺点是开始治疗时有反射性交感活性增强，引起心率增快、面部潮红、头痛、下肢水肿等，尤其使用短效制剂时。非二氢吡啶类抑制心肌收缩和传导功能，不宜在心力衰竭、窦房结功能低下或心脏传导阻滞病人中应用。

（4）血管紧张素转换酶抑制剂：降压作用主要通过抑制循环和组织 ACE，使 AT II 生成减少，同时抑制激肽酶使缓激肽降解减少。降压起效缓慢，3~4周时达最大作用，限制钠盐摄入或联合使用利尿剂可使起效迅速和作用增强。ACEI 具有改善胰岛素抵抗和减少尿蛋白作用，对肥胖、糖尿病和心脏、肾脏靶器官受损的高血压病人具有较好的疗效，特别适用于伴有心力衰竭、心肌梗死、房颤、蛋白尿、糖耐量减退或糖尿病肾病的高血压病人。不良反应主要是刺激性干咳和血管性水肿。干咳发生率为 10%~20%，可能与体内缓激肽增多有关，停用后可消失。高钾血症、妊娠妇女和双侧肾动脉狭窄病人禁用。血肌酐超过 3mg/dl 的病人使用时需谨慎，应定期监测血肌酐及血钾水平。

（5）血管紧张素 II 受体拮抗剂：降压作用主要通过阻滞组织 AT II 受体亚型 AT_1，更充分有效地阻断 AT II 的血管收缩、水钠潴留与重构作用。近年来的研究表明，阻滞 AT_1 负反馈引起 A II 增加，可激活另一受体亚型 AT_2，能进一步拮抗 AT_1 的生物学效应。降压作用起效缓慢，但持久而平稳。低盐饮食或与利尿剂联合使用能明显增强疗效。多数 ARB 随剂量增大降压作用增强，治疗剂量窗较宽。最大的特点是直接与药物有关的不良反应较少，一般不引起刺激性干咳，持续治疗依从性高。治疗对象和禁忌证与 ACEI 相同。

除上述五大类主要的降压药物外，在降压药发展历史中还有一些药物，包括交感神经抑制剂，例如利血平、可乐定；直接血管扩张剂，例如肼屈嗪；α_1 受体拮抗剂，例如哌唑嗪、特拉唑嗪、多沙唑嗪，曾多年用于临床并有一定的降压疗效，但因副作用较多，目前不主张单独使用，但可用于复方制剂或联合治疗。

4. 降压治疗方案

大多数无并发症的病人可单独或联合使用噻嗪类利尿剂、β 受体拮抗剂、CCB、ACEI 和 ARB，治疗应从小剂量开始。临床实际使用时，病人合并心血管危险因素状况、靶器官损害、并发症、降压疗效、不良反应以及药物费用等，都可能影响降压药的具体选择。目前认为，2 级高血压病人在开始时就可以采用两种降压药物联合治疗，联合治疗有利于血压较快达到目标值，也利于减少不良反应。

联合治疗应采用不同降压机制的药物，我国临床主要推荐应用优化联合治疗方案是：ACEI/ARB+二氢吡啶类 CCB；ARB/ACEI+噻嗪类利尿剂；二氢吡啶类 CCB+噻嗪类利尿剂；二氢吡啶类 CCB+β 受体拮抗剂。次要推荐使用的联合治疗方案是：利尿剂+β 受体拮抗剂；α 受体拮抗剂+β 受体拮抗剂；二氢吡啶类 CCB

+保钾利尿剂；噻嗪类利尿剂+保钾利尿剂。三种降压药联合治疗一般必须包含利尿剂。采用合理的治疗方案和良好的治疗依从性，一般可使病人在治疗3~6个月内达到血压控制目标值。对于有并发症的病人，降压药和治疗方案选择应该个体化。

降压治疗的益处主要是通过长期控制血压达到的，所以高血压病人需要长期降压治疗，尤其是高危和很高危病人。在每个病人确立有效治疗方案血压控制后，仍应继续治疗，不应随意停止治疗或频繁改变治疗方案，停用降压药后多数病人在半年内又回复到原来的血压水平。由于降压治疗的长期性，因此病人的治疗依从性十分重要。采取以下措施可以提高病人治疗依从性：医师与病人之间保持经常性的良好沟通；让病人和家属参与制订治疗计划；鼓励病人家中自测血压。

高血压病人生活方式干预和药物治疗是根本治疗手段。近年来，经皮肾动脉交感神经消融治疗显示出初步疗效和前景，其他非药物治疗的方法尚缺乏有效性证据。

【特殊类型高血压】

（一）老年高血压

我国流行病学调查显示，60岁以上人群高血压患病率为49%。老年人容易合并多种临床疾病，并发症较多，其高血压的特点是收缩压增高、舒张压下降，脉压增大；血压波动性大，容易出现直立性低血压及餐后低血压；血压昼夜节律异常、白大衣高血压和假性高血压相对常见。老年高血压病人的血压应降至150/90mmHg以下，如能耐受可降至140/90mmHg以下。对于80岁以上高龄老年人降压的目标值为<150/90mmHg。老年高血压降压治疗应强调收缩压达标，同时应避免过度降低血压；在能耐受降压治疗的前提下逐步降压达标，应避免过快降压。CCB、ACEI、ARB、利尿剂或β受体拮抗剂都可以考虑选用。

（二）儿童青少年高血压

儿童青少年高血压以原发性高血压为主，表现为轻、中度血压升高，通常没有明显的临床症状，与肥胖密切相关，近一半儿童高血压病人可发展为成人高血压，左心室肥厚是最常见的靶器官受累。儿童青少年血压明显升高者多为继发性高血压，肾性高血压是首位病因。目前国际上统一采用不同年龄性别血压的90、95和99百分位数作为诊断"正常高值血压""高血压"和"严重高血压"的标准。未合并靶器官损害的儿童与青少年高血压应将血压降至95百分位数以下；合并肾脏疾病、糖尿病或出现高血压靶器官损害时，应将血压降至90百分位数以下。绝大多数儿童与青少年高血压病人通过非药物治疗即可达到血压控制目标。但如果生活方式治疗无效，出现高血压临床症状、靶器官损害，合并糖尿病、继发性高血压等情况应考虑药物治疗。ACEI或ARB和CCB在标准剂量下较少发生不良反应，通常作为首选的儿科抗高血压药物；利尿剂通常作为二线抗高血压药物或与其他类型药物联合使用；其他种类药物如α受体拮抗剂和β受体拮抗剂，因为不良反应的限制，多用于儿童青少年严重高血压病人的联合用药。

（三）顽固性高血压

顽固性高血压或难治性高血压是指尽管使用了三种以上合适剂量降压药联合治疗（一般应该包括利尿剂），血压仍未能达到目标水平。使用四种或四种以上降压药物血压达标也应考虑为顽固性高血压。对于顽固性高血压，部分病人存在遗传学和药物遗传学方面的因素，多数病人还应该寻找原因，针对具体原因进行治疗，常见原因如下：

1. 假性难治性高血压

由于血压测量错误、"白大衣现象"或治疗依从性差等导致。血压测量错误包括袖带大小不合适，如上臂围粗大者使用了普通袖带、袖带置于有弹性阻力的衣服（毛线衣）外面、放气速度过快、听诊器置于袖带内、在听诊器上向下压力较大。假性难治性高血压可发生在广泛动脉粥样硬化和钙化的老年人，测量肱动脉血压时需要比硬化的动脉腔内压更高的袖带压力方能阻断血流。以下情况应怀疑假性高血压：血压明显升高而无靶器官损害；降压治疗后在无血压过度下降时产生明显的头晕、乏力等低血压症状；肱动脉处有钙化证据；肱动脉血压高于下肢动脉血压；重度单纯收缩期高血压。

2. 生活方式未获得有效改善

比如体重、食盐摄入未得到有效控制，过量饮酒、未戒烟等导致血压难以控制。

3. 降压治疗方案不合理

采用不合理的联合治疗方案；采用了对某些病人有明显不良反应的降压药，导致无法增加剂量提高疗效和依从性；在多种药物联合方案中未包括利尿剂（包括醛固酮拮抗剂）。

4. 其他药物干扰降压作用

同时服用干扰降压作用的药物是血压难以控制的一个较隐蔽的原因。NSAIDs引起水、钠潴留，增强对升压激素的血管收缩反应，可抵消除钙通道阻滞剂以外各种降压药的作用。拟交感胺类药物具有激动 α 肾上腺素能活性作用，例如某些滴鼻液、抑制食欲的减肥药，长期使用可升高血压或干扰降压药物作用。三环类抗抑郁药阻止交感神经末梢摄取利血平、可乐定等降压药。环孢素（cyclosporine）刺激内皮素释放，增加肾血管阻力，减少水钠排泄。重组人促红细胞生成素可直接作用于血管，升高周围血管阻力。口服避孕药和糖皮质激素也可拮抗降压药的作用。

5. 容量超负荷

饮食钠摄入过多抵消降压药作用。肥胖、糖尿病、肾脏损害和慢性肾功能不全时通常有容量超负荷。在一些联合治疗依然未能控制血压的病人中，常发现未使用利尿剂，或者利尿剂的选择和剂量不合理。可以采用短期强化利尿治疗试验来判断，联合服用长作用的噻嗪类利尿剂和短作用的袢利尿剂观察治疗效应。

6. 胰岛素抵抗

胰岛素抵抗是肥胖和糖尿病病人发生顽固性高血压的主要原因。在降压药治疗基础上联合使用胰岛素增敏剂，可以明显改善血压控制。肥胖者减轻体重 5kg就可显著降低血压或减少降压药数量。

7. 继发性高血压

见本章第二节，其中 SAHS、肾动脉狭窄和原发性醛固酮增多症是最常见的原因。

顽固性高血压的处理应该建立在对上述可能原因评估的基础上，进行有效生活方式干预，合理制订降压方案，除外继发性高血压，增加病人依从性，大多数病人血压可以得到控制。

（四）高血压急症和亚急症

高血压急症是指原发性或继发性高血压病人，在某些诱因作用下，血压突然和明显升高（一般超过 180/120mmHg），伴有进行性心、脑、肾等重要靶器官功能不全的表现。高血压急症包括高血压脑病、颅内出血（脑出血和蛛网膜下腔出血）、脑梗死、急性心力衰竭、急性冠状动脉综合征、主动脉夹层、子痫、急性肾小球肾炎、胶原血管病所致肾危象、嗜铬细胞瘤危象及围术期严重高血压等。少数病人病情急骤发展，舒张压持续 ≥130mmHg，并有头痛，视物模糊，眼底出血、渗出和视盘水肿，肾脏损害突出，持续蛋白尿、血尿与管型尿，称为恶性高血压。应注意血压水平的高低与急性靶器官损害的程度并非呈正比，通常需要使用静脉降压药物。高血压亚急症是指血压明显升高但不伴严重临床症状及进行性靶器官损害。病人可以有血压明显升高造成的症状，如头痛、胸闷、鼻出血和烦躁不安等。血压升高的程度不是区别高血压急症与亚急症的标准，区别两者的唯一标准是有无新近发生的急性进行性靶器官损害。

及时、正确地处理高血压急症十分重要，可在短时间内使病情缓解，预防进行性或不可逆性靶器官损害，降低死亡率。高血压急症和亚急症降压治疗的紧迫程度不同，前者需要迅速降低血压，采用静脉途径给药；后者需要在 24～48 小时内降低血压，可使用快速起效的口服降压药。

1. 治疗原则

（1）及时降低血压：对于高血压急症选择适宜有效的降压药物，静脉滴注给药，同时监测血压。如果情况允许，及早开始口服降压药治疗。

（2）控制性降压：高血压急症时短时间内血压急骤下降，有可能使重要器官的血流灌注明显减少，应采取逐步控制性降压。一般情况下，初始阶段（数分钟到1小时内）血压控制的目标为平均动脉压的降低幅度不超过治疗前水平的25%；在随后的2~6小时内将血压降至较安全水平，一般为160/100mmHg左右；如果可耐受，临床情况稳定，在随后24~48小时逐步降至正常水平。如果降压后发现有重要器官缺血表现，血压降低幅度应更小。在随后的1~2周内，再将血压逐步降到正常水平。

（3）合理选择降压药：处理高血压急症的药物，要求起效迅速，短时间内达到最大作用；作用持续时间短，停药后作用消失较快；不良反应较小。另外，最好在降压过程中不明显影响心率、心排血量和脑血流量。

（4）避免使用的药物：应注意有些降压药不适宜用于高血压急症，甚至有害。利血平肌内注射的降压作用起效较慢，如果短时间内反复注射可导致难以预测的蓄积效应，发生严重低血压，引起明显嗜睡反应，干扰对神志的判断。治疗开始时也不宜使用强力的利尿药，除非有心力衰竭或明显的体液容量负荷过重，因为多数高血压急症时交感神经系统和RAAS过度激活，外周血管阻力明显升高，体内循环血容量减少，强力利尿存在风险。

2. 降压药选择与应用

（1）硝普钠：同时直接扩张静脉和动脉，降低前、后负荷。开始以10μg/min静脉滴注，逐渐增加剂量以达到降压作用，一般临床常用最大剂量为200ug/min。使用硝普钠必须密切监测血压，根据血压水平仔细调节滴注速率。停止滴注后，作用仅维持3~5分钟。硝普钠可用于各种高血压急症。在通常剂量下不良反应轻微，有恶心、呕吐、肌肉颤动。硝普钠在体内红细胞中代谢产生氰化物，长期或大剂量使用应注意可能发生硫氰酸中毒，尤其在肾功能损害者更容易发生。

（2）硝酸甘油：扩张静脉和选择性扩张冠状动脉与大动脉，降低动脉压作用不及硝普钠。开始时以5~10μg/min速率静脉滴注。降压起效迅速，停药后数分钟作用消失，可用至100~200μg/min。硝酸甘油主要用于高血压急症伴急性心力衰竭或急性冠状动脉综合征。不良反应有心动过速、面部潮红，头痛和呕吐等。

（3）尼卡地平：二氢吡啶类钙通道阻滞剂，作用迅速，持续时间较短，降压同时改善脑血流量。开始时从 0.5μg/（kg·min）静脉滴注，可逐步增加剂量到 10μg/（kg·min）。主要用于高血压急症合并急性脑血管病或其他高血压急症。不良反应有心动过速、面部潮红等。

（4）拉贝洛尔：兼有 α 受体拮抗作用的 β 受体拮抗剂，起效较迅速（5~10分钟），持续时间较长（3~6 小时）。开始时缓慢静脉注射 20~100mg，以 0.5~2mg/min 的速率静脉滴注，总剂量不超过 300mg。拉贝洛尔主要用于高血压急症合并妊娠或肾功能不全病人。不良反应有头晕、直立性低血压、心脏传导阻滞等。

（五）高血压合并其他临床情况

高血压可以合并脑血管病、冠心病、心力衰竭、慢性肾功能不全和糖尿病等。急性脑卒中的血压处理尚未完全达成共识。对于稳定期病人，降压治疗的目的是减少脑卒中再发。对老年病人、双侧或颅内动脉严重狭窄者及严重直立性低血压病人应该慎重进行降压治疗，降压过程应该缓慢、平稳，最好不减少脑血流量。对于心肌梗死和心力衰竭病人合并高血压，首先考虑选择 ACEI 或 ARB 和 β 受体拮抗剂，降压目标值为<130/80mmHg。慢性肾功能不全合并高血压者，降压治疗的目的主要是延缓肾功能恶化，预防心、脑血管病发生。ACEI 或 ARB 在早、中期能延缓肾功能恶化，但要注意在低血容量或病情晚期（肌酐清除率<30ml/min 或血肌酐超过 265μmol/L，即 3.0mg/dl）有可能反而使肾功能恶化。1 型糖尿病在出现蛋白尿或肾功能减退前通常血压正常，高血压是肾病的一种表现；2 型糖尿病往往较早就与高血压并存。多数糖尿病合并高血压病人往往同时有肥胖、血脂代谢紊乱和较严重的靶器官损害，属于心血管疾病高危群体。因此应该积极降压治疗，为达到目标水平，通常在改善生活方式的基础上需要 2 种以上降压药物联合治疗。ACEI 或 ARB 能有效减轻和延缓糖尿病肾病的进展，降压目标值为<130/80mmHg。

第二节　继发性高血压

继发性高血压是指由某些确定的疾病或病因引起的血压升高，约占所有高血压的5%。继发性高血压尽管所占比例并不高，但绝对人数仍相当多，而且某些继发性高血压，如原发性醛固酮增多症、嗜铬细胞瘤、肾血管性高血压、肾素分泌瘤等，可通过手术得到根治或改善。因此，及早明确诊断能明显提高治愈率及阻止病情进展。

临床上凡遇到以下情况时，要进行全面详尽的筛选检查：①中、重度血压升高的年轻病人；②症状、体征或实验室检查有怀疑线索，例如肢体脉搏搏动不对称性减弱或缺失，腹部听到粗糙的血管杂音等；③药物联合治疗效果差，或者治疗过程中血压曾经控制良好但近期内又明显升高；④恶性高血压病人。

一、肾实质性高血压

包括急、慢性肾小球肾炎，糖尿病肾病，慢性肾盂肾炎，多囊肾和肾移植后等多种肾脏病变引起的高血压，是最常见的继发性高血压，终末期肾病80%～90%合并高血压。肾实质性高血压的发生主要是由于肾单位大量丢失，导致水、钠潴留和细胞外容量增加，以及肾脏RAAS激活与排钠减少。高血压又进一步升高肾小球内囊压力，形成恶性循环，加重肾脏病变。

临床上有时难以将肾实质性高血压与原发性高血压伴肾脏损害完全区别开来。一般而言，除恶性高血压，原发性高血压很少出现明显蛋白尿，血尿不明显，肾功能减退首先从肾小管浓缩功能开始，肾小球滤过功能仍可长期保持正常或增强，直到最后阶段才有肾小球滤过降低，血肌酐上升；肾实质性高血压往往在发现血压升高时已有蛋白尿、血尿和贫血、肾小球滤过功能减退、肌酐清除率下降。如果条件允许，肾穿刺组织学检查有助于确立诊断。

肾实质性高血压必须严格限制钠盐摄入，每天<3g；通常需要联合使用降压药物治疗，将血压控制在130/80mmHg以下；如果不存在使用禁忌证，联合治疗

方案中一般应包括 ACEI 或 ARB，有利于减少尿蛋白，延缓肾功能恶化。

二、肾血管性高血压

肾血管性高血压是单侧或双侧肾动脉主干或分支狭窄引起的高血压。常见病因有多发性大动脉炎、肾动脉纤维肌性发育不良和动脉粥样硬化，前两者主要见于青少年，后者主要见于老年人。肾血管性高血压的发生是由于肾血管狭窄，导致肾脏缺血，激活 RAAS。早期解除狭窄，可使血压恢复正常；长期或高血压基础上的肾动脉狭窄，解除狭窄后血压一般也不能完全恢复正常，持久严重的肾动脉狭窄会导致患侧甚至整体肾功能的损害。

凡进展迅速或突然加重的高血压，均应怀疑本症。体检时在上腹部或背部肋脊角处可闻及血管杂音。肾动脉彩超、放射性核素肾图、肾动脉 CT 及 MRI 检查有助于诊断，肾动脉造影可明确诊断和狭窄部位。

治疗方法可根据病情和条件选择介入手术、外科手术或药物治疗。治疗的目的不仅是降低血压，还在于保护肾功能。经皮肾动脉成形术及支架植入术较简便，对单侧非开口处局限性狭窄效果较好。手术治疗包括血运重建术，肾移植术和肾切除术，适用于不宜经皮肾动脉成形术病人。不适宜上述治疗的病人，可采用降压药物联合治疗。需要注意，双侧肾动脉狭窄、肾功能已受损或非狭窄侧肾功能较差病人禁忌使用 ACEI 或 ARB，因为这类药物解除了缺血肾脏出球小动脉的收缩作用，使肾小球内囊压力下降，肾功能恶化。

三、原发性醛固酮增多症

本症是肾上腺皮质增生或肿瘤分泌过多醛固酮所致。临床上以长期高血压伴低血钾为特征，亦有部分病人血钾正常，临床上常因此忽视了对本症的进一步检查。由于电解质代谢障碍，本症可有肌无力、周期性瘫痪、烦渴、多尿等症状。血压大多为轻、中度升高，约 1/3 表现为顽固性高血压。实验室检查有低血钾、高血钠、代谢性碱中毒、血浆肾素活性降低、血浆和尿醛固酮增多。血浆醛固酮/血浆肾素活性比值增大有较高的诊断敏感性和特异性。超声、放射性核素、

CT、MRI 可确立病变性质和部位。选择性双侧肾上腺静脉血激素测定，对诊断确有困难者有较高的诊断价值。

如果本症是肾上腺皮质腺瘤或癌肿所致，手术切除是最好的治疗方法。如果是肾上腺皮质增生，也可作肾上腺大部切除术，但效果相对较差，一般仍需使用降压药物治疗，选择醛固酮拮抗剂螺内酯和长效钙通道阻滞剂。

四、嗜铬细胞瘤

嗜铬细胞瘤起源于肾上腺髓质、交感神经节和体内其他部位嗜铬组织，肿瘤间歇或持续释放过多肾上腺素、去甲肾上腺素与多巴胺。临床表现变化多端，典型的发作表现为阵发性血压升高伴心动过速、头痛、出汗、面色苍白。在发作期间可测定血或尿儿茶酚胺或其代谢产物 3-甲氧基-4-羟基苦杏仁酸（VMA），如有显著增高，提示嗜铬细胞瘤。超声、放射性核素、CT 或 MRI 可做定位诊断。

嗜铬细胞瘤大多为良性，约 10% 嗜铬细胞瘤为恶性，手术切除效果好。手术前或恶性病变已有多处转移无法手术者，选择 α 和 β 受体拮抗剂联合降压治疗。

五、皮质醇增多症

皮质醇增多症主要是由于促肾上腺皮质激素（ACTH）分泌过多导致肾上腺皮质增生或者肾上腺皮质腺瘤，引起糖皮质激素过多所致。80% 病人有高血压，同时有向心性肥胖、满月脸、水牛背、皮肤紫纹、毛发增多、血糖增高等表现。24 小时尿中 17-羟和 17-酮类固醇增多、地塞米松抑制试验和肾上腺皮质激素兴奋试验有助于诊断。颅内蝶鞍 X 线检查、肾上腺 CT 和放射性核素肾上腺扫描可确定病变部位。治疗主要采用手术、放射和药物方法根治病变本身，降压治疗可采用利尿剂或与其他降压药物联合应用。

六、主动脉缩窄

主动脉缩窄多数为先天性，少数是多发性大动脉炎所致。临床表现为上臂血压增高，而下肢血压不高或降低。在肩胛间区、胸骨旁、腋部有侧支循环的动脉搏动和杂音，胸部听诊有血管杂音。胸部 X 线检查可见肋骨受侧支动脉侵蚀引起的切迹。主动脉造影可确定诊断。治疗主要采用介入扩张支架植入或外科手术方法。

第九章　心肌疾病的诊断与治疗

【定义与分类】

心肌病是一组异质性心肌疾病，由不同病因（遗传性病因较多见）引起的心肌病变导致心肌机械和（或）心电功能障碍，常表现为心室肥厚或扩张。该病可局限于心脏本身，亦可为系统性疾病的部分表现，最终可导致心脏性死亡或进行性心力衰竭。由其他心血管疾病继发的心肌病理性改变不属于心肌病范畴，如心脏瓣膜病、高血压性心脏病、先天性心脏病、冠心病等所致的心肌病变。目前心肌病的分类具体如下。

遗传性心肌病：肥厚型心肌病、右心室发育不良心肌病、左心室致密化不全、糖原贮积症、先天性传导阻滞、线粒体肌病、离子通道病（包括长 QT 间期综合征、短 QT 间期综合征、儿茶酚胺敏感室速等）。

混合性心肌病：扩张型心肌病、限制型心肌病。

获得性心肌病：感染性心肌病、心动过速心肌病、心脏气球样变、围生期心肌病。

第一节　扩张型心肌病

扩张型心肌病（dilated cardiomyopathy，DCM）是一类以左心室或双心室扩大伴收缩功能障碍为特征的心肌病。该病较为常见，我国发病率为（13~84）/10 万。病因多样，约半数病因不详。临床表现为心脏扩大、心力衰竭、心律失常、血栓栓塞及猝死。本病预后差，确诊后 5 年生存率约50%，10 年生存率约25%。

【病因和发病机制】

多数 DCM 病例的原因不清，部分病人有家族遗传性。可能的病因包括感染、非感染的炎症、中毒（包括酒精等）、内分泌和代谢紊乱、遗传、精神创伤。

（一）感染

病原体直接侵袭和由此引发的慢性炎症和免疫反应是造成心肌损害的机制。以病毒最常见，通过心内膜活检技术，在心内膜探及的常见病毒基因，包括柯萨奇病毒 B、ECHO 病毒、细小病毒 B-19，人疱疹病毒 6 型，脊髓灰质炎病毒、流感病毒、腺病毒等，其他较为少见的病毒还包括巨细胞病毒、单纯疱疹病毒、EB 病毒、人类免疫缺陷病毒等。

部分细菌、真菌、立克次体和寄生虫等也可引起心肌炎并发展为 DCM，如 Chagas 病（南美锥虫病），病原为克氏锥虫，通常经猎蝽虫叮咬传播。

（二）炎症

肉芽肿性心肌炎：见于结节病和巨细胞性心肌炎，也可见于过敏性心肌炎。心肌活检有淋巴细胞、单核细胞和大量嗜酸性粒细胞浸润。此外，多发性肌炎和皮肌炎亦可以伴发心肌炎；其他多种结缔组织病如系统性血管炎、系统性红斑狼疮等均可直接或间接地累及心肌，引起获得性扩张型心肌病。

（三）中毒、内分泌和代谢异常

嗜酒是我国 DCM 的常见病因。化疗药物和某些心肌毒性药物和化学品，如多柔比星等蒽环类抗癌药物、锂制剂、依米丁。某些维生素和微量元素如硒的缺乏（克山病，为我国特有的地方性疾病）也能导致 DCM。嗜铬细胞瘤、甲状腺疾病等内分泌疾病也是 DCM 的常见病因。

（四）遗传

25%~50%的 DCM 病例有基因突变或家族遗传背景，遗传方式主要为常染色体显性遗传，X 染色体连锁隐性遗传及线粒体遗传较为少见。目前已发现超过 60 个基因的相关突变与家族遗传性或散发的 DCM 有关。有的为常染色体显性遗传，有的为 X 连锁遗传，这些致病基因编码多种蛋白，包括心肌细胞肌节蛋白、肌纤维膜蛋白、细胞骨架蛋白，闰盘蛋白、核蛋白、线粒体蛋白及多种离子通道。

（五）其他

围生期心肌病是较常见的临床心肌病。神经肌肉疾病如 Ducherme 型肌营养不良、Backer 型肌营养不良等也可以伴发 DCM。有些 DCM 和限制型心肌病存在重叠，如轻微扩张型心肌病、血色病、心肌淀粉样变、肥厚型心肌病（终末期）。

【病理解剖和病理生理】

以心腔扩大为主，肉眼可见心室扩张，室壁多变薄，纤维瘢痕形成，且常伴有附壁血栓。瓣膜、冠状动脉多无改变。组织学为非特异性心肌细胞肥大、变性，特别是程度不同的纤维化等病变混合存在，如有炎症过程参与可见多种炎症细胞浸润。

病变的心肌收缩力减弱将触发神经-体液机制，产生水钠潴留、加快心率、收缩血管以维持有效循环。但是这一代偿机制将使病变的心肌雪上加霜，造成更多心肌损害，最终进入失代偿阶段。

【临床表现】

（一）症状

本病起病隐匿，早期可无症状。临床主要表现为活动时呼吸困难和活动耐量下降。随着病情加重可以出现夜间阵发性呼吸困难和端坐呼吸等左心功能不全症状，并逐渐出现食欲下降、腹胀及下肢水肿等右心功能不全症状。合并心律失常时可表现心悸、头晕、黑蒙甚至猝死。持续顽固低血压往往是 DCM 终末期的表现。发生栓塞时常表现为相应脏器受累表现。

（二）体征

主要体征为心界扩大，听诊心音减弱，常可闻及第三或第四心音，心率快时呈奔马律，有时可于心尖部闻及收缩期杂音。肺部听诊可闻及湿啰音，可以仅局限于两肺底，随着心力衰竭加重和出现急性左心衰时湿啰音可以遍布两肺或伴哮鸣音。颈静脉怒张、肝大及外周水肿等右心衰竭导致的液体潴留体征也较为常见。长期肝淤血可以导致肝硬化、胆汁淤积和黄疸。心力衰竭控制不好的病人还常常出现皮肤湿冷。

【辅助检查】

（一）胸部 X 线检查

心影通常增大，心胸比>50%。可出现肺淤血、肺水肿及肺动脉压力增高的 X 线表现。有时可见胸腔积液。

（二）心电图

缺乏诊断特异性。可为 R 波递增不良、室内传导阻滞及左束支传导阻滞。QRS 波增宽常提示预后不良。严重的左心室纤维化还可出现病理性 Q 波，需除外心肌梗死。常见 ST 段压低和 T 波倒置。可见各类期前收缩、非持续性室速、房颤、传导阻滞等多种心律失常同时存在。

（三）超声心动图

是诊断及评估 DCM 最常用的重要检查手段。疾病早期可仅表现为左心室轻度扩大，后期各心腔均扩大，以左心室扩大为著。室壁运动普遍减弱，心肌收缩功能下降，左心室射血分数显著降低。二尖瓣、三尖瓣本身虽无病变，但由于心腔明显扩大，导致瓣膜在收缩期不能退至瓣环水平而关闭不全。

（四）心脏磁共振（CMR）

CMR 对于心肌病诊断、鉴别诊断及预后评估均有很高价值。有助于鉴别浸润性心肌病、致心律失常型右心室心肌病、心肌致密化不全、心肌炎、结节病等疾病。CMR 钆延迟增强显像与 DCM 的全因死亡率、心衰住院率和心脏性猝死增高相关。

（五）心肌核素显像

运动或药物负荷心肌显像可用于除外冠状动脉疾病引起的缺血性心肌病。核素血池扫描可见舒张末期和收缩末期左心室容积增大，左心室射血分数降低，但一般不用于心功能评价。

（六）冠状动脉 CT 检查（CTA）

CTA 可以发现明显的冠状动脉狭窄等病变，有助于除外因冠状动脉狭窄造成心肌缺血、坏死的缺血性心肌病。

（七）血液和血清学检查

DCM 可出现脑钠肽（BNP）或 N 末端脑钠肽前体（NT-proBNP）升高，此有助于鉴别呼吸困难的原因。部分病人也可出现心肌肌钙蛋白 I 轻度升高，但缺乏诊断特异性。

血常规、电解质、肝肾功能等常规检查有助于明确有无贫血、电解质失衡、肝硬化及肾功能不全等疾病，这些检查虽然对扩张型心肌病的诊断无特异性，但有助于对病人总体情况的评价和判断预后。临床尚需要根据病人的合并情况，选择性进行如内分泌功能、炎症及免疫指标、病原学等相关检查。

（八）冠状动脉造影和心导管检查

冠状动脉造影无明显狭窄有助于除外冠状动脉性心脏病。心导管检查不是 DCM 诊断的常用和关键检查。在疾病早期大致正常，在出现心力衰竭时可见左、右心室舒张末期压，左心房压和肺毛细血管楔压增高，心搏量及心脏指数减低。

（九）心内膜心肌活检（endomyocardial biopsy，EMB）

主要适应证包括：近期出现的原因不明的突发严重心力衰竭、可伴有严重心律失常，对药物治疗反应差。尤其对怀疑暴发性淋巴细胞心肌炎的病例，这些病人通过血流动力学支持后预后很好，通过 EMB 尽快明确诊断对治疗有指导作用。心内膜心肌活检还可以确诊巨噬细胞心肌炎，有助于及时启动免疫抑制治疗。此检查也有助于决定病人应该尽早心脏移植还是先用心室辅助泵。

【诊断与鉴别诊断】

对于有慢性心力衰竭临床表现，超声心动图检查有心腔扩大与心脏收缩功能减低，即应考虑 DCM。

鉴别诊断主要应该除外引起心脏扩大、收缩功能减低的其他继发原因，包括心脏瓣膜病、高血压性心脏病、冠心病、先天性心脏病等。可通过病史、查体及超声心动图、心肌核素显像、CMR、CTA、冠脉造影等检查进行鉴别，必要时做 EMB。

诊断家族性 DCM 首先应除外各种继发性及获得性心肌病。家族性发病是依据在一个家系中包括先证者在内有两个或两个以上 DCM 病人，或在病人的一级亲属中有不明原因的 35 岁以下猝死者。仔细询问家族史对于诊断极为重要。家庭成员基因筛查有助于确诊。

【治疗】

治疗旨在阻止基础病因介导的心肌损害，阻断造成心力衰竭加重的神经体液机制，去除心力衰竭加重的诱因，控制心律失常和预防猝死，预防各种并发症的发生如血栓栓塞，提高临床心功能、生活质量和延长生存。

（一）病因及加重诱因的治疗

应积极寻找病因，给予相应的治疗，如控制感染、严格限酒或戒酒、治疗相应的内分泌疾病或自身免疫病，纠正液体负荷过重及电解质紊乱，改善营养失衡等。

（二）针对心力衰竭的药物治疗

在疾病早期，虽然已出现心脏扩大、收缩功能损害，但尚无心力衰竭的临床表现。此阶段应积极地进行早期药物干预治疗，包括 β 受体拮抗剂、ACEI 或 ARB，可减缓心室重构及心肌进一步损伤，延缓病变发展。随病程进展，心室收缩功能进一步减低，并出现心力衰竭的临床表现。此阶段应按慢性心力衰竭治疗指南进行治疗：

1. ACEI 或 ARB 的应用

所有 LVEF<40% 的心力衰竭病人若无禁忌证均应使用 ACEI，从小剂量开始，

逐渐递增，直至达到目标剂量，滴定剂量和过程需个体化。对于部分 ACEI 不能耐受（如咳嗽）的病人可以考虑使用 ARB。

2. β 受体拮抗剂

所有 LVEF<40% 的病人若无禁忌都应使用 β 受体拮抗剂，包括卡维地洛、琥珀酸美托洛尔和比索洛尔。应在 ACEI 和利尿剂的基础上加用，需从小剂量开始，逐步加量，以达到目标剂量或最大耐受剂量。

3. 盐皮质激素受体拮抗剂（mineralocorticoid receptor antagonist，MRA）

包括依普利酮和螺内酯，为保钾利尿剂。对于在 ACEI 和 β 受体拮抗剂基础上仍有症状且无肾功能严重受损的病人应该使用，但应密切监测电解质水平，后者可引起少数男性病人乳房发育。

4. 肼屈嗪和二硝酸异山梨酯

此两种药物合用作为 ACEI 和 ARB 不能耐受病人的替代。对于非洲裔病人，这种药物组合可用于那些使用 ACEI、β 受体拮抗剂和 MRA 后临床心功能仍为Ⅲ～Ⅳ级的病人，以降低死亡率和心衰再住院率。

5. 伊伐布雷定

窦房结 I_f 通道阻滞剂，它能减慢心率同时不影响心肌收缩力，但对房颤时的心室率控制无作用。经过目标剂量或最大耐受量的 β 受体拮抗剂、ACEI 或 ARB 和醛固酮拮抗剂后仍有症状，射血分数≤35% 且窦性心率仍≥70 次/分的病人，应考虑使用伊伐布雷定以降低心衰住院与心血管死亡风险。对于 LVEF≤35% 的症状性慢性心衰病人，如不能耐受 β 受体拮抗剂或有使用禁忌，且静息窦性心率≥70 次/分，应该使用伊伐布雷定。

6. 血管紧张素受体脑啡肽酶抑制剂（ARNI）

是脑啡肽酶抑制剂和血管紧张素 Ⅱ 受体拮抗剂缬沙坦组成的一种复方制剂。若射血分数减低的心衰病人经过 ACEI、β 受体拮抗剂和醛固酮拮抗剂充分治疗后病人仍有症状，应使用 ARNI 替代 ACEI，以进一步降低心衰住院与死亡风险。

7. 利尿剂的应用

能有效改善胸闷、气短和水肿等症状。通常从小剂量开始，如呋塞米每日 20mg 或氢氯噻嗪每日 25mg，根据尿量及体重变化调整剂量。

8. 洋地黄

主要用于 ACEI（ARB）、β 受体拮抗剂、MRA 治疗后仍有症状，或者不能耐受 β 受体拮抗剂的病人，能有效改善症状，尤其用于减慢心力衰竭伴房颤病人的心室率。

上述药物中 ACEI、β 受体拮抗剂和 MRA 对改善预后有明确的疗效，近年问世的新药伊伐布雷定和 ARNI 改善收缩性心衰的预后作用也逐渐被临床试验所证实。而其他药物对远期生存的影响尚缺乏充分证据，但能有效改善症状。值得指出的是，临床上一般不宜将 ACEI、ARB、MRA 三者合用。噻唑烷二酮如格列酮类可能加重心力衰竭，应该避免使用；NSAIDs 或 COX-2 抑制剂可能造成水、钠潴留，也应该避免使用。维拉帕米有负性肌力作用，应避免使用。

（三）心力衰竭的心脏再同步化治疗（CRT）

CRT 是通过植入带有左心室电极的起搏器，同步起搏左、右心室而使心室的收缩同步化。这一治疗对部分心力衰竭病人有显著疗效。病人需要在药物治疗的基础上选用。

（四）心力衰竭其他治疗

严重心力衰竭内科治疗无效的病例可考虑心脏移植。在等待期如有条件可行左心机械辅助循环，以改善循环。也有试行左心室成形术者，通过切除部分扩大的左心室同时置换二尖瓣，以减轻反流、改善心功能，但疗效尚不确定。

（五）抗凝治疗

血栓栓塞是常见的并发症，对于有房颤或已经有附壁血栓形成或有血栓栓塞病史的病人，须长期服用华法林或新型口服抗凝药物等抗凝治疗。

（六）心律失常和心脏性猝死的防治

对于房颤的治疗可参考心律失常相关章节。植入型心律转复除颤器（ICD）

预防心脏猝死的适应证包括：①有持续性室速史；②有室速、室颤导致的心跳骤停史；③LVEF<35%，NYHA心功能分级为Ⅱ~Ⅲ级，预期生存时间>1年，且有一定生活质量。

【特殊类型心肌病】

DCM中部分病因比较明确，具有很独特的临床特点。

（一）酒精性心肌病

长期大量饮酒可能导致酒精性心肌病。其诊断依据包括：有符合扩张型心肌病的临床表现；有长期过量饮酒史（WHO标准：女性>40g/d，男性>80g/d，饮酒5年以上）；既往无其他心脏病病史或通过辅助检查能排除其他引起扩张型心肌病的病因如结缔组织病、内分泌性疾病等。若能早期戒酒，多数病人心脏情况能逐渐改善或恢复。

（二）围生期心肌病

既往无心脏病的女性于妊娠最后1个月至产后5个月内发生心力衰竭，临床表现符合扩张型心肌病特点，可以诊断本病。其发生率约为1/（1300~4000）次分娩。发病具有明显的种族特点，以非洲黑种人发病率最高。高龄和营养不良、近期出现妊娠期高血压疾病、双胎妊娠及宫缩抑制剂治疗与本病发生有一定关系。通常预后良好，但再次妊娠常引起疾病复发。

（三）心动过速性心肌病

多见于房颤或室上性心动过速。临床表现符合扩张型心肌病特点。有效控制心室率是关键，同时需要采用阻断神经-体液激活的药物包括ACEI、β受体拮抗剂和MRA等。

（四）致心律失常性右心室心肌病

致心律失常性右心室心肌病又称为致心律失常性右心室发育不良，是一种遗传性心肌病，以右心室心肌逐渐被脂肪及纤维组织替代为特征，左心室亦可受累。青少年发病，临床以室性心动过速、右心室扩大和右心衰竭等为特点。心电

图 V_1 导联可见特殊的 epsilon 波。病人易猝死。

(五) 心肌致密化不全

属于遗传性心肌病。病人胚胎发育过程中心外膜到心内膜致密化过程提前终止。临床表现为左心衰和心脏扩大。超声心动图检查左心室疏松层与致密层比例 >2，但是其特异性与敏感性欠佳。CMR 是另一有效诊断工具。临床处理主要是心力衰竭对症治疗。有左束支阻滞的病人置入 CRT 可望获得良好效果。

(六) 心脏气球样变

本病少见。发生与情绪急剧激动或精神刺激等因素有关，如亲人过世、地震或某种侵入性手术操作后等，故又称"伤心综合征"。临床表现为突发胸骨后疼痛伴心电图 ST 段抬高或压低，伴或不伴 T 波倒置。冠状动脉造影除外狭窄。左心室功能受损，心室造影或超声心动图显示心室中部和心尖部膨出。临床过程呈一过性。支持和安慰是主要的治疗手段。β 受体拮抗剂治疗可望减少心脏破裂的发生。

(七) 缺血性心肌病

冠状动脉粥样硬化多支病变造成的弥漫性心脏扩大和心力衰竭称为缺血性心肌病，此有别于其他原因不明的扩张型心肌病。虽然欧美指南中都把冠状动脉疾病排除在心肌病的病因之外，但是文献中通常接受这一定义。

第二节　肥厚型心肌病

肥厚型心肌病（hypertrophic cardiomyopathy，HCM）是一种遗传性心肌病，以心室非对称性肥厚为解剖特点，是青少年运动猝死的最主要原因之一。根据左心室流出道有无梗阻，又可分为梗阻性和非梗阻性 HCM。国外报道人群患病率为 200/10 万。我国有调查显示患病率为 180/10 万。

本病预后差异很大，是青少年和运动猝死的一个最主要原因，少数进展为终末期心衰，另有少部分出现心衰、房颤和栓塞。不少病人症状轻微，预期寿命可以接近常人。

【病因与分子遗传学】

HCM 为常染色体显性遗传，具有遗传异质性。目前已发现至少 18 个疾病基因和 500 种以上变异，约占 HCM 病例的一半，其中最常见的基因突变为 β-肌球蛋白重链及肌球蛋白结合蛋白 C 的编码基因。HCM 的表型呈多样性，与致病的突变基因、基因修饰及不同的环境因子有关。

【病理生理】

在梗阻性 HCM 病人，左心室收缩时快速血流通过狭窄的流出道产生负压，引起二尖瓣前叶前向运动，加重梗阻。此作用在收缩中、后期较明显。有些病人静息时左室流出道梗阻不明显，运动后变为明显。静息或运动负荷超声显示左心室流出道压力阶差≥30mmHg 者，属梗阻性 HCM，约占 70%。

HCM 病人胸闷、气短等症状的出现与左心室流出道梗阻、左心室舒张功能下降、小血管病变造成心肌缺血等因素有关。

【病理改变】

大体解剖主要为心室肥厚，尤其是室间隔肥厚，部分病人的肥厚部位不典型，可以是左心室靠近心尖部位。组织学改变有 3 大特点：心肌细胞排列紊乱、小血管病变、瘢痕形成。

【临床表现】

（一）症状

最常见的症状是劳力性呼吸困难和乏力，其中前者可达 90%以上，夜间阵发性呼吸困难较少见。1/3 的病人可有劳力性胸痛。最常见的持续性心律失常是房颤。部分病人有晕厥，常于运动时出现，与室性快速型心律失常有关。该病是青少年和运动员猝死的主要原因。

（二）体征

体格检查可见心脏轻度增大，可闻及第四心音。流出道梗阻的病人可于胸骨左缘第 3~4 肋间闻及较粗糙的喷射性收缩期杂音。心尖部也常可听到收缩期杂音，这是因为而二尖瓣前叶移向室间隔导致二尖瓣关闭不全。增加心肌收缩力、减轻心脏后负荷的药物和动作，如应用正性肌力药、作 Valsalva 动作、取站立位、含服硝酸甘油等均可使杂音增强；相反凡减弱心肌收缩力或增加心脏后负荷的因素，如使用 β 受体拮抗剂、取蹲位等均可使杂音减弱。

【辅助检查】

（一）胸部 X 线检查

普通胸部 X 线检查示心影可以正常大小或左心室增大。

（二）心电图

变化多端。主要表现为 QRS 波左心室高电压、倒置 T 波和异常 q 波。左心室高电压多在左胸导联。ST 压低和 T 波倒置多见 Ⅰ、aVL、V_4~V_6 导联。少数病人可有深而不宽的病理性 Q 波（图 23-2、图 23-3），见于导联 Ⅰ、aVL Ⅱ、Ⅲ、aVF 和某些胸导联。此外，病人同时可伴有室内传导阻滞和其他各类心律失常。

（三）超声心动图

是临床最主要的诊断手段。心室不对称肥厚而无心室腔增大为其特征。舒张期室间隔厚度达 15mm。伴有流出道梗阻的病例可见室间隔流出道部分向左心室内突出、二尖瓣前叶在收缩期前移（systolic anterior motion，SAM）、左心室顺应性降低致舒张功能障碍等。值得强调的是，室间隔厚度未达标不能完全除外本病诊断。静息状态下无流出道梗阻需要评估激发状态下的情况。

部分病人心肌肥厚限于心尖部，尤以前侧壁心尖部为明显，如不仔细检查，容易漏诊。

（四）心脏磁共振

CMR 显示心室壁局限性（室间隔多见）或普遍性增厚，同位素钆延迟增强扫描可见心肌呈片状强化，梗阻性 HCM 可见左心室流出道狭窄、SAM 征、二尖瓣关闭不全。

（五）心导管检查和冠状动脉造影

心导管检查可显示左心室舒张末期压力增高。有左心室流出道狭窄者在心室腔与流出道之间存在收缩期压力阶差，心室造影显示左心室变形，可呈香蕉状、犬舌状或纺锤状（心尖部肥厚时）。冠状动脉造影多无异常，对于除外那些有疑似心绞痛症状和心电图 ST-T 改变的病人有重要鉴别价值。

（六）心内膜心肌活检

可见心肌细胞肥大、排列紊乱、局限性或弥散性间质纤维化。心肌活检对除外浸润性心肌病有重要价值，用于除外淀粉样变、糖原贮积症等。

【诊断与鉴别诊断】

（一）诊断标准

根据病史及体格检查，超声心动图示舒张期室间隔厚度达 15mm。近年来 CMR 越来越多地用于诊断。如有阳性家族史（猝死、心肌肥厚等）更有助于诊断。基因检查有助于明确遗传学异常。

（二）鉴别诊断

鉴别诊断需要除外左心室负荷增加引起的心室肥厚，包括高血压性心脏病、主动脉瓣狭窄、先天性心脏病、运动员心脏肥厚等。

此外，还需要除外异常物质沉积引起的心肌肥厚：淀粉样变、糖原贮积症；其他相对少见的全身疾病如嗜铬细胞瘤、Fabry 病、血色病、心面综合征、线粒体肌病、Danon 病、遗传性共济失调及某些遗传代谢性疾病也可引起心肌肥厚，但常有其他系统受累表现有助于鉴别。

【治疗】

HCM 的治疗旨在改善症状、减少合并症和预防猝死。其方法是通过减轻流出道梗阻、改善心室顺应性、防治血栓栓塞事件、识别高危猝死病人。治疗需要个体化。

（一）药物治疗

药物治疗是基础。针对流出道梗阻的药物主要有 β 受体拮抗剂和非二氢吡啶类钙通道阻滞剂。当出现充血性心力衰竭时需要采用针对性处理。对房颤病人需要抗凝治疗。值得指出的是，对于胸闷不适的病人在使用硝酸酯类药物时需要注意除外流出道梗阻，以免使用后加重。

1. 减轻左心室流出道梗阻

β 受体拮抗剂是梗阻性 HCM 的一线治疗用药，可改善心室松弛，增加心室舒张期充盈时间，减少室性及室上性心动过速。非二氢吡啶类钙通道阻滞剂也具有负性变时和减弱心肌收缩力作用，可改善心室舒张功能，对减轻左心室流出道梗阻也有一定治疗效果，可用于那些不能耐受 β 受体拮抗剂的病人。由于担心 β 受体拮抗剂与钙通道阻滞剂联合治疗出现心率过缓和低血压，一般不建议合用。此外，丙吡胺能减轻左心室流出道梗阻，也是候选药物，但口干、眼干和便秘等心脏外副作用相对多见。

2. 针对心力衰竭的治疗

疾病后期可出现左心室扩大，左心室收缩功能减低，慢性心功能不全的临床表现。治疗药物选择与其他原因引起的心力衰竭相同，包括 ACEI、ARB、β 受体拮抗剂、利尿剂、螺内酯甚至地高辛。

3. 针对房颤

HCM 最常见的心律失常是房颤，发生率达 20%。胺碘酮能减少阵发性房颤发作。对持续性房颤，可予 β 受体拮抗剂控制心室率。除非禁忌，一般需考虑口服抗凝药治疗。

（二）非药物治疗

1. 手术治疗

对于药物治疗无效、心功能不全（NYHA Ⅲ ~ Ⅳ级）病人，若存在严重流出道梗阻（静息或运动时流出道压力阶差大于 50mmHg），需要考虑行室间隔切除术。目前美国和欧洲共识将手术列入合适病人的首选治疗。

2. 酒精室间隔消融术

经冠状动脉间隔支注入无水酒精造成该供血区域心室间隔坏死，此法可望减轻部分病人左心室流出道梗阻及二尖瓣反流，改善心力衰竭症状。其适应证大致同室间隔切除术。由于消融范围的不确定性，部分病人需要重复消融，长期预后尚不清楚，目前主要针对那些年龄过大、手术耐受差、并发症多、缺乏精良手术医师的情况。

3. 起搏治疗

对于其他病因有双腔起搏置入适应证的病人，选择最佳的房室起搏间期并放置右心室心尖起搏可望减轻左心室流出道梗阻。对于药物治疗效果差而又不太适合手术或消融的病人可以选择双腔起搏。

（三）猝死的风险评估和 ICD 预防

HCM 是青年和运动员心脏性猝死最常见的病因。ICD 能有效预防猝死的发生。预测高危风险的因素包括：曾经发生过心搏骤停、一级亲属中有 1 个或多个 HCM 猝死发生、左心室严重肥厚（≥30mm）、左室流出道高压力阶差、Holter 检查发现反复非持续室性心动过速、运动时出现低血压、不明原因晕厥（尤其是发生在运动时）。

第三节　限制型心肌病

限制型心肌病（restrictive cardiomyopathy，RCM）是以心室壁僵硬度增加、舒张功能降低、充盈受限而产生临床右心衰症状为特征的一类心肌病。病人心房明显扩张，但早期左心室不扩张，收缩功能多正常，室壁不增厚或仅轻度增厚。随着病情进展左心室收缩功能受损加重，心腔可以扩张。除外某些有特殊治疗方法的病例，确诊后 5 年生存期仅约 30%。

【病因与分类】

RCM 属于混合性心肌病，约一半为特发性，另一半为病因清楚的特殊类型，后者中最多的为淀粉样变。

本病通常分为以下 3 类。①浸润性：细胞内或细胞间有异常物质或代谢产物堆积，常见的疾病包括淀粉样变性、结节病、血色病、糖原贮积症、戈谢病、Fabry 病；②非浸润性：包括特发性 RCM，部分可能属于和其他类型心肌病重叠的情况如轻微扩张型心肌病、肥厚型/假性 HCM，病理改变以纤维化为特征的硬皮病以及糖尿病心肌病等；③心内膜病变性：病变累及心内膜为主，如病理改变与纤维化有关的心内膜弹力纤维增生症、高嗜酸性粒细胞综合征、放射性、蒽环类抗生素等药物，以及类癌样心脏病和转移性癌等。

【病理改变与病理生理】

主要的病理改变为心肌纤维化、炎症细胞浸润和心内膜面瘢痕形成。这些病理改变使心室壁僵硬、充盈受限，心室舒张功能减低，心房后负荷增加使心房逐渐增大，静脉回流受阻，静脉压升高。

【临床表现】

主要表现为活动耐量下降、乏力、呼吸困难。随病程进展，逐渐出现肝大、腹腔积液、全身水肿。右心衰较重为本病临床特点。

体格检查可见颈静脉怒张，心脏听诊常可闻及奔马律，血压低常预示预后不良。可有肝大、移动性浊音阳性、下肢可凹性水肿。

【辅助检查】

（一）实验室检查

继发性病人可能伴随相应原发病的实验室异常，如淀粉样变性病人可能有尿本周蛋白。BNP 在限制型心肌病病人明显增高，而在缩窄性心包炎病人一般不会很高。

（二）心电图

心肌淀粉样变病人常常为低电压。QRS 波异常和 ST-T 改变在 RCM 较缩窄性心包炎明显。

（三）超声心动图

双心房扩大和心室肥厚见于限制型心肌病。心肌呈磨玻璃样改变常常是心肌淀粉样变的特点。心包增厚和室间隔抖动征见于缩窄性心包炎。

（四）X 线片、CTA、CMR

胸片中见心包钙化，CT 和 CMR 见心包增厚提示缩窄性心包炎为可能的病因。CTA 见严重冠状动脉狭窄提示缺血性心肌病是心肌损害的可能原因。CMR 检查对某些心肌病有重要价值，如心肌内呈颗粒样的钆延迟显像见于心肌淀粉样变性。

（五）心导管检查

与缩窄性心包炎病例相比，RCM 的特点包括：①肺动脉（收缩期）压明显增高（常>50mmHg）舒张压的变化较大；③右心室舒张压相对较低（缩窄性心包炎达 1/3 收缩压峰值以上）等。

（六）心内膜心肌活检

相对正常的病理结果支持心包炎诊断。对于心肌淀粉样变性和高嗜酸性粒细胞综合征等具有确诊的价值。

【诊断与鉴别诊断】

根据运动耐力下降、水肿病史及右心衰等临床症状，如果病人心电图肢导联低电压、超声心动图见双房大、室壁不厚或增厚、左心室不扩大而充盈受限，应考虑 RCM。

心肌淀粉样变的心脏超声显示心室壁呈磨玻璃样改变。其他引起 RCM 的全身疾病包括血色病、结节病、高嗜酸性粒细胞综合征、系统性硬化症等。病史中需要询问放射、放疗史、药物使用史等。

鉴别诊断应除外缩窄性心包炎，两者的临床表现及血流动力学改变十分相似。缩窄性心包炎病人以往可有活动性心包炎或心包积液病史。查体可有奇脉、心包叩击音。胸部 X 线有时可见心包钙化。超声心动图有时可见心包增厚、室间隔抖动征。而 RCM 常有双心房明显增大、室壁可增厚。CMR 可见部分室壁延迟强化。

心导管压力测定有助于和缩窄性心包炎的鉴别。心内膜心肌活检有助于发现 RCM 的继发病因。

【治疗】

原发性 RCM 无特异性治疗手段，主要为避免劳累、呼吸道感染等加重心力衰竭的诱因。该病引起的心力衰竭对常规治疗反应不佳，往往成为难治性心力衰竭。对于继发性 RCM，部分疾病有针对病因的特异性治疗。

第四节　心肌炎

心肌炎是心肌的炎症性疾病。最常见病因为病毒感染。细菌、真菌、螺旋体、立克次体、原虫、蠕虫等感染也可引起心肌炎，但相对少见。非感染性心肌炎的病因包括药物、毒物、放射、结缔组织病、血管炎、巨细胞心肌炎、结节病等。起病急缓不定，少数呈暴发性导致急性泵衰竭或猝死。病程多有自限性，但也可进展为扩张型心肌病。本节重点叙述病毒性心肌炎。

【病因】

多种病毒都可能引起心肌炎。柯萨奇 B 组病毒，细小病毒 B-19，人疱疹病毒 6 型，孤儿（Echo）病毒，脊髓灰质炎病毒等为常见病毒。柯萨奇 B 组病毒是最为常见的致病原因，约占 30% ~ 50%。此外，人类腺病毒、流感、风疹、单纯疱疹、脑炎、肝炎（A、B、C 型）病毒以及 EB 病毒、巨细胞病毒和人类免疫缺陷病毒（HIV）等都能引起心肌炎。

病毒性心肌炎的发病机制包括：①病毒直接作用；②病毒与机体的免疫反应共同作用。直接作用造成心肌直接损害。而病毒介导的免疫损伤主要是由 T 淋巴细胞介导。此外还有多种细胞因子和 NO 等介导的心肌损害和微血管损伤。这些变化均可损害心肌组织结构和功能。

【临床表现】

（一）症状

病毒性心肌炎病人临床表现取决于病变的广泛程度与部位，轻者可完全没有症状，重者甚至出现心源性休克及猝死。多数病人发病前 1~3 周有病毒感染前驱症状，如发热、全身倦怠感和肌肉酸痛，或恶心、呕吐等消化道症状。随后可以有心悸、胸痛、呼吸困难、水肿，甚至晕厥、猝死。临床诊断的病毒性心肌炎绝大部分是以心律失常为主诉或首见症状，其中少数可因此发生晕厥或阿-斯综合征。

（二）体征

查体常有心律失常，以房性与室性期前收缩及房室传导阻滞最为多见。心率可增快且与体温不相称。听诊可闻及第三、第四心音或奔马律，部分病人可于心尖部闻及收缩期吹风样杂音。心衰病人可有颈静脉怒张、肺部湿啰音、肝大等体征。重症可出现血压降低、四肢湿冷等心源性休克体征。

【辅助检查】

（一）胸部 X 线检查

可见心影扩大，有心包积液时可呈烧瓶样改变。

（二）心电图

常见 ST-T 改变，包括 ST 段轻度移位和 T 波倒置。合并急性心包炎的病人可有 aVR 导联以外 ST 段广泛抬高，少数可出现病理性 Q 波。可出现各型心律失常，特别是室性心律失常和房室传导阻滞等。

（三）超声心动图检查

可正常，也可显示左心室增大，室壁运动减低，左心室收缩功能减低，附壁血栓等。合并心包炎者可有心包积液。

（四）心脏磁共振

对心肌炎诊断有较大价值。典型表现为 T1 和 T2 信号强度增加提示水肿，心肌早期钆增强提示心肌充血，乱延迟增强扫描可见心外膜下或心肌中层片状强化。心肌损伤标志物检查可有心肌肌酸激酶（CK-MB）及肌钙蛋白（T 或 I）增高。

（五）非特异性炎症指标检测

红细胞沉降率加快，C 反应蛋白等非特异性炎症指标常升高。

（六）病毒血清学检测

仅对病因有提示作用，不能作为诊断依据。确诊有赖于检出心内膜、心肌或心包组织内病毒、病毒抗原、病毒基因片段或病毒蛋白。

（七）心内膜心肌活检（EMB）

除用于确诊本病外，还有助于病情及预后的判断。因其有创，本检查主要用于病情急重、治疗反应差、原因不明的病人。对于轻症病人，一般不常规检查。

【诊断与鉴别诊断】

（一）诊断标准

病毒性心肌炎的诊断主要为临床诊断。根据典型的前驱感染史、相应的临床表现及体征、心电图、心肌酶学检查或超声心动图、CMR 显示的心肌损伤证据，应考虑此诊断。确诊有赖于 EMB。

（二）鉴别诊断

应注意排除甲状腺功能亢进、二尖瓣脱垂综合征以及影响心功能的其他疾病如结缔组织病、血管炎、药物及毒物等引起的心肌炎。可采用 EMB 来明确诊断。

【治疗】

病毒性心肌炎尚无特异性治疗，应该以针对左心功能不全的支持治疗为主。病人应避免劳累，适当休息。出现心力衰竭时酌情使用利尿剂、血管扩张剂、ACEI 等。出现快速型心律失常者，可采用抗心律失常药物。高度房室传导阻滞或窦房结功能损害而出现晕厥或明显低血压时，可考虑使用临时心脏起搏器。

经 EBM 明确诊断的病毒性心肌炎，心肌心内膜持续有病毒相关基因、抗原检出，无论组织学是否提示炎症活动（大量炎症细胞浸润），均建议给予特异性抗病毒治疗。丙种球蛋白的疗效目前尚不肯定。

此外，临床上还可应用促进心肌代谢的药物如腺苷三磷酸、辅酶 A、环腺苷酸等。

暴发性心肌炎和重症心肌炎进展快、死亡率高，在药物治疗基础上保证心肺支持系统十分重要。

第十章　食管癌的诊断与治疗

食管癌是原发于食管黏膜上皮的恶性肿瘤，主要为鳞癌和腺癌。临床上以进行性吞咽困难为进展期典型症状。食管癌是世界范围内常见的恶性肿瘤，在我国恶性肿瘤中发病率居第三位，死亡率居第四位。其流行病学有以下特点：①地区性分布，亚洲国家发病率高于欧美国家，我国主要以太行山、闽粤交界及川北等地区发病率高；②男性发病率高于女性，男女比例为（1.3~3）∶1；③中老年易患，发病年龄多在50岁以上。

【病因】

食管癌的发生主要与以下因素相关：

（一）亚硝胺类化合物和真菌毒素

1. 亚硝胺

在食管癌高发区，粮食和饮水中的亚硝胺含量显著高于其他地区，且与当地食管癌和食管上皮重度增生的患病率呈正相关。

2. 真菌毒素

霉变食物中的黄曲霉菌、镰刀菌等真菌不仅能将硝酸盐还原为亚硝酸盐，而且能促进亚硝胺等致癌物质的合成，并常与亚硝胺协同致癌。

（二）慢性理化刺激及炎症

长期吸烟和饮酒、喜食粗糙和过烫食物等对食管黏膜的慢性理化刺激，胃食管反流病、腐蚀性食管灼伤和狭窄、贲门失弛缓症、食管憩室等慢性食管疾病引起的炎症，均可导致食管癌发生率增高。

（三）营养因素

维生素（A、B_2、C、E、叶酸等）、锌、硒、钼等微量营养素缺乏是食管癌的危险因素。

（四）遗传因素

食管癌的发病常表现家族倾向。高发区有阳性家族史者达 25%～50%，其中父系最高，母系次之，旁系最低。

【病理】

食管癌的病变部位以中段居多，下段次之，上段最少。胃贲门癌延伸至食管下段时，在临床上与食管下段癌不易区分，又称食管贲门癌。

（一）大体病理

1. 早期食管癌

病灶局限于黏膜层和黏膜下浅层，不伴淋巴结转移。胃镜下呈充血、斑块、糜烂和乳头状。充血型多为原位癌，是食管癌的早期表现；斑块型最多见，癌细胞分化较好；糜烂型次之，癌细胞分化较差；乳头型主要为早期浸润癌，癌细胞分化一般较好。

2. 中晚期食管癌

癌组织逐渐累及食管全周、突入腔内或穿透管壁侵犯邻近器官。根据形态特点可分为髓质型、蕈伞型、溃疡型和缩窄型。

（二）组织病理

我国 90% 的食管癌为鳞状细胞癌，少数为腺癌，后者多与 Barrett 食管恶变有关。

（三）食管癌的扩散和转移方式

1. 直接蔓延

癌组织首先向黏膜下层和肌层浸润，穿透食管壁后向周围组织及器官蔓延。

2. 淋巴转移

是食管癌的主要转移方式。

3. 血行转移

晚期常转移至肝、肺、骨等处。

【临床表现】

（一）早期症状

早期食管癌的症状多不典型，主要表现为胸骨后不适、烧灼感及针刺或牵拉样痛，可有食物通过缓慢、滞留或轻度哽噎感。早期症状时轻时重，持续时间长短不一，甚至可无症状。

（二）中晚期症状

1. 进行性吞咽困难

是中晚期食管癌的典型症状，也是大多数病人就诊的主要原因，常由固体食物咽下困难发展至液体食物也不能咽下。

2. 食物反流

因食管梗阻的近段有扩张与潴留，可发生食物反流，反流物含黏液、宿食，可呈血性或见溃烂组织。

3. 咽下疼痛

由食管糜烂、溃疡或近段食管炎所致，以进热食或酸性食物后明显，可涉及颈、肩胛、前胸及后背等部位。

4. 其他症状

肿瘤压迫喉返神经可出现声撕、呛咳；侵犯膈神经可导致呃逆；出现肝转移可引起黄疸；发生骨转移可引起疼痛；侵入气管、支气管可引起食管–支气管瘘、纵隔脓肿、肺炎、肺脓肿等；侵犯主动脉可造成致死性大出血。晚期病人呈恶病质状态。

（三）体征

早期体征可缺如，晚期可出现消瘦、贫血、营养不良、脱水或恶病质等。出现转移后，常可触及肿大而质硬的浅表淋巴结或肿大而有结节的肝脏，少数病人可出现腹腔或胸腔积液。

【辅助检查】

（一）胃镜

是食管癌诊断的首选方法，可直接观察病灶形态，并取活检以确诊。色素内镜、电子染色内镜、放大内镜及共聚焦激光显微内镜等可提高早期食管癌的检出率。

（二）食管钡剂造影

当病人不宜行胃镜检查时，可选用此方法。钡剂造影主要表现为：①黏膜皱襞破坏，代之以杂乱不规则影像；②管腔局限性狭窄，病变处食管僵硬，近段食管扩张；③不规则充盈缺损或龛影。

（三）CT

可清晰显示食管与邻近纵隔器官的解剖关系、肿瘤外侵程度及转移病灶，有助于制订外科手术方式及放疗计划，但难以发现早期食管癌。

（四）EUS

有助于判断食管癌的壁内浸润深度、肿瘤对周围器官的侵犯情况以及异常肿大的淋巴结，对肿瘤分期、治疗方案选择及预后判断有重要意义。

（五）其他检查

PET–CT 可发现病灶，并有助于判断远处转移。此外，目前尚无诊断食管癌的特异性肿瘤标志物。

【诊断与鉴别诊断】

对于有食物通过缓慢、轻度哽噎感或咽下困难者，应及时做相关检查确诊。食管癌需与下列疾病相鉴别：

（一）贲门失弛缓症

因食管神经肌间神经丛病变引起 LES 松弛障碍所致。临床表现为间歇性咽下困难、食物反流和胸骨后不适或疼痛，病程较长，一般无进行性消瘦。食管钡剂造影可见贲门梗阻呈漏斗或鸟嘴状，边缘光滑，食管下段扩张明显。

（二）胃食管反流病

胃十二指肠内容物反流入食管，引起烧心、胸痛或吞咽困难，胃镜检查可见黏膜炎症、糜烂或溃疡，黏膜活检未见肿瘤细胞。

（三）食管良性狭窄

有腐蚀性或反流性食管炎、长期留置胃管或食管相关手术病史。食管钡剂造影见食管狭窄、黏膜消失、管壁僵硬，无钡影残缺征。胃镜检查可确诊。

（四）癔球症

女性多见，主要症状为咽部异物感，进食时消失，常由精神因素诱发，多无器质性食管病变。

（五）其他

需与食管平滑肌瘤、食管裂孔疝、食管静脉曲张、纵隔肿瘤、食管周围淋巴结肿大、左心房增大、主动脉瘤等引起吞咽困难的疾病相鉴别。

【治疗】

早期食管癌在内镜下切除常可达到根治效果。中晚期食管癌可采取手术、放疗、化疗及内镜治疗或多种方式联合应用。

（一）内镜治疗

1. 早期食管癌

内镜治疗是有效的治疗方式，包括：①内镜黏膜切除术（endoscopic mucosal resection，EMR），在内镜下将病灶整块或分块切除；②多环套扎黏膜切除术（multi-band mucosectomy，MBM），使用改良食管曲张静脉套扎器进行多块黏膜切除；③内镜黏膜下剥离术（endoscopic submucosal dissection，ESD），在进行黏膜下注射后分离黏膜下层与固有肌层，将病变黏膜及黏膜下层完整剥离；④内镜下非切除治疗，如射频消融术、光动力疗法、氩离子凝固术及激光疗法等也有一定疗效。

2. 中晚期食管癌

有梗阻症状者，可通过内镜解除梗阻。①单纯扩张：缓解症状持续时间短且需反复扩张，不适用于病变范围广泛者；②食管内支架置放术：内镜下放置支架，可较长时间缓解梗阻，以提高病人生活质量；③内镜下癌肿消融术：可用于中晚期食管癌的姑息治疗。

（二）手术

食管癌手术切除率为58%～92%，早期切除常可达到根治效果。但大部分病人诊断时已处于中晚期，即使提高手术切除率，远期疗效仍不理想。

（三）放疗

主要适用于上段食管癌及有手术禁忌者，也可用于术前或术后放疗。

（四）化疗

常用于不能手术或放疗的晚期病人，也可用于术前或术后化疗。多采用联合化疗方案。

【预后】

早期食管癌及时根治预后良好，内镜或手术切除5年生存率大于90%。已出现症状且未经治疗的食管癌病人一般在 1 年内死亡。病灶位于食管上段、病变长度超过 5cm、已侵犯食管肌层、癌细胞分化差或伴有转移者，预后不良。

【预防】

我国在不少地区特别是食管癌高发区已建立了防治基地，进行食管癌的一级预防，包括改良水质、防霉去毒和改变不良生活习惯等。二级预防是在食管癌高发地区进行普查，对高危人群进行早发现、早诊断、早治疗。三级预防是对食管癌病人采取积极有效的治疗措施，延长生存期，提高生活质量。

第十一章　消化性溃疡的诊断与治疗

消化性溃疡（peptic ulcer，PU）指胃肠黏膜发生的炎性缺损，通常与胃液的胃酸和消化作用有关，病变穿透黏膜肌层或达更深层次。消化性溃疡常发生于胃、十二指肠，可发生于食管–胃吻合口、胃–空肠吻合口或附近，含有胃黏膜的 Meckel 憩室等。

【流行病学】

PU 是一种全球性常见病，男性多于女性，可发生于任何年龄段，估计约有10%的人其一生中患过本病。十二指肠溃疡（duodenal ulcer，DU）多于胃溃疡（gastric ulcer，GU），两者之比约为 3∶1。DU 多见于青壮年，GU 多见于中老年人。过去 30 年随着 H_2 受体拮抗剂、质子泵抑制剂等药物治疗的进展，PU 及其并发症发生率明显下降。近年来阿司匹林等 NSAIDs 药物应用增多，老年消化性溃疡发病率有所增高。

【病因和发病机制】

PU 病因和发病机制是多因素的，损伤与防御修复不足是发病机制的两方面。

（一）胃酸与胃蛋白酶

正常人胃黏膜约有 10 亿壁细胞，每小时泌酸约 22mmol。DU 病人壁细胞总数平均为 19 亿，每小时泌酸约 42mmol，比正常人高 1 倍左右。但是，个体之间壁细胞数量存在很大差异，DU 病人和正常人之间的壁细胞数量也存在一定的重叠。

胃蛋白酶是 PU 发病的另一个重要因素，其活性依赖于胃液的 pH，pH 为2~3 时，胃蛋白酶原易被激活；pH>4 时，胃蛋白酶失活。因此，抑制胃酸可同时抑制胃蛋白酶的活性。

　　PU 发生的机制是致病因素引起胃酸、胃蛋白酶对胃黏膜的侵袭作用与黏膜屏障的防御能力间失去平衡。侵袭作用增强或（和）防御能力减弱均可导致 PU 的产生。GU 和 DU 同属于 PU，但 GU 在发病机制上以黏膜屏障防御功能降低为主要机制，DU 则以高胃酸分泌起主导作用。

　　（二）幽门螺杆菌（Helicobacter pylori，H. pylori 或 Hp）

　　是 PU 的重要致病因素。DU 病人的 Hp 感染率可高达 90% 以上，但有的 DU 人群 Hp 阳性率约为 50%，GU 的 Hp 阳性率为 60%~90%。另一方面，Hp 阳性率高的人群，PU 的患病率也较高。根除 Hp 有助于 PU 的愈合及显著降低溃疡复发。

　　（三）药物

　　长期服用非甾体抗炎药（non-steroid anti-inflammatory drugs，NSAIDs）、糖皮质激素、氯吡格雷、双膦酸盐、西罗莫司等药物的病人易于发生 PU。其中 NSAIDs 是导致 PU 的最常用药物，包括布洛芬、吲哚美辛、阿司匹林等，有 5% ~30% 的病人可发生内镜下溃疡，其致病机制详见胃炎章节。

　　（四）黏膜防御与修复异常

　　胃黏膜的防御和修复功能对维持黏膜的完整性、促进溃疡愈合非常重要。胃黏膜活检是常见的临床操作，造成的医源性局灶溃疡不经药物治疗，可迅速修复自愈，反映了胃黏膜强大的自我防御与修复能力。胃黏膜屏障及修复功能详见本篇第一章。防御功能受损，修复能力下降，都对溃疡的发生和转归产生影响。

　　（五）遗传易感性

　　部分 PU 病人有明显的家族史，存在遗传易感性。

　　（六）其他

　　大量饮酒、长期吸烟、应激等是 PU 的常见诱因。胃石症病人因胃石的长期机械摩擦刺激而产生 GU；放疗可引起胃或十二指肠溃疡。与其他疾病合并发生，如促胃液素瘤、克罗恩病、肝硬化、慢性阻塞性肺疾病、休克、全身严重感染、急性心肌梗死、脑卒中等。少见的感染性疾病，单纯疱疹病毒、结核、巨细胞病毒等感染累及胃或十二指肠可产生溃疡。

【病理】

不同病因的 PU，好发病部位存在差异。典型的 GU 多见于胃角附近及胃窦小弯侧，活动期 PU 一般为单个，也可多个，呈圆形或卵圆形。多数活动性溃疡直径<10mm，边缘较规整，周围黏膜常有充血水肿，表面覆以渗出物形成的白苔或黄苔，底部由肉芽组织构成。溃疡深者可累及胃、十二指肠壁肌层或浆膜层，累及血管时可引起大出血，侵及浆膜层时易引起穿孔；溃疡愈合后产生瘢痕。DU 的形态与 GU 相似，多发生在球部，以紧邻幽门的前壁或后壁多见，DU 可因反复发生溃疡而变形，瘢痕收缩而形成狭窄或假性憩室等。

【临床表现】

（一）症状

典型症状为上腹痛，性质可有钝痛、灼痛、胀痛、剧痛、饥饿样不适。特点：①慢性过程，可达数年或 10 余年；②反复或周期性发作，发作期可为数周或数个月，发作有季节性，典型者多在季节变化时发生，如秋冬和冬春之交发病；③部分病人有与进餐相关的节律性上腹痛，餐后痛多见于 GU，饥饿痛或夜间痛、进餐缓解多见于 DU；④腹痛可被抑酸或抗酸剂缓解。

部分病例仅表现上腹胀、上腹部不适、厌食、嗳气、反酸等消化不良症状。还有一类无症状性溃疡，这些病人无腹痛或消化不良症状，而以消化道出血、穿孔等并发症为首发症状，可见于任何年龄，以长期服用 NSAIDs 病人及老年人多见。

（二）体征

发作时剑突下、上腹部或右上腹部可有局限性压痛，缓解后可无明显体征。

（三）特殊溃疡

1. 复合溃疡

指胃和十二指肠均有活动性溃疡，多见于男性，幽门狭窄、梗阻发生率较高。

2. 幽门管溃疡

餐后很快发生疼痛，易出现幽门梗阻、出血和穿孔等并发症。胃镜检查时应注

意活检排除癌变。

3. 球后溃疡

指发生在十二指肠降段、水平段的溃疡。多位于十二指肠降段的初始部及乳头附近，溃疡多在后内侧壁。疼痛可向右上腹及背部放射。严重的炎症反应可导致胆总管引流障碍，出现梗阻性黄疸等。

4. 巨大溃疡

指直径>2cm 的溃疡，常见于有 NSAIDs 服用史及老年病人。巨大十二指肠球部溃疡常在后壁，易发展为穿透性，周围有大的炎性团块，疼痛可剧烈而顽固、放射至背部，老年人也可没有症状。巨大 GU 并不一定都是恶性。

5. 老年人溃疡及儿童期溃疡

老年人溃疡临床表现多不典型，常无症状或症状不明显，疼痛多无规律，较易出现体重减轻和贫血。GU 多位于胃体上部，溃疡常较大，易被误认为胃癌。由于 NSAIDs 在老年人使用广泛，老年人溃疡有增加的趋势。

儿童期溃疡主要发生于学龄儿童，发生率低于成人。患儿腹痛可在脐周，时常出现恶心或呕吐，可能与幽门、十二指肠水肿和痉挛有关。随着年龄的增长，溃疡的表现与成年人相近。

6. 难治性溃疡

经正规抗溃疡治疗而溃疡仍未愈合。可能的因素有：①病因尚未去除，如仍

有 Hp 感染，继续服用 NSAIDs 等致溃疡药物等；②穿透性溃疡；③特殊病因，如克罗恩病、促胃液素瘤、放疗术后等；④某些疾病或药物影响抗溃疡药物吸收或效价降低；⑤误诊，如胃或十二指肠恶性肿瘤；⑥不良诱因存在，包括吸烟、酗酒及精神应激等。

【并发症】

（一）出血

PU 是上消化道出血中最常见的病因。在我国，约占非静脉曲张破裂出血病因的 50%~70%，DU 较 GU 多见。当 PU 侵蚀周围或深处的血管，可产生不同程度的出血。轻者表现为大便隐血阳性、黑便，重者出现大出血、表现为呕血或暗红色血便。PU 病人的慢性腹痛在出血后常减轻。

（二）穿孔

当溃疡穿透胃、十二指肠壁时，发生穿孔。1/3~1/2 的穿孔与服用 NSAIDs 有关，多数是老年病人，穿孔前可以没有症状。穿透、穿孔临床常有三种后果：

1. 溃破入腹腔引起弥漫性腹膜炎

呈突发剧烈腹痛，持续而加剧，先出现于上腹，继之延及全腹。体征有腹壁板样僵直，压痛、反跳痛，肝浊音界消失，部分病人出现休克。

2. 穿透于周围实质性脏器，如肝、胰、脾等（穿透性溃疡）

慢性病史，腹痛规律改变，变为顽固或持续。如穿透至胰腺，腹痛放射至背部，血淀粉酶可升高。

3. 穿破入空腔器官形成瘘管

DU 可以穿破胆总管、形成胆瘘，GU 可穿破入十二指肠或横结肠、形成肠瘘，可通过内镜、钡剂或 CT 等检查发现。

（三）幽门梗阻

临床症状有上腹胀痛，餐后加重，呕吐后腹痛可稍缓解，呕吐物可为宿食；

严重呕吐可致失水，低氯、低钾性碱中毒；体重下降、营养不良。体检可见胃蠕动波及闻及振水声等。多由 DU 或幽门管溃疡反复发作所致，炎性水肿和幽门平滑肌痉挛所致暂时梗阻可因药物治疗、溃疡愈合而缓解；严重瘢痕或与周围组织粘连、恶变引起胃流出道狭窄或变形，表现为持续性梗阻。

（四）癌变

反复发作、病程持续时间长的 GU 癌变风险高。DU 一般不发生癌变。胃镜结合活检有助于明确良恶性溃疡及是否发生癌变。

【辅助检查】

（一）胃镜检查及活检

胃镜检查是 PU 诊断的首选方法和金标准，可以：①确定有无病变、部位及分期；②鉴别良恶性溃疡；③治疗效果的评价；④对合并出血者给予止血治疗；⑤对合并狭窄梗阻病人给予扩张或支架治疗；⑥超声内镜检查，评估胃或十二指肠壁、溃疡深度、病变与周围器官的关系、淋巴结数目和大小等。对于 GU，应常规在溃疡边缘取活检，关于活检块数尚无定论，一般溃疡周边 4 个部位的活检多能达到诊断需要。部分 GU 在胃镜下难以区别良恶性，有时需多次活检和病理检查，甚至超声内镜评估或穿刺活检。对 GU 迁延不愈，需要排除恶性病变的，应多点活检，正规治疗 8 周后应复查胃镜，必要时再次活检和病理检查，直到溃疡完全愈合。

（二）X 线钡剂造影

随着内镜技术的普及和发展，上消化道钡剂造影应用得越来越少，但钡剂（包括造影剂）造影有其特殊意义，适宜于：①了解胃的运动情况；②胃镜禁忌者；③不愿接受胃镜检查者和没有胃镜检查条件时。气钡双重造影能较好地显示胃肠黏膜形态，但总体效果仍逊于内镜检查，且无法通过活检进行病理诊断。溃疡的钡剂直接征象为龛影、黏膜聚集，间接征象为局部压痛、胃大弯侧痉挛性切迹、狭窄、十二指肠球部激惹及球部畸形等。

（三）CT 检查

对于穿透性溃疡或穿孔，CT 很有价值，可以发现穿孔周围组织炎症、包块、积液，对于游离气体的显示甚至优于立位胸片。另外，对幽门梗阻也有鉴别诊断的意义。口服造影剂，CT 可能显示出胃壁中断、穿孔周围组织渗出、增厚等。

（四）实验室检查

1. Hp 检测

有 PU 病史者，无论溃疡处于活动还是瘢痕期，均应考虑 Hp 检测。

2. 其他检查

血常规、粪便隐血有助于了解溃疡有无活动出血。

【诊断】

慢性病程，周期性发作，节律性上腹痛，NSAIDs 服药史等是疑诊 PU 的重要病史。胃镜检查可以确诊。不能接受胃镜检查者，上消化道钡剂发现龛影，可以诊断溃疡，但难以区分其良恶性。

【鉴别诊断】

（一）其他引起慢性上腹痛的疾病

PU 诊断确立，但部分病人在 PU 愈合后仍有症状或症状不缓解，应注意诱因是否解除，是否有慢性肝胆胰疾病、功能性消化不良等与 PU 并存。

（二）胃癌

胃镜发现胃溃疡时，应注意与恶性溃疡相鉴别，典型胃癌溃疡形态多不规则，常>2cm，边缘呈结节状，底部凹凸不平、覆污秽状苔。

（三）促胃液素瘤（Zollinger-Ellison syndrome，卓-艾综合征）

促胃液素瘤系一种胃肠胰神经内分泌肿瘤。促胃液素由胃、上段小肠黏膜的 G 细胞分泌，具有促进胃酸分泌、细胞增殖、胃肠运动等作用。促胃液素瘤以多发溃疡、不典型部位、易出现溃疡并发症、对正规抗溃疡药物疗效差，可出现腹泻，高胃酸分泌，血促胃液素水平升高等为特征。促胃液素瘤通常较小，约 80% 位于"促胃液素瘤"三角区内，即胆囊与胆总管汇合点、十二指肠第二部分与第三部分交界处、胰腺颈部与体部交界处组成的三角区内，其他少见的部位包括胃、肝脏、骨骼、心脏、卵巢、淋巴结等；50% 以上的促胃液素瘤为恶性，部分病人发现时已有转移。临床疑诊时，应检测血促胃液素水平；增强 CT 或磁共振扫描有助于发现肿瘤部位。PPI 可减少胃酸分泌、控制症状，应尽可能手术切除肿瘤。

【治疗】

PU 治疗目标为：去除病因，控制症状，促进溃疡愈合、预防复发和避免并发症。

（一）药物治疗

自 20 世纪 70 年代以后，PU 药物治疗经历了 H_2 受体拮抗剂、PPI 和根除 Hp 三次里程碑式的进展，使溃疡愈合率显著提高、并发症发生率显著降低，相应的外科手术明显减少。

1. 抑制胃酸分泌

（1）H_2 受体拮抗剂：是治疗 PU 的主要药物之一，疗效好，用药方便，价格适中，长期使用不良反应少。常用药物有法莫替丁、尼扎替丁、雷尼替丁，治疗 GU 和 DU 的 6 周愈合率分别为 80%~95% 和 90%~95%。

（2）PPI：是治疗消化性溃疡的首选药物。PPI 入血，进入到胃黏膜壁细胞酸分泌小管中，酸性环境下转化为活性结构，与质子泵即 H^+-K^+-ATP 酶结合，抑制该酶的活性、从而抑制胃酸的分泌。PPI 可在 2~3 天内控制溃疡症状，对一些难治性溃疡的疗效优于 H_2 受体拮抗剂，治疗典型的胃和十二指肠溃疡 4 周的愈合率分别为 80%~96% 和 90%~100%。值得注意的是治疗 GU 时，应首先排除溃疡型胃癌的可能，因 PPI 治疗可减轻其症状，掩盖病情。

PPI 是酸依赖性的，酸性胃液中不稳定，口服时不宜破坏药物外裹的保护膜。PPI 的肠衣保护膜在小肠 pH≥6 的情况下被溶解释放，吸收入血。

2. 根除 Hp

PU 不论活动与否，Hp 阳性病人均应根除 Hp，药物选用及疗程见本篇第四章第二节。根除 Hp 可显著降低溃疡的复发率。由于耐药菌株的出现、抗菌药物不良反应、病人依从性差等因素，部分病人胃内的 Hp 难以根除，此时应因人而异制订多种根除 Hp 方案。对有并发症和经常复发的 PU 病人，应追踪抗 Hp 的疗效，一般应在治疗至少 4 周后复检 Hp，避免在应用 PPI 或抗生素期间复检 Hp 出现假阴性结果。

3. 保护胃黏膜

（1）铋剂：这类药物分子量较大，在酸性溶液中呈胶体状，与溃疡基底面的蛋白形成蛋白-铋复合物，覆于溃疡表面，阻隔胃酸、胃蛋白酶对黏膜的侵袭损害。由于 PH 的性价比高和广泛使用，铋剂已不作为 PU 的单独治疗药物。但是，铋剂可通过包裹 Hp 菌体，干扰 Hp 代谢，发挥杀菌作用，被推荐为根除 Hp 的四联药物治疗方案的主要组成之一。服药后常见舌苔和粪便变黑。短期应用本药后血铋浓度（$5\sim14\mu g/L$）在安全阈值之内（$50\mu g/L$）。由于肾脏为铋的主要排泄器官，故肾功能不良者应忌用铋剂。

（2）弱碱性抗酸剂：常用铝碳酸镁、磷酸铝、硫糖铝、氢氧化铝凝胶等。这些药物可中和胃酸，起效较快，可短暂缓解疼痛，但很难治愈溃疡，已不作为治疗 PU 的主要或单独药物。这类药物能促进前列腺素合成，增加黏膜血流量、刺激胃黏膜分泌 HCO_3^- 和黏液，碱性抗酸剂目前更多被视为黏膜保护剂。

4. PU 的治疗方案及疗程

为了达到溃疡愈合，抑酸药物的疗程通常为 $4\sim6$ 周，一般推荐 DU 的 PPI 疗程为 4 周，GU 疗程为 $6\sim8$ 周。根除 Hp 所需的 $1\sim2$ 周疗程可重叠在 $4\sim8$ 周的抑酸药物疗程内，也可在抑酸疗程结束后进行。

5. 维持治疗

GU 愈合后，大多数病人可以停药。但对溃疡多次复发，在去除常见诱因的同时，要进一步查找是否存在其他病因，并给予维持治疗，即较长时间服用维持剂量的 H_2 受体拮抗剂或 PPI；疗程因人而异，短者 3~6 个月，长者 1~2 年，或视具体病情延长用药时间。

（二）病人教育

适当休息，减轻精神压力；改善进食规律、戒烟、戒酒及少饮浓茶、浓咖啡等。停服不必要的 NSAIDs、其他对胃有刺激或引起恶心、不适的药物，如确有必要服用 NSAIDs 和其他药物，建议和食物一起或餐后服用，或遵医嘱加用保护胃黏膜的药物。

（三）内镜治疗及外科手术

1. 内镜治疗

根据溃疡出血病灶的内镜下特点选择治疗策略。PU 出血的内镜下治疗，包括溃疡表面喷洒蛋白胶、出血部位注射 1：10000 肾上腺素、出血点钳夹和热凝固术等，有时采取 2 种以上内镜治疗方法联合应用。结合 PPI 持续静脉滴注对 PU 活动性出血止血成功率达 95% 以上。

PU 合并幽门变形或狭窄引起梗阻，可首先选择内镜下治疗，常用方法是内镜下可变气囊扩张术，有的需要反复多次扩张，解除梗阻。

2. 外科治疗

PPI 的广泛应用及内镜治疗技术的不断发展，大多数 PU 及其并发症的治疗已不需要外科手术治疗。但在下列情况时，要考虑手术治疗：①并发消化道大出血经药物、胃镜及血管介入治疗无效时；②急性穿孔、慢性穿透溃疡；③瘢痕性幽门梗阻，内镜治疗无效；④GU 疑有癌变。外科手术不只是单纯切除溃疡病灶，而是通过手术永久地减少胃酸和胃蛋白酶分泌的能力。胃大部切除术和迷走神经切断术曾经是治疗 PU 最常用的两种手术方式，但目前已很少应用。

手术治疗并发症可有：术后胃出血、十二指肠残端破裂、胃肠吻合口破裂或瘘、术后梗阻、倾倒综合征、胆汁反流性胃炎、吻合口溃疡、缺铁性贫血等。

【预后】

有效的药物治疗可使消化性溃疡愈合率达到95%以上，青壮年病人 PU 死亡率接近于零，老年病人主要死于严重的并发症，尤其是大出血和急性穿孔，病死率<1%。

第十二章　胃癌的诊断与治疗

胃癌是指源于胃黏膜上皮细胞的恶性肿瘤，绝大多数是腺癌。胃癌占胃部恶性肿瘤的95%以上。2014年世界卫生组织（WHO）癌症报告显示60%的胃癌病例分布在发展中国家；就地理位置而言，日本、中国等东亚国家为高发区。近年来我国胃癌发病率有所下降，但死亡率下降并不明显，男性和女性胃癌发病率仍居全部恶性肿瘤的第2位和第5位；病死率分别居第3位和第2位；55~70岁为高发年龄段。

【病因和发病机制】

胃癌的高风险因素包括幽门螺杆菌（Hp）感染、慢性萎缩性胃炎、肠上皮化生、异型增生、腺瘤、残胃、吸烟、遗传［一级亲属中患胃癌、家族性腺瘤性息肉病（FAP）、林奇综合征、P-J综合征、Juvenile息肉病等］。高盐饮食、吸食鼻烟、肥胖（贲门腺癌）、胃溃疡、恶性贫血甚至酗酒、Ménétrier病也可能与胃癌发生相关。而增生性息肉或胃底腺息肉等尚不确定是否与胃癌发生相关。

在Hp感染、不良环境与不健康饮食等多种因素作用下，可由慢性炎症-萎缩性胃炎-萎缩性胃炎伴肠上皮化生-异型增生而逐渐向胃癌演变。在此过程中，胃黏膜细胞增殖和凋亡之间的正常动态平衡被打破。与胃癌发生相关的分子事件包括微卫星不稳定、抑癌基因缺失失活或因高甲基化而失活、某些癌基因扩增等。

（一）感染因素

Hp感染与胃癌有共同的流行病学特点，胃癌高发区人群Hp感染率高；Hp抗体阳性人群发生胃癌的危险性高于阴性人群。1994年WHO的国际癌肿研究机构将Hp感染定为人类I类（即肯定的）致癌原。此外，EB病毒和其他感染因素也可能参与胃癌的发生。

（二）环境和饮食因素

第一代到美国的日本移民胃癌发病率下降约25%，第二代下降约50%，至第三代发生胃癌的危险性与当地美国居民相当。故环境因素在胃癌发生中起重要作用。此外，火山岩地带、高泥炭土壤、水土含硝酸盐过多、微量元素比例失调或化学污染等可直接或间接经饮食途径参与胃癌的发生。

流行病学研究提示，多吃新鲜水果和蔬菜可降低胃癌的发生。经常食用霉变食品、咸菜、腌制烟熏食品，以及过多摄入食盐，可增加危险性。长期食用含硝酸盐较高的食物后，硝酸盐在胃内被细菌还原成亚硝酸盐，再与胺结合生成致癌物亚硝胺。此外，慢性胃炎及胃部分切除者胃酸分泌减少有利于胃内细菌繁殖。老年人因泌酸腺体萎缩，常有胃酸分泌不足，有利于细菌生长。胃内增加的细菌可促进亚硝酸盐类致癌物质产生，长期作用于胃黏膜将导致癌变。

（三）遗传因素

10%的胃癌病人有家族史，具有胃癌家族史者，其发病率高于人群2~3倍。少数胃癌属"遗传性胃癌综合征"或"遗传性弥漫性胃癌"。浸润型胃癌的家族发病倾向更显著，提示该型胃癌与遗传因素关系更密切。

（四）癌前变化

癌前变化或称胃癌前情况，分为癌前疾病（即癌前状态）和癌前病变。前者是指与胃癌相关的胃良性疾病，有发生胃癌的危险性；后者是指较易转变为癌的病理学变化，主要指异型增生。

1. 肠上皮化生、萎缩性胃炎及异型增生

见慢性胃炎。

2. 胃息肉

占人群的0.8%~2.4%。50%为胃底腺息肉、40%为增生性息肉，而腺瘤仅占10%。大于1cm的胃底腺息肉癌变率小于1%，罕见癌变的增生性息肉多发生于肠上皮化生和异型增生区域，可形成经典的高分化肠型胃癌。腺瘤则具有较高的癌变率，4 年中可有 11% 病人经过异型增生发展为胃癌。

3. 残胃炎

癌变常发生于良性病变术后 20 年；与 Billroth-Ⅰ式相比，Billroth-Ⅱ式胃切除术后癌变率高 4 倍。

4. 胃溃疡

可因溃疡边缘的炎症、糜烂、再生及异型增生所致。

5. Ménétrier 病

病例报道显示该病 15% 与胃癌发生相关。

【病理】

胃癌的好发部位依次为胃窦、贲门、胃体。早期胃癌是指病灶局限且深度不超过黏膜下层的胃癌，不论有无局部淋巴结转移；病理呈高级别上皮内瘤变或腺癌。进展期胃癌深度超过黏膜下层，已侵入肌层者称中期；侵及浆膜或浆膜外者称晚期胃癌。

（一）胃癌的组织病理学

WHO 近年将胃癌分为：腺癌（乳头状腺癌、管状腺癌、黏液腺癌、混合型腺癌、肝样腺癌）、腺鳞癌、髓样癌、印戒细胞癌、鳞状细胞癌和未分化癌等。根据癌细胞分化程度可分为高、中、低分化三大类。

（二）侵袭与转移

胃癌有四种扩散方式：①直接蔓延：侵袭至相邻器官，胃底贲门癌常侵犯食管、肝及大网膜，胃体癌则多侵犯大网膜、肝及胰腺。②淋巴结转移：一般先转移到局部淋巴结，再到远处淋巴结；转移到左锁骨上淋巴结时，称为 Virchow 淋巴结。③血行播散：晚期病人可占 60% 以上。最常转移到肝脏，其次是肺、腹膜、肾上腺，也可转移到肾、脑、骨髓等。④种植转移：癌细胞侵及浆膜层脱落入腹腔，种植于肠壁和盆腔，如种植于卵巢，称为 Krukenberg 瘤；也可在直肠周围形成结节状肿块。

【临床表现】

（一）症状

80%的早期胃癌无症状，部分病人可有消化不良症状。进展期胃癌最常见的症状是体重减轻和上腹痛，另有贫血、食欲缺乏、厌食、乏力。

胃癌发生并发症或转移时可出现一些特殊症状，贲门癌累及食管下段时可出现吞咽困难。并发幽门梗阻时可有恶心呕吐，溃疡型胃癌出血时可引起呕血或黑便，继之出现贫血。胃癌转移至肝脏可引起右上腹痛、黄疸和（或）发热；腹膜播散者常见腹腔积液；极少数转移至肺可引起咳嗽、呃逆、咯血，累及胸膜可产生胸腔积液而发生呼吸困难；侵及胰腺时，可出现背部放射性疼痛。

（二）体征

早期胃癌无明显体征，进展期在上腹部可扪及肿块，有压痛。肿块多位于上腹偏右相当于胃窦处。如肿瘤转移至肝脏可致肝大及黄疸，甚至出现腹腔积液。腹膜有转移时也可发生腹腔积液，移动性浊音阳性。侵犯门静脉或脾静脉时有脾脏增大。有远处淋巴结转移时或可扪及 Virchow 淋巴结，质硬不活动。肛门指检可在直肠膀胱陷凹扪及肿块。

【诊断】

（一）胃镜

胃镜检查结合黏膜活检是目前最可靠的诊断手段。

1. 早期胃癌

可表现为小的息肉样隆起或凹陷；也可呈平坦样，但黏膜粗糙、触之易出血，斑片状充血及糜烂。胃镜下疑诊者，可用亚甲蓝染色，癌性病变处着色，有助于指导活检部位。放大胃镜、窄带光成像和激光共聚焦胃镜能更仔细地观察细微病变，提高早期胃癌的诊断率。由于早期胃癌在胃镜下缺乏特征性，病灶小，易被忽略，需要内镜医生细致地观察，对可疑病变多点活检。

2. 进展期胃癌

胃镜下多可做出拟诊，肿瘤表面常凹凸不平，糜烂，有污秽苔，活检时易出血。也可呈深大溃疡，底部覆有污秽灰白苔，溃疡边缘呈结节状隆起，无聚合皱襞，病变处无蠕动。当癌组织发生于黏膜之下，可在胃壁内向四周弥漫浸润扩散，同时伴有纤维组织增生，当病变累及胃窦，可造成胃流出道狭窄；当其累及全胃，可使整个胃壁增厚、变硬，称为皮革胃。但这种黏膜下弥漫浸润型胃癌相对较少，胃镜下可无明显黏膜病变，甚至普通活检也常呈阴性。对于溃疡性病变，可在其边缘和基底部多点活检，甚至可行大块黏膜切除，提高诊断的阳性率。

胃癌病灶处的超声内镜（EUS）检查可较准确地判断肿瘤侵犯深度，有助于区分早期和进展期胃癌，并了解有无局部淋巴结转移，可作为 CT 检查的重要补充。

（二）实验室检查

缺铁性贫血较常见，若伴有粪便隐血阳性，提示肿瘤有长期小量出血。血胃蛋白酶原（PG）Ⅰ/Ⅱ显著降低，可能有助于胃癌风险的分层管理；血清肿瘤标志物如 CEA 和 CA19-9 及 CA724 等，可能有助于胃癌早期预警和术后再发的预警，但特异性和灵敏度并不理想。

（三）X 线（包括 CT）检查

当病人有胃镜检查禁忌证时，X 线钡剂检查可能发现胃内的溃疡及隆起型病灶，分别呈龛影或充盈缺损，但难以鉴别其良恶性；如有黏膜皱襞破坏、消失或中断，邻近胃黏膜僵直，蠕动消失，则胃癌可能性大。CT 技术的进步提高了胃癌临床分期的精确度，其与 PET-CT 检查均有助于肿瘤转移的判断。

【治疗】

早期胃癌无淋巴转移时，可采取内镜治疗；进展期胃癌在无全身转移时，可行手术治疗；肿瘤切除后，应尽可能清除残胃的 Hp 感染。

（一）内镜治疗

早期胃癌可行内镜下黏膜切除术（endoscopic mucosal resection，EMR）或内镜黏膜下剥离术（endoscopic submucosal dissection，ESD）。一般认为 EMR 适应证为：①超声内镜证实的无淋巴结转移的黏膜内胃癌；②不伴有溃疡且<2cm 的Ⅱa 病灶、<1cm 的Ⅱb 或Ⅱc 病灶等。而 ESD 适应证则包括：①无溃疡的任何大小的黏膜内肠型胃癌；②<3cm 的伴有溃疡的黏膜内肠型胃癌；③直径<3cm 的黏膜下层肠型胃癌，而浸润深度<500μm。切除的癌变组织应进行病理检查，如切缘发现癌变或表浅型癌肿侵袭到黏膜下层，需追加手术治疗。

（二）手术治疗

早期胃癌，可行胃部分切除术。进展期胃癌如无远处转移，尽可能根治性切除；伴有远处转移者或伴有梗阻者，则可行姑息性手术，保持消化道通畅。外科手术切除加区域淋巴结清扫是目前治疗进展期胃癌的主要手段。胃切除范围可分为近端胃切除、远端胃切除及全胃切除，切除后分别用 Billroth-Ⅰ、Billmth-Ⅱ及 Roux-en-Y 式重建以维持消化道连续性。对那些无法通过手术治愈的病人，特别是有梗阻的病人，部分切除肿瘤后，约 50% 病人的症状可获得缓解。

（三）化学治疗

早期胃癌且不伴有任何转移灶者，术后一般不需要化疗。术前化疗即新辅助化疗可使肿瘤缩小，增加手术根治及治愈机会；术后辅助化疗方式主要包括静脉化疗、腹腔内化疗、持续性腹腔温热灌注和淋巴靶向化疗等。单一药物化疗只适于早期需要化疗的病人或不能承受联合化疗者。常用药物有氟尿嘧啶（5-FU）、替加氟（FT-207）、丝裂霉素（MMC）、多柔比星（ADM）、顺铂（DDP）或卡铂、亚硝脲类（CCNU，MeCCNU）、依托泊苷（VP-16）等。联合化疗多采用 2~3 种联合，以免增加药物毒副作用。化疗失败与癌细胞对化疗药物产生耐药性或多药耐药性有关。

【预后】

胃癌的预后直接与诊断时的分期有关。迄今为止，由于大部分胃癌在确诊时已处于中晚期，5 年生存率约 7%~34%。

【预防】

（1）具有胃癌高风险因素病人，根除 Hp 有助于预防胃癌发生。

（2）应用内镜、PG Ⅰ/Ⅱ等随访高危人群。

（3）阿司匹林、COX-2 抑制剂、他汀类药物、抗氧化剂（包括多种维生素和微量元素硒）和绿茶可能具有一定预防作用。

（4）建立良好的生活习惯，积极治疗癌前疾病。

参考文献

[1] 中华医学会内分泌学分会,中华医学会神经外科学分会,中国垂体腺瘤协助组.中国肢端肥大症诊治指南[J].中国实用内科杂志,2013,33(7):519.

[2] 《中国成人血脂异常防治指南》修订联合委员会.中国成人血脂异常防治指南(2016年修订版)[J].中国循环杂志,2016,31(10):937-953.

[3] 张之南,沈悌.血液病诊断及疗效标准[M].3版.北京:科学出版社,2007.

[4] 林果为,王吉耀,葛均波.实用内科学[M].15版.北京:人民卫生出版社,2017.

[5] 王振义,李家增,阮长耿.血栓与止血基础理论与临床[M].3版.上海:上海科学技术出版社,2004.

[6] 林果为,王吉耀,葛均波.实用内科学[M].15版.北京:人民卫生出版社,2017.

[7] 陈家伦.临床内分泌学[M].上海:上海科学技术出版社,2011.

[8] 廖二元.内分泌代谢病学[M].3版.北京:人民卫生出版社,2012.

[9] 中华医学会神经外科学分会,中华医学会妇产科学分会,中华医学会内分泌学分会.高催乳素血症诊疗共识[J].中华医学杂志,2011,91(3):147-154.